# Luchterhand-Arbeitsmittel
# für Erziehungswissenschaft und -praxis

Für den Bereich der Ausbildungsstätten für soziale Berufe
herausgegeben von
OStDir. Georg Blaß
Assessor Holger Knudsen
VerwDir. Johannes Rauball
Dr. Paul Seipp

Für den Bereich der Hochschule (Lehrerbildung)
herausgegeben von
Professor Dr. Heinrich Bauer
Professor Dr. Gerhard Deimling
Assessor Holger Knudsen
Professor Dr. Heinrich Lenzen
Professor Dr. Manfred Markefka
Dr. Paul Seipp

Für den Bereich der allgemeinbildenden Schulen
herausgegeben von
OStDir. Horst Dahlmann
Assessor Holger Knudsen
Professor Dr. Wolfgang Mickel
Dr. Paul Seipp

Sonderschriften
(in gemeinsamer Verantwortung aller Herausgeber)

D1661974

# Sozialhygiene

Sozialmedizin – Praeventive Medizin –
Öffentliches Gesundheitswesen – Gesundheitshilfe

Band 3 – Gesundheitshilfe für spezielle Bevölkerungsgruppen
einschließlich der Hilfe für Behinderte

Von Dr. Dr. med. Kurt Gedicke,
apl. Professor für Sozialhygiene und Öffentliches
Gesundheitswesen an der Universität Münster/Westfalen,
Leiter der Abteilung Gesundheitswesen
des Landschaftsverbandes Westfalen-Lippe

Luchterhand

Alle Rechte vorbehalten.
Hermann Luchterhand Verlag, Neuwied und Berlin.
Nachdruck, auch auszugsweise, sowie fotomechanische Wiedergabe
nur mit Genehmigung des Verlages.
Einbandgestaltung von Karl-Heinz Domning.
Gesamtherstellung: Druck- und Verlags-Gesellschaft mbH, Darmstadt.
Printed in Germany, Januar 1974.
ISBN 3 472 55015 5

# Vorwort

Nachdem im ersten Band dieser Buchreihe die allgemeinen Grundlagen der Sozialhygiene geschildert wurden und im zweiten Band die angewandte Sozialhygiene (Gesundheitshilfe) für Kinder und Jugendliche Erörterung fand, stehen in diesem 3. Band die Hilfsmöglichkeiten für den einzelnen Leidenden in seiner Gruppe im Mittelpunkt der Betrachtungen.

Die kompendiarische Darstellung bestimmter Gebiete sowie die Auswahl der Behindertengruppen ist durch den vorgegebenen begrenzten Umfang des Bandes 3 und der einzelnen Abschnitte von vornherein bedingt.

Die Verbesserung des Lebensschicksales jedes Menschen als Einzelpersönlichkeit ist tiefer Sinn und Ziel auch der Sozialhygiene und nicht nur der Heilkunde. Die im ersten Band geschilderte Methodik der Deduktion (S. 43 und 48) beinhaltet lediglich einen den Naturwissenschaften meist ungewohnten Denkansatz und ist kein Postulat für Gruppendenken und Massenschicksale.

Dieser Band 3 soll dazu beitragen, als Arbeits- und Lernmittel Angehörige sogenannter sozialer Berufe mit dem nötigen Rüstzeug zu versehen, um jedem Behinderten helfen zu können, den für ihn bestmöglichen Platz in der Gesellschaft einzunehmen.

Ein besonderer Dank gebührt wiederum Herrn Dr. Seipp und seinen Mitarbeitern für den Rat zur inneren Gestaltung dieses Buches.

Münster, am 5. Juli 1973                                      K. Gedicke

# Inhalt

Vorwort

## 1. Kapitel: Allgemeine Gesichtspunkte zur Hilfe für Behinderte

| | |
|---|---|
| I. Vorbemerkungen zur Habilitation – Rehabilitation | 1 |
| II. Zum Ist-Zustand | 3 |
| III. Zur beruflichen Rehabilitation | 6 |
| IV. Zusammenfassung (Stichworte) | 16 |
| V. Schrifttum | 17 |

## 2. Kapitel: Gesundheitspflege für Behindertengruppen

A) Anfallskranke und Cerebralparetiker ... 27
  I. Einteilung, Häufigkeit und Ursachen ... 27
  II. Epilepsie und Cerebralparese ... 30
  III. Gesetzliche Grundlagen der Hilfe für Anfallskranke und Spastiker ... 36
  IV. Zusammenfassung (Stichworte) ... 37
  V. Schrifttum ... 38

Anhang
Grundlagen der Reittherapie (Theoretische Ausführung) ... 39

B) Diabetiker ... 43
  Zusammenfassung ... 47
  Schrifttum ... 48

C) Geschlechtskranke ... 49
  I. Zum Ist-Zustand ... 49
  II. Soziologie der Geschlechtskrankheiten ... 53
  III. Aufgaben praktizierender Ärzte und des öffentlichen Gesundheitsdienstes nach dem Gesetz zur Bekämpfung der Geschlechtskrankheiten vom 23. Juli 1953 (BGBl. I S. 700) ... 58
  IV. Zusammenfassung (Stichworte) ... 61
  V. Schrifttum ... 62
  VI. Tabellenanhang ... 64

D) Herz- und Kreislaufkranke ... 72
  Vorbemerkungen
  I. Zum Ist-Zustand ... 73

## Inhalt

| | |
|---|---|
| II. Vorbeugung der Herz-Kreislaufkrankheiten | 75 |
| III. Zusammenfassung (Stichworte) | 77 |
| IV. Schrifttum | 78 |

E) Hör- und Sprachbehinderte 79
  I. Entwicklung und gegenwärtiger Stand 79
  II. Begriffsbestimmungen 80
  III. Vorgeschichte; ärztliche Prüfungen 84
  IV. Therapeutische und sonstige Hilfen 87
  V. Zusammenfassung (Stichworte) 89
  VI. Schrifttum 91

  Anlage
  Hinweise für den Umgang mit Schwerhörigen 91

F) Krebskranke 93
  I. Zum Ist-Zustand 93
  II. Früherkennung 94
  III. Die Krebsberatungsstellen (Konsiliarstellen) und andere Einrichtungen 97
  IV. Sozialhilfe für Krebskranke 99
  V. Zusammenfassung (Stichworte) 101
  VI. Schrifttum 102

G) Multiple Sklerose und Querschnittsgelähmte 104
  I. Multiple Sklerose (MS) 104
  II. Querschnittslähmung 106
  III. Hilfen nach dem BSHG 107
  IV. Zusammenfassung (Stichworte) 108
  V. Schrifttum 109

H) Psychisch Kranke und Neurotiker 110
  I. Allgemeiner Überblick 110
  II. Therapeutische Möglichkeiten 117
  III. Unterbringung in Fachkrankenhäusern für Psychiatrie (Landeskrankenhäuser) und sozialtherapeutischen Anstalten 123
  IV. Zur Selbstmordprophylaxe im besonderen 129
  V. Hilfe für Nichtseßhafte 133
  VI. Zusammenfassung (Stichworte) 137
  VII. Schrifttum 139
  VIII. Anlagen 140

I) Raucher 156
  I. Zum Ist-Zustand 156
  II. Auswirkungen des Rauchens auf die Gesundheit 158

*Inhalt*

| | |
|---|---|
| III. Die Raucherberatungsstelle | 163 |
| IV. Zusammenfassung (Stichworte) | 164 |
| V. Schrifttum | 165 |
| | |
| K) Rheumakranke | 167 |
| I. Kurzer Rückblick | 167 |
| II. Zum Ist-Zustand | 168 |
| III. Die Rheuma-Beratungsstellen | 170 |
| IV. Zusammenfassung (Stichworte) | 171 |
| V. Schrifttum | 172 |
| | |
| L) Sehbehinderte einschl. der Blinden | 173 |
| I. Kurzer Rückblick | 173 |
| II. Zum Ist-Zustand | 174 |
| III. Schulische Einrichtungen für Sehbehinderte und Blinde | 175 |
| IV. Psychologische Probleme der Blinden; Blindenhilfen | 177 |
| V. Zusammenfassung (Stichworte) | 179 |
| VI. Schrifttum | 180 |
| | |
| Anlage Aus der Eingliederungshilfe-Verordnung | 181 |
| | |
| M) Suchtkranke – Trinker (Alkoholkranke) und Drogenabhängige – | 182 |
| I. Vorbemerkungen | 182 |
| II. Soziale und therapeutische Hilfen für Suchtkranke | 185 |
| III. Alkoholkranke im besonderen | 189 |
| IV. Das Rauschmittelproblem im besonderen | 197 |
| V. Zusammenfassung (Stichworte) | 203 |
| VI. Schrifttum | 205 |
| VII. Anlagen | 206 |
| | |
| N) Tuberkulosekranke | 212 |
| I. Allgemeine Bemerkungen | 212 |
| II. Tuberkulose-Hilfe | 219 |
| III. Schlußbemerkungen | 222 |
| IV. Zusammenfassung (Stichworte) | 222 |
| V. Schrifttum | 224 |
| VI. Anlagen | 226 |

*Inhalt*

**3. Kapitel: Gesundheitshilfe für Alte und Alterskranke (unter besonderer Berücksichtigung der Unterbringung alterskranker Menschen)**    227

   I. Allgemeine Bemerkungen    227
   II. Über das sinnvolle Altern    230
   III. Altenhilfe    234
   IV. Zusammenfassung (Stichworte)    238
   V. Schrifttum    239
   VI. Anlagen    240

**Anhang**

A) Namenverzeichnis    247
B) Stichwortverzeichnis    249

# 1. Kapitel
## Allgemeine Gesichtspunkte zur Hilfe für Behinderte [1]

Habilitation und Rehabilitation – Eingliederung durch Anpassung? – Zum Ist-Zustand – Ursachen der Behinderungen – Art der Behinderungen – Zur beruflichen Rehabilitation – Arbeitsförderungsgesetz – Heil- und Hilfsmittel – Zum Problem der „Vorsorgeuntersuchungen" – Rehabilitation und Sozialhilfe – Beschützende Werkstätten – Kostenlast – Merkblatt über Hilfen für Behinderte

### I. Vorbemerkungen zur Habilitation – Rehabilitation

Die Habilitation Behinderter ist unter denselben Gesichtspunkten, wie sie für Vorsorgeuntersuchungen dargelegt wurden, ein soziales Grundrecht des Bürgers an seine staatliche Gemeinschaft [3]. Die Rehabilitation jedoch ist, wie die Hilfe im Krankheitsfall, besser im Sozialversicherungsrecht (Kranken- oder Unfallversicherung) zu lösen (s. Band 1 S. 174).

Der Begriff „Rehabilitation" hat sich in den letzten Jahrzehnten ausgeweitet. Man spricht von „integrierter Rehabilitation" und meint damit die medizinische Wiederherstellung, die soziale Eingliederung bzw. die berufliche Neuorientierung von Menschen aller Altersstufen, die durch Unfall oder Krankheit eine dauernde Behinderung auf körperlichem, geistigem oder seelischem Gebiet erlitten haben (W. BLUMENTHAL).

Für Kinder bzw. nicht erwerbstätige Erwachsene ist das Anrecht auf Rehabilitation versicherungsrechtlich noch nicht zufriedenstellend geregelt. Dieser betroffene Personenkreis ist auf Hilfe nach dem Bundessozialhilfegesetz und für eine berufliche Förderung auf die Arbeitsverwaltung (Arbeitsförderungsgesetz) angewiesen. Erwerbstätige Behinderte haben bekanntlich Anspruch auf Leistungen der gesetzlichen Rentenversicherung oder gesetzlichen Unfallversicherung.

Die Einsicht wächst, daß bei schwerer Behinderten die medizinische und soziale Rehabilitation auch ohne Eingliederung in den Arbeitsprozeß nicht nur menschlich erwünscht, sondern auch für die Gemeinschaft ideell wie materiell lohnend ist [1].

**„Eingliederung durch Anpassung?** Eine ablehnende Gesellschaft fordert Eingliederung durch Anpassung, d. h. Unterwerfung unter ihre Norm- und Wertvorstellungen. Unter diesen Bedingungen ist jedoch für einen Behinderten eine sozialindividuale Integration nicht möglich. Im Gegenteil führt diese einseitig geforderte bzw. ausgerichtete Anpassung zu einer weiteren Überforderung des Schwachen. Ein Ausgleich zugunsten

---

1 s. auch Band 1 S. 157 „Zum Bundessozialhilfegesetz".

## Allgemeine Gesichtspunkte zur Hilfe für Behinderte

des Behinderten ist nur möglich durch die Gewährung eines beschützten Raumes innerhalb der Gesellschaft, die diesen allerdings tolerieren muß [5]."

1971 hat die Bundesregierung der Bundesrepublik Deutschland den Begriff der Rehabilitation neu definiert. Danach werden unter Rehabilitation

„alle Maßnahmen verstanden, die darauf gerichtet sind, körperlich, geistig oder seelisch behinderten Menschen zu helfen, ihre Fähigkeiten und Kräfte zu entfalten und einen entsprechenden Platz in der Gemeinschaft zu finden; sie bedeutet bei kindlichen Behinderungen Herstellung, bei später auftretenden Schäden Wiederherstellung der Funktionstüchtigkeit. Zur Rehabilitation gehört eine dauerhafte Eingliederung in Arbeit und Beruf, aber auch Hilfen für die Behinderten, die nicht am Arbeits- und Berufsleben teilhaben, weil sie noch nicht im berufsfähigen Alter stehen, ihre Behinderung eine Arbeitsaufnahme nicht erlaubt oder sie wegen ihres Alters bereits aus dem Berufsleben ausgeschieden sind."

Sinnvollerweise gehören auch die Maßnahmen dazu, die im Rahmen der Präventiven Medizin vor Folgen einer Behinderung schützen und somit den Behinderten vor sekundärer Benachteiligung bei seinen körperlichen, psychischen, beruflichen und gesellschaftlichen „Aktivitäten" bewahren.

**Richtungweisende Geleitworte zur Rehabilitation [2]**
1. Rehabilitation heißt weit mehr als körperliche, geistige und berufliche Wiederherstellung,
2. Alle Regierungen der Welt sollten die Rehabilitation in ihre nationalen Programme einbauen, die soziale Verbesserungen zum Ziele haben. Das ist in erster Linie human. Die Rechnung geht auch wirtschaftlich auf, denn die Ausgaben für eine erschreckend schnell zunehmende Zahl der Unterstützungsbedürftigen übersteigen bei weitem die Kosten für ihre Rehabilitation.
3. Die Rehabilitation kann nicht in einem gesellschaftlichen Vakuum fortbestehen. Wir müssen unbedingt die Öffentlichkeit für diese Belange interessieren, sie dafür gewinnen und um Mithilfe bitten.
4. Die Rehabilitation muß jenen, denen sie mit ihrer Planung und Durchführung sozialer und rehabilitativer Programme helfen will, die Gelegenheit zur vollen Mitarbeit geben.

Die echte Rehabilitation wird in jedem Menschen ein positives Potential aufdecken und bemüht sein, durch persönlichen Einsatz und mit Hilfe der sozialen Systeme dieses positive Potential zur Verwirklichung zu bringen.

**Träger der Rehabilitation** können sein
die Träger der Rentenversicherungen,
die Träger der Altershilfe für Landwirte,
die Träger der Unfallversicherung,
die Träger der Krankenversicherung,
die Träger der Kriegsopferversorgung und Kriegsopferfürsorge,
die Bundesanstalt für Arbeit,
die Träger der Sozialhilfe.

2 Nach Mary E. SWITZER, New York, Vizepräsidentin des World Rehabilitation Fund.

*Habilitation – Rehabilitation*

Die Gesamtheit der Maßnahmen, die im Einzelfall erforderlich sind, sollten grundsätzlich von **einem** Träger der Rehabilitation durchgeführt werden. Sind für die Gesamtheit der Maßnahmen mehrere Träger zuständig, haben sie ihre Maßnahmen in einem **Gesamtplan** aufeinander abzustimmen. Für den Fall, daß die Zuständigkeit unter mehreren Trägern umstritten ist, muß eine **vorleistungspflichtige Stelle** vorhanden sein.

Nur durch Kooperation aller an der Rehabilitation beteiligten Stellen ist eine Verbesserung der Lage zu erwarten, in der sich Behinderte aller Gruppen befinden. Modelleinrichtungen zur Rehabilitation müssen vermehrt geschaffen werden, z. B. für Diabetiker, jugendliche Rauschmittelabhängige, Suchtkranke, Alkoholiker, Spastiker, Poliomyelitiskranke, Multiple-Sklerose-Kranke, Stoffwechselkranke, Tuberkulosekranke, psychisch Kranke, Neurotiker usw. Die Reihe läßt sich auf alle Behindertengruppen ausdehnen.

Die Lücke zwischen Akutbehandlung und Umschulung oder Pflege soll mit den Rehabilitationseinrichtungen geschlossen werden. Bereits während der oft noch notwendigen Weiter- oder Nachbehandlung soll mit Belastungsproben, Berufsfindung, Umschulung usw. begonnen werden.

## II. Zum Ist-Zustand

**1. Statistik der Behindertengruppen: a)** In der Bundesrepublik Deutschland war es bisher aus vielerlei Gründen nicht möglich, eine entsprechende Bundesstatistik zu erstellen. Es ist nicht allein die fehlende und umstrittene Meldepflicht [3], sondern auch die Schwierigkeit, allgemeingültig den Begriff „Behinderung" zu definieren (s. Band 1 S. 168; Band 2 S. 194).

Die in der BRD weitgehend im Sozialhilferecht benutzte Formel von der „dauernden und wesentlichen Beeinträchtigung", z. B. der Erwerbsfähigkeit, ist für die Statistik zu verschwommen und verschieden auslegbar. Die Terminologie der „Rehabilitation Codes" von M. RIVIÈRE unterscheidet „Impairment" = Schädigung; „Disability" = Behinderung; „Handicap" = Beeinträchtigung:

**Schädigung** ist jede Abweichung von der Norm, die sich in einer fehlerhaften Funktion, Struktur, Organisation oder Entwicklung des Gesamtorganismus oder einer seiner Anlagen, Systeme, Organe oder auf Teilen hiervon auswirkt.

**Behinderung** ist jede Beeinträchtigung, die man an einer geschädigten Person feststellt, wenn man diese mit einer nicht geschädigten Person des gleichen Alters, Geschlechtes und kultureller Herkunft vergleicht.

---

[3] GEDICKE, K.: Gesundheitsfürsorgerische Maßnahmen zur Verhütung frühkindlicher Hirnschäden auf der Grundlage sozialhygienischer Erkenntnisse in: „Zur Prophylaxe frühkindlicher Hirnschäden", Herausgeber: R. ELERT und K. A. HÜTER, Georg-Thieme-Verlag, Stuttgart (1966).

## Allgemeine Gesichtspunkte zur Hilfe für Behinderte

**Beeinträchtigung** oder Benachteiligung ist die ungünstige Situation, die ein Mensch infolge der Schädigung oder Behinderung in den ihm adäquaten psychosozialen, körperlichen, beruflichen und wirtschaftlichen Aktivitäten erfährt [4].

Der funktionelle Ausfall, also die eigentliche Behinderung, muß im Mittelpunkt der Beurteilung stehen (s. Band 2 S. 111 „Funktions-Diagnose").

Das „Erfassungsproblem" ist bisher nicht zufriedenstellend gelöst. Die Tatsache allein, daß es im BSHG eine Verpflichtung für eine Reihe von Berufsgruppen zur Benachrichtigung des Gesundheitsamtes gibt, hilft statistisch nicht weiter. Diese Verpflichtung tritt erst dann ein, wenn im Einzelfall eine notwendige Behandlung nicht eingeleitet wird. Die gem. § 125 BSHG (Novelle vom September 1969) anzulegenden Karteien bei den Gesundheitsämtern zeigen nur einen begrenzten Ausschnitt. Ähnlich zu bewerten sind die Karteien der Mütterberatungsstellen der Gesundheitsämter, die Schulgesundheitskarteien, die Aufzeichnungen über Kriegs- und Arbeitsversehrte usw.

Die Stichproben-Befragung und die Mikrozensus-Zusatzbefragung ermöglichen ebenfalls nur relativ gute Einblicke. Meist werden Eltern behinderter Kinder befragt und die Kinder selbst untersucht („Medizinalstatistik" Bd. 4).

Auch durch die Befragung von Leitern entsprechender Behindertenheime können statistische Unterlagen gewonnen werden.

Meinungsforschungsinstitute gehen meist von einer sog. Stichprobenerhebung aus. Beim „Mikrozensus" wird eine repräsentative 1%ige Auswahl der Haushalte aufgesucht und mit Hilfe eines geschulten Interviewers ein Fragebogen ausgefüllt (s. „Forschungstechnik der Sozialhygiene" Band 1 S. 43 und 58).

Im April 1966 z. B. wurden bei einer 0,5% Zusatzbefragung zum Mikrozensus etwa 125 000 Haushalte mit rd. 340 000 Personen repräsentativ „erfaßt". Bei dieser Befragung nach dem Vorliegen einer Behinderung sind subjektive Angaben nicht zu vermeiden. Was ein „Behinderter" ist, wird demnach vom Behinderten weitgehend selbst bestimmt. Die so gewonnenen Ergebnisse werden dann auf die Gesamtheit der Bevölkerung nach dem Verfahren der „Hochrechnung" bezogen. Fehlinformationen finden nach dem Wahrscheinlichkeitsprinzip infolge der repräsentativen Stichprobenauswahl einen gewissen Ausgleich.

**b)** In der Bundesrepublik Deutschland gibt es nach dieser Methode errechnet etwa 4,1 Millionen körperlich und geistig behinderte Personen, also etwa 6,9% der Bevölkerung. Verlust oder Verkrüppelung der oberen

---

4 Dokumentation der periodischen medizinischen Statistiken in der Bundesrepublik Deutschland.
Druck und Verlag: Institut für Dokumentation und Information über Sozialmedizin und öffentliches Gesundheitswesen, Bielefeld (1971).

oder unteren Gliedmaßen wird für 1,3 Millionen angegeben [5], und zwar für 37% der Männer und 26% der Frauen.

Der Anteil der Körperbehinderten an der Wohnbevölkerung steigt mit zunehmendem Lebensalter und ist bei den 60- bis 65jährigen Männern und Frauen am höchsten (Männer etwa 25–30%, Frauen etwa 10%).
**Frühinvalide** in der BRD gibt es etwa 2 Millionen. Im Jahre 1968 haben 100 400 Rehabilitanten die Arbeitsämter in Anspruch genommen. Eine abschließende Beratung erfolgte bei 67 600 Personen (1959: 33 937). Noch nicht 25 Jahre waren 18 400 = 27,2 %; 35 bis 45 Jahre waren 15 500 = 23,0 %; 45 bis 60 Jahre waren 17 000 = 25,2 %.
Für Einrichtungen zur beruflichen Bildung wurden 1969 ca. 15 Millionen DM Von der Bundesanstalt für Arbeit ausgegeben.

2. **Ursachen der Behinderungen:** Etwa zwei Fünftel der Männer gaben bei einer Rundfrage im Jahre 1966 **Kriegsbeschädigung** als Ursache ihrer Behinderung an, ein Fünftel führte die Behinderung auf eine **Krankheit** (außer Kinderlähmung und Berufskrankheiten), 12,5% auf einen **Arbeitsunfall** zurück.

Bei den Frauen waren Krankheiten – Kinderlähmung (2,2%), Berufs- (3,5%) und sonstige Krankheiten (42,8%) – in fast der Hälfte aller Fälle die Ursache für die körperliche oder geistige Behinderung. Allerdings liegt die absolute Zahl der behinderten Frauen selbst bei der Ursachengruppe „Krankheiten" unter der der Männer.

Bei Straßenverkehrsunfällen wurden in den letzten drei Jahren jeweils mehr als 460 000 Personen verletzt. Jahr für Jahr müssen etwa 200 000 Männer und Frauen infolge von Verkehrs- und Arbeitsunfällen, Krankheit oder Verschleißerscheinungen vorzeitig aus dem Erwerbsleben ausscheiden. Jährlich werden mehr als 60 000 Kinder geboren, die wegen körperlicher, geistiger oder seelischer Schäden der besonderen Betreuung bedürfen; von den volksschulpflichtigen Kindern sind rund 500 000 erheblich behindert [6].

3. **Art der Behinderungen:** Der Verlust bzw. die Verkrüppelung (oder wesentliche Behinderung) der oberen und unteren Gliedmaßen sind die am häufigsten auftretende Art der Behinderung: Über 1,3 Mill. Personen, und zwar 37 % der behinderten Männer und 26 % der Frauen, geben diese Behinderungsart an.
Bei weit über der Hälfte der Männer sind diese Gebrechen eine Folge des Krieges, ein Drittel der Frauen zog sie sich bei Unfällen zu.

Bei der Beurteilung der Ergebnisse nach der Art der Behinderung ist zu berücksichtigen, daß die medizinisch nicht geschulten Interviewer die Antworten so zu

---

5 Einzelheiten hierzu: Fachserie A „Bevölkerung und Kultur" Reihe 7 „Gesundheitswesen" des Statistischen Bundesamtes Wiesbaden.
6 Statistisches Bundesamt: „Das Arbeitsgebiet der Bundesstatistik" Verlag Kohlhammer Stuttgart–Mainz (1971).

*Allgemeine Gesichtspunkte zur Hilfe für Behinderte*

vermerken hatten, wie sie von dem Befragten gegeben wurden. Die Ergebnisse sind somit von den subjektiven Vorstellungen der Auskunftspersonen über die Art und Schwere der Behinderung mitbestimmt. Dies gilt insbesondere für die amtlich nicht anerkannten Leiden und Gebrechen.

## III. Zur beruflichen Rehabilitation

Die Rechtsgrundlage zur beruflichen Rehabilitation ist in der Bundesrepublik Deutschland (BRD) jetzt das Arbeitsförderungsgesetz (AFG) vom 1. 7. 1969 (mit Änderungen) i. V. m. der Anordnung des Verwaltungsrates der Bundesanstalt für Arbeit über die Arbeits- und Berufsförderung Behinderter (AReha.) vom 2. 7. 1970 (mit Änderungen). Mit der Durchführung sind die Arbeitsämter auf Weisung der Bundesanstalt für Arbeit betraut. In den Arbeitsämtern stehen Arbeitsvermittler, Berufsberater, Arbeitsamtsärzte, Psychologen und technische Berater zur Verfügung.

Nach dem AFG können nicht nur körperlich und geistig Behinderte, sondern auch seelisch Behinderte und Personen, die von einer Behinderung bedroht sind, gefördert werden (parallel zum BSHG). Berufliche Eingliederung im Sinne des AFG ist auch eine Tätigkeit außerhalb des freien Arbeitsmarktes. Arbeitgeber können Ausbildungszuschüsse für die betriebliche Ausbildung körperlich, geistig oder seelisch Behinderter erhalten. Auch die Einrichtung von Werkstätten für Behinderte (Beschützende Werkstatt) kann finanziell gefördert werden.

Ein besonderer Appell ist an die Verwaltungen zu richten. Durch bauliche und technische Maßnahmen können Erleichterungen für Behinderte am Arbeitsplatz, in Ausbildungsstätten, in Schulen sowie öffentlichen Dienststellen geschaffen werden. Die Behinderten dürfen im täglichen Leben nicht Umweltbedingungen vorfinden, die sie ständig und schmerzlich an die Tatsache ihrer Behinderung erinnern und sie von der Teilnahme am gesellschaftlichen und kulturellen Leben ausschließen, Stufen, Treppen, zu enge Türen, Türschwellen usw. stellen für die Behinderten nicht selten unüberwindliche Hindernisse dar. Die öffentlichen Dienststellen, Gebäude und Verkehrsmittel müssen den Behinderten ebenso zugänglich sein wie Theater, Kirchen und Einkaufszentren. Die Bau- und Verkehrsplanung muß den Belangen der Behinderten Rechnung tragen. Im Rahmen der Förderungsmaßnahmen des sozialen Wohnungsbaues ist auf eine ausreichende Zahl behindertengerechter Wohnungen hinzuwirken (Der Städtebund H. 5/1970).

**1. Abgrenzung Heil- und Hilfsmittel:** Ein Urteil des Bundessozialgerichts vom 18. 11. 1969 hat eine beachtliche Wendung in der Frage der Abgrenzung zwischen den Begriffen „Heilmittel" und „Hilfsmittel" gebracht. Nach diesem Urteil ist – entgegen früherer Auffassungen – eine Prothese nicht ein Hilfs-, sondern ein Heilmittel, gehören anschließende Übungsbehandlungen zur Besserung der Körperfunktionen zur Heilbehandlung.

Aus diesem Urteil ergibt sich nach HERBIG/Münster folgendes:
A 1. Alle orthopädischen Versorgungen einschließlich orthopädische Maßschuhe sind Heilmittel und nicht Hilfsmittel.

2. Ein Fahrstuhl ist ein Heilmittel und kein Hilfsmittel (Konsequenz: Eine Krankenkasse kann eine Kostenbeteiligung mit den bisherigen Begründungen nicht ablehnen, z. B. Wiedererwerb der Arbeitseinsatzfähigkeit).
3. Konsequenterweise müßte die Benutzung eines Autos ebenfalls eine Versorgung mit einem Heilmittel sein.

B 1. Es erhebt sich die Frage, ob nicht bei der hier vorgebrachten Definition der bisherige Begriff „Krankheit im Sinne der RVO" einen anderen Wortlaut erhalten muß. Es wird in diesem zitierten Urteil eindeutig davon gesprochen, daß ein Gebrechen schon dann als behandlungsbedürftig zu bezeichnen ist, wenn sich durch eine angepaßte Heilbehandlung, zu der auch die Versorgung mit einer Prothese und einer anschließenden Übungsbehandlung gehören kann, eine nicht unwesentliche Besserung der Körperfunktion erzielen läßt.
2. Die bisherige Definition „Krankheit im Sinne der RVO" lautet: „Eine Krankheit im Sinne der RVO liegt vor, wenn ein regelwidriger Körper- oder Geisteszustand wegen Beschwerden, Schmerzen oder Verschlimmerung oder Eintritt der Arbeitsunfähigkeit einer Heilbehandlung bedarf." Hier geht es also eindeutig um einen „Zustand" und darum, daß Behelligungen durch die Regelwidrigkeit beseitigt werden sollen. Es sollen demnach durch die Heilbehandlung Beschwerden, Schmerzen oder Verschlimmerungstendenz beseitigt bzw. beeinflußt werden.
3. Der neue Begriff würde auf die Wiederherstellung einer Funktion abgestellt sein. Er müßte in etwa lauten: Krankheit im Sinne der RVO liegt vor, wenn bei einer Regelwidrigkeit einer geistigen oder körperlichen Funktion eine Heilbehandlung erforderlich ist. In diese Begriffsbestimmung fallen sowohl Beschwerden, Schmerzen oder Verschlimmerung, weil diese ja zu Funktionsstörungen führen, als auch die Erstellung oder Wiederherstellung einer ausgefallenen Funktion und notfalls der Ausgleich eines teilweisen oder vollen Ausfalles einer Funktion mit entsprechenden Heilmitteln. Man wird an dieser Definition arbeiten müssen. Es wird sowieso Sache der Gerichte sein, die neue Definition zu erarbeiten und in einen Wortlaut zu bringen, der überall anerkannt wird.

Die Wirkung dieses Urteils zeigt sich bereits darin, daß die Kostenregelung für die notwendige Übungsbehandlung bei der Versorgung eines Kindes mit einer Prothese mit Hinweis auf dieses Urteil übernommen werden muß. Es ist also nicht abwegig, daß sich aus diesem Urteil sehr erhebliche Konsequenzen ergeben, z. B. bei der gesamten Frage der Kostenregelung von Geh- und Armschulungen.

**2. Zum Problem der „Vorsorgeuntersuchungen":** Wichtig ist die Wahl einer richtigen Nomenklatur. Sie kann rechtliche Auswirkungen haben. Die sog. „Vorsorgeuntersuchungen" werden in letzter Zeit mit „Untersuchungen zur Früherkennung von Krankheiten" bezeichnet. Sie gehören dann zur Krankenversicherung, die wiederum ein Teil der Sozialversicherung ist. Weil jedoch die Sozialversicherung nach der Reichsversicherungsordnung (RVO) auf dem Prinzip der Beitragspflicht aufgebaut ist – sonst käme man zum Versorgungsstaat –, kommen nicht alle Bürger des Staates in den Genuß dieser sozialen Leistung. Andererseits ist für die Sozialgesetzgebung in der Bundesrepublik Deutschland die Bundesregierung zuständig, so daß eine einheitliche gesetzliche Regelung möglich ist. Die „Vorsorgeuntersuchungen", wollte man sie zum Gesundheitswesen rechnen, müßten sonst von den Bundesländern rechtlich geregelt werden.

Ob das Problem der Vorsorgeuntersuchungen aller Art im z. Z. geltenden System des in der BRD geltenden Krankenversicherungsrechtes im Rahmen der Reichsversicherungsordnung gelöst werden kann, weil die Krankenkassen zugleich auch in sich geschlossene Wirtschaftssysteme sind, muß geprüft werden. Ihre Unkosten müssen durch Mitgliedsbeiträge gedeckt werden. Im Rahmen der z. Z. laufenden Bemühungen, ein übersichtliches Sozialgesetzbuch zu schaffen, muß das „System sozialer Sicherheit" für alle Staatsbürger auch im Hinblick auf Krankenversicherung und Verhütung und Früherkennung von Krankheiten (Vorsorgeuntersuchungen) neu durchdacht werden (s. Bd. 4).

3. **Rehabilitation und Sozialhilfe** [7]: Die Erfüllung der Rehabilitationsaufgaben ist nicht nur Gesetzespflicht, sondern auch Menschenpflicht. Gerade die Sozialhilfe trägt Sorge für diejenigen, die am meisten Not leiden, nämlich für die Schwerbehinderten und für die Dauerbehinderten. Es scheint jedoch fraglich, ob die Träger der Sozialhilfe ohne viel stärkeres staatliches finanzielles Engagement ihre Aufgaben in der notwendigen Weise erfüllen können.

Für viele behinderte Jugendliche wird auf dem Arbeitsmarkt kein geeigneter Arbeitsplatz vermittelt werden können. Für sie sind **Werkstätten** für Behinderte zu errichten.

**Investitionskosten für Beschützende Werkstätten**
(Stand: 1970)
1. Neubau und Einrichtung pro Arbeitsplatz etwa 12 000,— bis 20 000,— DM
2. Beschützende Werkstatt mit 250 Plätzen kostet etwa 5 Mill. DM
3. Maschinenkosten pro Arbeitsplatz etwa 4000,— DM
4. Transportkosten pro Behinderten jährlich ca. 1700,— DM

Es ist notwendig, dafür zu sorgen, daß jeder Jugendliche, der aus einer Tagesbildungsstätte entlassen wird [8], auch in einer Werkstatt seinen Platz findet. Zur Lösung dieser Aufgabe sind auch die freien Wohlfahrtsverbände aufgerufen.

Auch **Wohnheime** für Behinderte müssen geschaffen werden. Bedenken bestehen gegen die vielfach empfohlenen Kleinstwohnheime. H. NESEKER hat darauf hingewiesen, daß sie sachlich ungerechtfertigt sind, sie sind auch unökonomisch. Kleine Heime setzen eine Integrationsbereitschaft der Bevölkerung voraus, die real nicht im erforderlichen Maß gegeben ist. Sie müßte auch über das Maß hinausgehen, das sonst den Mitmenschen gegenüber vorhanden ist (6).

---

7 In Anlehnung an H. NESEKER.
8 s. Bd. 2 S. 55 ff., 205.

*Habilitation – Rehabilitation*

**Gedanken zur Kostenlast:**
Die Sozialverwaltung wird von drei Sparten getragen:
- Die Sozial**versicherung** – ist als Gefahrengemeinschaft organisiert und deckt Lebensrisiken durch Beitragsleistungen der Versicherten ab (z. B. Unfallversicherung)
- Die Sozial**versorgung** – gewährt bestimmten Personengruppen Leistungen aus Steuermitteln unabhängig von der Leistungsbedürftigkeit (z. B. bei Aufopferungstatbeständen wie: Kriegsopfer, Impfschäden)
- Die Sozial**hilfe** – hilft subsidiär aus Steuermitteln einzelnen Menschen in persönlicher Notlage.

Sozialhilfe wird von örtlichen und überörtlichen Trägern gewährt. Örtliche Träger sind die kreisfreien Städte und die Landkreise. Die Länder bestimmen die überörtlichen Träger.

Auskünfte für Hilfesuchende erteilen die Gemeinden. Die Träger der Sozialhilfe stehen bei der Erfüllung ihrer Aufgaben in Zusammenarbeit mit den Verbänden der freien Wohlfahrtspflege.

Es ist fraglich, ob das Bundessozialhilfegesetz die richtige Rechtsgrundlage für die Rehabilitation der Behinderten ist, die **dauernd** mit ihrer Behinderung leben müssen. Hier müßten sozial**versorgungs**rechtliche Aspekte einfließen (NESEKER).
**Beispiele:** 1. Jemand besucht 13 Jahre lang eine Sonderschule für geistig Behinderte kostenfrei. In diesen 13 Jahren ist er unter anderem so weit geschult worden, daß er in einer Sonderwerkstatt arbeiten kann. Wenn er nun dieses Ziel der Ausbildung erreicht hat und tatsächlich arbeitet – allerdings mit geminderter Leistung –, kann er zu den Kosten, die sein Arbeitsplatz verursacht, herangezogen werden. Das scheint auf die Dauer ungereimt zu sein. Es wird zu erwägen sein, ob der beschäftigte Behinderte nicht vielmehr in einer arbeitnehmerähnlichen Situation ist, und ob man nicht unter diesem Gesichtspunkt seine Rechtsstellung überdenken muß.
2. Die Rehabilitation behinderter Kinder im vorschulischen Alter scheitert manchmal an der Kostentragungspflicht der Eltern. Das kann dazu führen, daß unwiederbringliche Chancen verlorengehen. Nachdem der Gesetzgeber für Kinder im schulpflichtigen Alter eine Lösung gefunden hat, sollte er auch für die Vorschulzeit diesen Schritt tun.

Die Hilfe nach dem BSHG hat hier – wie die Beispiele zeigen – Versorgungscharakter bekommen. Diese Tendenz muß die finanzielle Leistungskraft der Sozialhilfeträger überfordern. Allein für Werkstätten für Behinderte müßten in der Bundesrepublik Deutschland in den nächsten 10 Jahren etwa 2 bis 3 Milliarden DM ausgegeben werden.

Mit Recht wurde sehr eindringlich darauf hingewiesen (NESEKER), daß wir uns hüten sollten, den Begriff Rehabilitation zu einem Schlagwort werden zu lassen. Diese Gefahr besteht, wenn die Rehabilitation – wie es z. Z. zuweilen geschieht – losgelöst von der personellen Leistungsfähigkeit unserer Gesellschaft und von der finanziellen Leistungskraft der Träger betrachtet wird (6).

**4. Berufliche Rehabilitation nach dem Arbeitsförderungsgesetz: a)** Mit dem Inkrafttreten des Arbeitsförderungsgesetzes (AFG) v. 25. 6. 1969 (BGBl. I S. 582 mit Änderungen) am 1. 7. 1969 wurde § 39 Abs. 3 AVAVG (Gesetz über Arbeitsvermittlung u. Arbeitslosenversicherung i. d. F. vom

*Allgemeine Gesichtspunkte zur Hilfe für Behinderte*

3. 4. 1957 – BGBl. I S. 322) – bis dahin Rechtsgrundlage für die berufliche Eingliederung Behinderter – durch die §§ 56–62 AFG ersetzt. Die Förderung der beruflichen Eingliederung oder Wiedereingliederung körperlich, geistig oder seelisch behinderter Personen ist in § 2 Nr. 4 AFG als ein wesentliches Anliegen des Gesetzes und in § 3 Abs. 2 Nr. 4 AFG als eine wichtige Aufgabe der Bundesanstalt für Arbeit herausgestellt.

Der Durchführung des Gesetzesauftrags dient die Anordnung des Verwaltungsrates der Bundesanstalt für Arbeit über die Arbeits- und Berufsförderung Behinderter (A Reha) vom 2. 7. 1970 (ANBA S. 637; mit Änderungen). Sie enthält im einzelnen neben allgemeinen Bestimmungen Regelungen für die individuelle Förderung der beruflichen Bildung Behinderter, für die Förderung von Einrichtungen zur beruflichen Rehabilitation und für die Förderung der Arbeitsaufnahme Behinderter.

**b) Die Werkstatt für Behinderte** [9]: Die sog. „Beschützende Werkstatt" ist das letzte Glied einer Kette von Einrichtungen zur teilstationären Betreuung. Ihre Aufgabenstellung ist bisher nicht eindeutig abgegrenzt. Bisher ging es zumeist darum, Behinderte, die aus **Tagesbildungsstätten** und **Anlernwerkstätten** entlassen wurden, sinnvoll zu beschäftigen. Das Arbeitsförderungsgesetz vom 25. 6. 1969 hat dieses Bild grundlegend beeinflußt.

Heute wird an Stelle „Beschützende Werkstatt" vermehrt von „Werkstatt für Behinderte" gesprochen. Es handelt sich nicht um die Umbenennung einer **un**veränderten Institution, sondern um ein **Programm mit neuer Zielvorstellung!** Die Werkstätten sind Rehabilitationseinrichtungen (oder dienen der Rehabilitation) mit der Möglichkeit einer gezielten beruflichen Ausbildung.

Nach Richtlinien, die z. B. der Minister für Arbeit, Gesundheit und Soziales im Bundesland Nordrhein-Westfalen erarbeitet hat (vom 22. 9. 1972), sind folgende Voraussetzungen zu beachten:
1. Werkstätten sind Einrichtungen, in denen für Personen, die wegen ihrer Behinderung auf dem allgemeinen Arbeitsmarkt nicht, noch nicht oder noch nicht wieder vermittelt werden können, Plätze für eine angemessene Arbeit oder Tätigkeit bereitstehen.
2. Um den unterschiedlichen Behinderungen und Fähigkeiten der Behinderten gerecht werden zu können, muß ein differenziertes Arbeitsangebot sichergestellt werden. Die Arbeitsvorgänge sind den körperlichen, geistigen und seelischen Fähigkeiten der Behinderten anzupassen. Die Arbeitsbedingungen sind den in der Wirtschaft üblichen anzugleichen, soweit die Behinderungen der Beschäftigten dies zulassen.
3. Die Arbeit oder Tätigkeit in der Werkstatt soll dem Behinderten Gelegenheit geben, seine Leistungsfähigkeit zu entwickeln, zu verbessern oder wiederzugewinnen. Nach Möglichkeit ist eine Eingliederung in den allgemeinen Arbeitsmarkt vorzubereiten.

---

9 Unter Verwendung einer Ausarbeitung der Verwaltung des Landschaftsverbandes Westfalen- Lippe vom 19. 3. 1973.

Betreuungs- oder Einzugsbereiche sind in ihrer Größenordnung so zu legen, daß mindestens 120 Plätze eingerichtet werden können und unzumutbar lange Anfahrtswege vermieden werden.

Es wird angestrebt, den Standort einer Werkstatt so zu wählen, daß eine gute **Zusammenarbeit mit der Wirtschaft** und eine günstige Verkehrsanbindung gewährleistet sind. Eine „Netzplanung" wird nötig, um die richtige Einrichtung mit den **richtigen Arbeitsplätzen am richtigen Ort** zu schaffen.

Die Einrichtung des einzelnen Arbeitsplatzes muß nach den bisher gemachten Erfahrungen mit 5000,— bis 10 000,— DM angesetzt werden.

Bis auf die Ausstattungsgegenstände, die nicht in unmittelbarem Zusammenhang mit dem Arbeitsplatz stehen, ist die Arbeitsverwaltung meist bereit, einen Zuschuß zu diesen Kosten zu übernehmen.

Alle Bemühungen sind fragmentarisch, wenn nicht **gleichzeitig versucht wird, der inneren Struktur der Werkstatt für Behinderte eine Richtung zu geben**, die ihrem Auftrag als Rehabilitationsstätte gerecht wird.

Die Richtlinien der zuständigen Ministerien machen — soweit vorhanden — bestimmte Aussagen über die räumliche Gestaltung, das Personal, über Aufnahme und Entlassung, Arbeitszeit, Entlohnung und Urlaub.

Der Mangel an verbindlichen Richtlinien für die Entlohnung machte es notwendig, in dieser Richtung initiativ zu werden und auf der Grundlage praktischer Erfahrungen nachstehendes Prämiensystem zu erarbeiten (Westfalen-Lippe).

1. **Grundprämie**
Jeder in der Werkstatt tätige Behinderte hat unabhängig von Leistung, Arbeitsbereitschaft und Verhalten Anspruch auf eine Grundprämie. Sie beträgt z. Z. 30,— DM monatlich und richtet sich jeweils in seiner Höhe nach dem Taschengeldsatz in den psychiatrischen Einrichtungen. Dieser Betrag ist im Arbeitsplatzpauschale enthalten und wird den Werkstätten durch den überörtlichen Träger der Sozialhilfe garantiert.

2. **Bewertungskriterien für die Entlohnung**
Der Träger der Werkstatt hat neben der Grundprämie den Lohn nach Leistung, Arbeitsbereitschaft und Verhalten des einzelnen zu bemessen. Die Prämie wird nach oben nicht begrenzt. Die Bewertung geschieht wie folgt:

a) **Quantität je 10% Leistung** =  2 Punkte
(Leistung gemessen an der Arbeitsleistung
im normalen Arbeitsbereich     100 Punkte)
b) **Qualität**      = **Höchstwert**   5 Punkte
sehr gut       = 5 Punkte
gut            = 4 Punkte
befriedigend   = 3 Punkte
ausreichend    = 2 Punkte
mangelhaft     = 1 Punkt
ungenügend     = 0 Punkte
c) **Interesse, Ausdauer, Arbeitsbereitschaft**   3 Punkte
Im Verhältnis zu Punkt a) (Quantität) kann „Interesse, Ausdauer, Arbeitsbereitschaft" mit 3 Punkten bewertet werden; hier ist vor allem an Behinderte gedacht worden, die aufgrund ihrer Behinderung (Spastiker) keine Quantität erreichen, die aber mit Interesse und Ausdauer arbeiten.
interessiert          = 3 Punkte
arbeitet auf Zuspruch = 2 Punkte

## Allgemeine Gesichtspunkte zur Hilfe für Behinderte

|   | spielerisch, ablenkbar | = 1 Punkt | |
|---|---|---|---|
|   | interessenlos | = 0 Punkte | |
| d) | **Pünktlichkeit** | = **Höchstwert** | **1 Punkt** |
|   | pünktlich | = 1 Punkt | |
|   | unpünktlich | = 0 Punkte | |
| e) | **Ordnung** | = **Höchstwert** | **1 Punkt** |
|   | ordentlich | = 1 Punkt | |
|   | unordentlich | = 0 Punkte | |
| f) | **Soziales Verhalten** | = **Höchstwert** | **2 Punkte** |
|   | fügt sich gut in die Werkstattgemeinschaft ein | = 2 Punkte | |
|   | fügt sich schwer in die Werkstattgemeinschaft ein | = 1 Punkt | |
|   | verstößt gegen die Gemeinschaft | = 0 Punkte | |
| g) | **Nicht mögliche Bewertung** | = | **0 Punkte** |

In diesem Fall besteht Anspruch auf die Grundprämie.

3. **Fortzahlung der Prämie in Urlaubs- und Krankheitsfällen**
Dem Behinderten ist im Urlaubs- und Krankheitsfall für die Dauer von 6 Wochen die Prämie weiterzuzahlen.
Grundlage für die Berechnung der Höhe der Prämie ist die Durchschnittsprämie der voraufgegangenen 3 Monate.

4. **Weihnachtsgeld**
Das Weihnachtsgeld beträgt 50% der Durchschnittsprämie der Monate September, Oktober und November.

5. **Fehltage**
Bei unentschuldigtem Fehlen kann die Grundprämie um 1,– DM pro Fehltag verkürzt werden.

6. **Einnahmen der Werkstatt**
Im wesentlichen setzen sich die Einnahmen der Werkstätten aus Lohnaufträgen, Dienstleistungen und Eigenproduktion zusammen.
Während bei Lohnaufträgen die dafür erhaltenen Vergütungen in voller Höhe als Einnahmen anzusetzen sind, müssen bei den Vergütungen für Eigenproduktion und Dienstleistungen die Kosten für Material und Materialbeschaffung abgesetzt werden. Betriebskosten und Kosten für Neu- und Ersatzanschaffungen dürfen nicht von den Einnahmen abgezogen werden. Die Einnahmen für Dienstleistungen und Eigenproduktion setzen sich dann aus Lohn und Gewinn zusammen.
Weitere Abzüge von den Einnahmen wie etwa Aufwendungen für soziale Leistungen (Geburtstagsgeschenk, Arbeitskleidung) sind nicht möglich. Kosten hierfür werden durch das Arbeitsplatzpauschale garantiert.

7. **Auszahlung der Einnahmen**
Grundsätzlich sind die Einnahmen aus Lohnaufträgen und die bereinigten Einnahmen aus Dienstleistungen und Eigenproduktion zu 50% an die Behinderten auszuzahlen.
In der Regel machen alle Werkstätten in der zweiten Jahreshälfte Betriebsurlaub, führen z. T. Erholungsmaßnahmen durch und arbeiten auch in der Zeit zwischen Weihnachten und Neujahr nicht in vollem Umfang. Das hat zur Folge, daß die Einnahmen der ersten Jahreshälfte höher liegen als die Einnahmen der zweiten Jahreshälfte.
Trotz dieser Tatsache ist es angebracht, den Lohn für die Behinderten auf der Grundlage der Einnahme eines Halbjahres zu ermitteln; denn nur so ist gewährleistet, daß an die Behinderten auch tatsächlich 50% der Einnahmen als Lohn ausgezahlt werden. Es gelangen im 1. Halbjahr die erzielten Einnahmen aus der

Zeit vom 1. 7.–31. 12. des Vorjahres und im 2. Halbjahr die Einnahmen aus der Zeit vom 1. 1.–30. 6. des laufenden Jahres zur Auszahlung.

Um jedoch zu vermeiden, daß in der ersten Jahreshälfte aufgrund der geringeren Einnahmen der zweiten Jahreshälfte des Vorjahres den Behinderten Lohnverluste entstehen, werden grundsätzlich 10% der Einnahmen einer Rücklage zugeführt, mit der diese Schwankungen ausgeglichen werden. Diese Rücklage dient auch gleichzeitig zum Ausgleich auftretender Konjunkturveränderungen.

Somit verbleiben den Werkstätten 40% der Einnahmen zur Deckung ihres Investitionsbedarfs und der Bestreitung von Gemeinkosten.

8. **Errechnung des Punktwertes**
50% der Einnahmen eines Halbjahres geteilt durch die Gesamtpunktzahl eines Halbjahres ergeben den Punktwert.

Dieses System kann nur ein Versuch sein, um zu einheitlichen Bewertungsmaßstäben zu kommen. Es erhebt keinen Anspruch auf Absolutheit und muß sicher modifiziert werden. Dennoch sind die Erfahrungen in den Werkstätten gut und für neue Werkstätten eine willkommene Hilfe.

Wenn von Lohnzahlungen an die Behinderten in Werkstätten gesprochen wird, darf die Einbeziehung dieses Personenkreises in die Kranken- und Rentenversicherung nicht unerwähnt bleiben. Sie nimmt derzeit in der Diskussion der beteiligten Stellen einen sehr breiten Raum ein und ist gekennzeichnet durch eine wenig einheitliche Praxis. Es muß abgewartet werden, ob der Bundesminister für Arbeit und Sozialordnung durch Änderung der Reichsversicherungsordnung der jetzigen Rechtsunsicherheit ein Ende bereitet. Dieser Frage wird deshalb in der Zukunft besondere Aufmerksamkeit zuzuwenden sein.

Von nicht geringerer Bedeutung ist aber auch der Aspekt der beruflichen Eingliederung Behinderter. Wenn auch für viele die Werkstatt Dauerarbeitsplatz sein wird, so ist doch für andere die Werkstatt die Institution, die Behinderten eine berufliche Ausbildung ermöglicht und sie befähigt, auf einem Arbeitsplatz in der freien Wirtschaft tätig zu sein.

Berufliche Ausbildung Behinderter ist jedoch originärer Auftrag der Arbeitsverwaltung.

Allen beruflichen Maßnahmen kann aber nur dann der angestrebte Erfolg beschieden sein, wenn die Werkstätten auch über die notwendigen qualifizierten Arbeitsaufträge verfügen. Vielfach muß heute seitens der Werkstätten noch um Anerkennung in der Industrie gerungen und um Arbeitsaufträge gebettelt werden.

Diese Situation wird – so kann man erwarten – die Novelle zum Schwerbeschädigtengesetz entscheidend ändern. Die Werkstätten für Behinderte werden in den Schutzbereich dieses Gesetzes einbezogen. Ihnen werden Hilfen eröffnet, die dazu beitragen sollen, die erforderlichen Arbeits- und Lieferaufträge zu beschaffen und auf diese Weise den laufenden Betrieb sicherzustellen.

Insbesondere wäre in diesem Zusammenhang zu erwähnen, daß Unternehmen, die an Werkstätten für Behinderte Aufträge erteilen, bis zu 30 vom Hundert des Rechnungsbetrages mit der jeweils zu zahlenden Ausgleichsabgabe verrechnen können.

Mit diesen Maßnahmen wird ein wesentlicher Schritt zur wirtschaftlichen Sicherung der Werkstätten getan, der sie damit auch konjunkturunabhängiger macht.

Die gegenwärtige Situation und die zukünftige Entwicklung lassen hof-

*Allgemeine Gesichtspunkte zur Hilfe für Behinderte*

fen, daß die Werkstatt für Behinderte in zunehmendem Maße die ihr zugewiesene Aufgabe als Rehabilitationsstätte erfüllen kann.

**c) Wohnheime für Behinderte:** Die Wohnheime für Behinderte sind als Einrichtungen der Eingliederungshilfe in das Blickfeld der Sozialhilfe gerückt. Im Zuge der individuellen Betreuung Behinderter gewinnen sie immer mehr an Bedeutung.

Die Schwierigkeit der Planung liegt darin, daß es für Wohnheime für Behinderte **keine Richtlinien oder gesetzlichen Bestimmungen** gibt. Das ist gleichzeitig aber auch eine Chance, neue Wohnheime individuell zu gestalten und eine Wohnatmosphäre zu schaffen.

Über die Kosten eines Wohnheimplatzes liegt konkretes Zahlenmaterial noch nicht vor. Die Vorstellungen schwanken (1973) zwischen 30 000,— DM und 60 000,— DM. Da sich die Erstellung der Wohnheime über Jahre hinziehen wird und mit weiteren Teuerungen gerechnet werden muß, erscheint es z. Z. realistisch, wenn die Bau- und Einrichtungskosten mit 45 000,— DM angesetzt werden.

Die Frage der Wohnheimplanung ist im wesentlichen von zwei Hauptgesichtspunkten geprägt: der äußeren und inneren Struktur.
**Zur äußeren Struktur:**
1. Der Träger der Werkstatt soll möglichst auch gleichzeitig Träger des Wohnheimes sein. Hierfür sprechen einerseits rein wirtschaftliche Gründe. Die verhältnismäßig kleine Wirtschaftseinheit Wohnheim wird sich in Verbindung mit der Werkstatt immer kostengünstiger gestalten. Andererseits ist es bestimmt für die Gesamteingliederung der Behinderten vorteilhaft, wenn die Arbeit in der Werkstatt und die Unterbringung im Wohnheim kontinuierlich aufeinander abgestimmt sind.
2. Soweit nicht zwingende Gründe vorliegen, sollte der Standort des Wohnheimes nicht auf dem Werkstattgelände liegen. Auch hierfür gibt es zwei wichtige Argumente:
    a) Der Anstaltscharakter muß auf jeden Fall vermieden werden; der Behinderte muß, wie bisher vom Elternhaus, „zur Arbeit gehen".
    b) Der Träger hat die Möglichkeit, geeignete Grundstücke preisgünstiger zu erwerben.
3. Die Bauweise des Wohnheimes sollte grundsätzlich mehrgeschossig sein, wobei das Erdgeschoß für die Wohnungen körperlich Behinderter vorzusehen ist. Hierfür spricht der Investitionsfaktor: Das Grundstück kann kleiner sein, und die mehrgeschossige Bauweise gestaltet sich billiger. Zum anderen ist nicht einzusehen, weshalb geistig Behinderte nicht Treppen steigen sollen. Bei ihrer Eingliederung in die Gesellschaft sollte man ihnen in ihrem Wohnbereich nicht Vorteile einräumen, die ihnen außerhalb dieses Bereiches zum Nachteil gereichen.
4. Das Wohnheim sollte über Ein-, Zwei- und Mehrbettzimmer verfügen, wobei die Anzahl der Ein- und Zweibettzimmer überwiegen sollte. Entsprechend der Behinderung muß für eine individuelle Unterbringung Sorge getragen werden.
5. Der Einrichtung von Wohngemeinschaften ist der Vorzug zu geben. Die Größe einer Wohngemeinschaft sollte nicht unter 6 und nicht über 10 Behinderte liegen. Hiermit soll dem Behinderten das Gefühl gegeben werden, daß er auch weiterhin in einer familienähnlichen Gemeinschaft lebt und nicht in einer Anstalt untergebracht ist.

6. Um den Anstaltscharakter zu vermeiden, sollte das Wohnheim selbst in der Regel eine Größe von 40 Plätzen haben, auf keinen Fall aber 60 Plätze überschreiten.

**Zur inneren Struktur:** Die innere Struktur wird entscheidend geprägt von dem Personenkreis, der für eine Aufnahme in ein Wohnheim in Frage kommt.
1. Das Wohnheim für Behinderte soll grundsätzlich werkstattbezogen sein, d. h. es nimmt den gleichen Personenkreis auf, der auch in der Werkstatt tätig ist. Das schließt nicht aus, daß bei entsprechender Notwendigkeit im Einzelfall auch Behinderte aus anderen Zweigen im Tagesstättenbereich aufgenommen werden können. Dies kann beispielsweise bei einem frühzeitigen Tod der Eltern, insbesondere aber dann der Fall sein, wenn die Mutter erkrankt ist oder dringend einer Kur bedarf und der Behinderte vorübergehend in einem Wohnheim aufgenommen werden muß. Auf jeden Fall sollen einige Zimmer für derartige Fälle immer bereitgehalten werden.
2. Weiter sind vier Gruppen zu unterscheiden:
   a) Behinderte, die über kein Elternhaus mehr verfügen oder deren Eltern schon so betagt sind, daß eine Versorgung im Elternhaus nicht mehr sichergestellt ist.
   b) Behinderte, die auf Grund der Größe des Einzugsbereiches täglich über große Entfernungen transportiert werden müssen und diesen Anforderungen nicht gewachsen sind, oder etwa Körperbehinderte, bei denen die Schwere der Behinderung einen täglichen Transport nicht zuläßt.
   c) Behinderte aus Problemfamilien, deren tägliche Rückkehr ins Elternhaus auf Grund des schlechten Milieus nicht ratsam erscheint und der Erfolg der Eingliederungshilfe damit gefährdet ist.
   d) In Ausnahmefällen auch solche Behinderten, die an sich in gutsituierten Familien leben, in denen aber dadurch Schwierigkeiten entstehen, weil die Eltern mit der Behinderung ihres Kindes nicht fertig werden. Hierbei sind jedoch strenge Maßstäbe anzulegen. Es darf niemals der Eindruck entstehen, daß Behinderte ausschließlich aus dem Grund in einem Wohnheim untergebracht werden, um das Elternhaus zu entlasten.
   Bei all diesen Personengruppen ist Voraussetzung, daß der Behinderte sich auch für eine Aufnahme im Wohnheim eignet. Eine gewisse Selbständigkeit muß vorhanden sein. Das Wohnheim wird niemals mit einem Personalaufwand arbeiten können, wie es die Anstalten tun. Wenn also ein gewisses Maß an Betreuungsaufwand überschritten wird, scheidet der Behinderte für eine Wohnheimunterbringung aus.
   Es ist schwer, von vornherein derartige Entscheidungen zu treffen. Es ist deshalb angebracht, in Zweifelsfällen den Behinderten zunächst zur Probe aufzunehmen. In dieser Zeit soll festgestellt werden, ob der Behinderte sich für eine Unterbringung im Wohnheim eignet und seine Eingliederung in die Wohngemeinschaft zu erwarten ist. Über die Eignung zur Wohnheimunterbringung soll die Gutachtergruppe entscheiden, die auch im Werkstattbereich tätig ist und aus dem Leiter der Einrichtung, einem Facharzt und evtl. einem Psychologen besteht.
3. Das Wohnheim soll grundsätzlich als Vollheim geführt werden, und zwar mit der Möglichkeit der Beurlaubung am Wochenende. Solange ein Kontakt zum Elternhaus oder auch zu Verwandten möglich ist, soll dieser ausgenutzt werden. Für entsprechende Transportmöglichkeiten muß gesorgt werden.

Diese Überlegungen sind nur eine vorläufige Konzeption. Es bestehen vielerlei Auffassungen, die sich sicher im Laufe der Zeit angleichen werden.

*Allgemeine Gesichtspunkte zur Hilfe für Behinderte*

## IV. Zusammenfassung (Stichworte)

Die Anzahl körperlich und geistig behinderter Personen wird in der Bundesrepublik Deutschland (BRD) mit rd. 4,1 Millionen angegeben (6,9% der Wohnbevölkerung). Etwa zwei Drittel sind Männer, ein Drittel Frauen.
Frühinvalide gibt es in der BRD etwa 2 Millionen. Etwa 100 400 Rehabilitanten nehmen pro Jahr die Arbeitsämter in Anspruch. Noch nicht 25 Jahre alt waren 27,2%.

| | |
|---|---|
| Blindheit, Augenerkrankungen, Augenverletzungen | 5,4% |
| Ohrenerkrankungen, Taubheit usw. | 2,3% |
| Verletzungen d. Rückens u. d. Wirbelsäule | 4,6% |
| Nerven- und Geisteserkrankungen, Hirnverletzungen | 9,9% |
| Erkrankungen d. Atmungs- u. Verdauungsorgane | 9,7% |
| Herz- und Kreislauferkrankungen | 6,6% |

Unter „Rehabilitation" werden alle Maßnahmen verstanden, die darauf gerichtet sind, körperlich, geistig oder seelisch behinderten Menschen zu helfen. Sie sollen ihren entsprechenden Platz in der Gesellschaft einnehmen können. Habilitation bedeutet bei kindlichen Behinderungen Herstellung der Funktionstüchtigkeit. Die Eingliederung in Arbeit und Beruf gehören zur Habilitation bzw. Rehabilitation. Träger der erforderlichen Maßnahmen können sein die Träger der Rentenversicherungen, der Unfallversicherung, der Krankenversicherung, der Kriegsopferversorgung, der Sozialhilfe und die Bundesanstalt für Arbeit.

Die Gesamtheit der Maßnahmen soll grundsätzlich von **einem** Träger der Rehabilitation durchgeführt werden, in jedem Falle sind sie aufeinander abzustimmen.

In Modelleinrichtungen müssen zunächst entsprechende Erfahrungen gesammelt werden. Die Rechtsgrundlage zur beruflichen Rehabilitation ist das Arbeitsförderungsgesetz (AFG) vom 1. 10. 1969. Auch nach dem Bundessozialhilfegesetz (BSHG) können entsprechende Bemühungen unternommen werden, jedoch ist es fraglich, ob die Träger der Sozialhilfe ohne viel stärkeres staatliches Engagement bei der Finanzierung ihre Aufgaben in der notwendigen Breite erfüllen können. Auch vom Grundsatz der Trägerschaft in der bundesdeutschen Sozialverwaltung her ist zu prüfen, ob das BSHG die richtige Rechtsgrundlage für die Rehabilitation Behinderter ist, die **dauernd** mit ihrer Behinderung leben müssen. Es handelt sich bei diesen Dauerbehinderungen eigentlich um Aufgaben der Sozialversorgung für Personengruppen. Die Sozialhilfe ist ihrem Grundsatz nach subsidiär und soll einzelnen Menschen in persönlicher Notlage helfen.

Es besteht die Gefahr, daß der Begriff „Rehabilitation" – losgelöst von der realen personellen und finanziellen Leistungskraft der Träger – zu einem Schlagwort wird (NESEKER).

## V. Schrifttum

1. Blumenthal, W.  Rehabilitation bei multipler Sklerose
   Mitteilungsblatt der Deutschen Multiple Sklerose Gesellschaft Nr. 77 (1973) 102
2. Bracken, v.  Entwicklungsgestörte Jugendliche zit. nach Jochheim, K. A.
   Ärztl. Praxis Nr. 89 (1969) 4954
3. Gedicke, K.  Gedanken zur Gesundheitspolitik in der Bundesrepublik Deutschland
   Archiv für Wissenschaft und Praxis der sozialen Arbeit 2 (1971) 272
4. Gesundheitsbericht  der Bundesregierung vom 18. 12. 1970
   Drucksache IV/1667 Sachgebiet 212
5. Kluge, M.  Eingliederung durch Anpassung? Jahrbuch des Diakonischen Werkes 1972, S. 12
6. Neseker, H.  Rehabilitation als Aufgabe der Sozialhilfe
   Vortrag vor der 5. Landschaftsversammlung des Landschaftsverbandes Westfalen-Lippe am 14. Okt. 1970
7. Statistisches Bundesamt  Wirtschaft und Statistik Heft 7 (1968)
8. Stingl, J.  in Arbeitsmedizin – Sozialmedizin – Arbeitshygiene 5 (1970) 105
9. Switzer, M. E.  Neue Aufgaben der Rehabilitation
   Die Rehabilitation 2 (1970) 75

## VI. Anhang

### 1. Entwicklungsgestörte Kinder und Jugendliche in der BRD pro Schuljahr

|  | Prozent | absolute Zahl |
|---|---|---|
| Blinde | 0,013 | 812 |
| Gehörlose | 0,09 | 5 600 |
| Sehbehinderte | 0,1–0,18 | 6 250 |
| Hörbehinderte | 0,25 | 15 600 |
| Schwerhörige | 0,18 | 31 200 |
| Legastheniker | 0,5 | 31 200 |
| Lebenspraktisch | 0,5 | 31 200 |
| Bildungsfähige | 0,5 | 31 200 |
| Körperbehinderte | 0,2–0,5 | 93 700 |
| Sprachbehinderte | 1,5 | 124 900 |
| Erziehungsschwierige | 2,0 | 374 700 |
| Lernbehinderte | 6,0 | |

Aus v. BRACKEN, „Entwicklungsgestörte Jugendliche", zit. aus JOCHHEIM, K. A., „Bietet die Rehabilitation dem Behinderten gleiche Chancen in der Leistungsgesellschaft?" Ärztl. Praxis Nr. 89 v. 8. XI. 1969, S. 4954.

**Richtzahlen für behinderte Gruppen in der Bevölkerung nach einem Mikrozensus (1962) des Statistischen Bundesamtes**

| | |
|---|---|
| Blindheit, Augenerkrankungen, Augenverletzungen | 5,4% |
| Ohrenerkrankungen, Taubheit usw. | 2,3% |

## Allgemeine Gesichtspunkte zur Hilfe für Behinderte

| | |
|---|---:|
| Verletzungen d. Rückens u. d. Wirbelsäule | 4,6% |
| Nerven- und Geisteserkrankungen, Hirnverletzungen | 9,9% |
| Erkrankungen d. Atmungs- u. Verdauungsorgane | 9,7% |
| Herz- und Kreislauferkrankungen | 6,6% |

### 2. Todesursachen und Alter

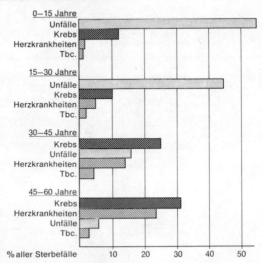

### 3. Beispiel eines Merkblattes über Hilfen für Behinderte [10]

I. Körperliche, geistige und seelische Behinderungen lassen sich beseitigen oder mildern, wenn die Hilfemöglichkeiten rechtzeitig wahrgenommen werden.

Die Gemeinschaft bietet den Betroffenen wirksame und nachhaltige Maßnahmen zur Eingliederung an und hilft, die finanziellen Lasten zu tragen, die dem Behinderten und seinen Angehörigen etwa durch ärztliche Behandlung, Versorgung mit Körperersatzstücken, Ausbildung, Fortbildung oder berufliche Umschulung entstehen.

Ärzte, Krankenschwestern, Sozialarbeiter, Heilpädagogen, Berufsberater stehen neben anderen Fachleuten als Helfer bereit. Wenn erforderlich, können Einrichtungen wie Kliniken, Sonderkindergärten, Sonderschulen, Ausbildungs- und Umschulungsstätten in Anspruch genommen werden.

Darüber hinaus ist die medizinische Wissenschaft ständig bemüht, verbesserte Behandlungs- und Eingliederungsmethoden zu entwickeln, um den Behinderten die persönliche und berufliche Entfaltung und die Teilnahme am Leben in der Gemeinschaft zu ermöglichen.

II. **Empfänger der Hilfen:** Hilfen können ohne Rücksicht auf die Ursache der Behinderung erhalten

Personen mit körperlichen Behinderungen (z. B. Beeinträchtigung der Bewegungsfreiheit, Fehlen von Gliedmaßen, Fehlbildungen von Gliedmaßen, Lähmungen, Folgeerscheinungen von Hirnschäden, Rückgratverkrümmungen, Hüftgelenkschäden),

10 Ministerialblatt Nordrhein-Westfalen 1971 S. 14.

## Habilitation – Rehabilitation

Personen, die blind oder wesentlich sehbehindert sind,
Personen mit Gehörschäden oder Sprachstörungen,
Personen, die geistig behindert sind,
Personen mit seelischen Behinderungen oder Störungen,
Personen, bei denen eine der genannten Behinderungen einzutreten droht.

**III. Aufgabe der Hilfe:** Die Hilfe soll
drohenden Behinderungen vorbeugen,
vorhandene Behinderungen heilen oder bessern,
die Folgen der Behinderungen beseitigen oder mildern,
dazu beitragen, daß die Behinderten am Leben in der Gemeinschaft teilnehmen können, soweit die Behinderung dies zuläßt, vor allem, daß sie einen Beruf oder eine sonstige Tätigkeit ausüben können.

**IV. Beratung:** Der erste Schritt zu einer wirksamen Hilfe ist eine rechtzeitige Beratung. Die Beratung erfolgt in aller Regel zunächst durch den Arzt und das Gesundheitsamt. Sie haben dabei die Aufgabe, auf die Möglichkeit einer weiteren Beratung durch andere Stellen hinzuweisen. Solche Stellen sind insbesondere die Sozialämter und für berufliche Fragen die Arbeitsämter. Auch die Selbsthilfeorganisationen der Behinderten, die Wohlfahrtsverbände sowie die Sondereinrichtungen für Behinderte geben Auskunft.

**V. Hilfegewährende Stelle:** Welche Stelle im Einzelfall für die Durchführung der Maßnahmen und die Übernahme der Kosten zuständig ist, ist für den Behinderten mitunter schwer zu übersehen. Daher hat das Gesundheitsamt die Aufgabe – die Zustimmung des Behinderten oder seines Personensorgeberechtigten vorausgesetzt –, mit dem für die Hilfeleistung zuständigen Sozialleistungsträger Verbindung aufzunehmen. Dieser leitet dann die notwendigen Maßnahmen ein.

Vor allem kommen folgende Leistungsträger in Betracht:
1. gesetzliche Krankenkassen und Ersatzkassen,
2. gesetzliche Unfallversicherungsträger (insbesondere Berufsgenossenschaften), die den Versicherten bei Arbeitsunfällen oder bei Berufskrankheiten Leistungen gewähren,
3. Landesversicherungsanstalten, die Bundesversicherungsanstalt für Angestellte oder die Bundesknappschaft, soweit die Behinderten entweder selbst rentenversichert oder als Angehörige oder Hinterbliebene rentenversicherter Personen leistungsberechtigt sind,
4. Versorgungsämter, Hauptfürsorgestellen, Fürsorgestellen, die Kriegsbeschädigten sowie Beschädigten mit Anspruch nach dem Häftlingshilfegesetz, dem Soldatenversorgungsgesetz und dem Gesetz über den zivilen Ersatzdienst Leistungen gewähren,
5. Arbeitsämter, die außer der Berufsberatung und der Arbeitsvermittlung besondere Maßnahmen zur Arbeits- und Berufsförderung Behinderter, vor allem Ausbildung, Fortbildung und Umschulung durchführen, soweit nicht die zuvor genannten Leistungsträger in Frage kommen,
6. Träger der Sozialhilfe, soweit keiner der vorgenannten Leistungsträger oder kein anderer Leistungsträger für die Hilfegewährung zuständig ist.

Steht nicht fest, welcher Leistungsträger für die Hilfe zuständig ist, duldet aber die Hilfe keinen Aufschub, hat zunächst der Träger der Sozialhilfe die notwendigen Maßnahmen einzuleiten. Bei Maßnahmen der beruflichen Bildung (Ausbildung, Fortbildung, Umschulung) ist jedoch das Arbeitsamt zur Voraushilfe verpflichtet.

**VI. Maßnahmen der Hilfe:** Welche Hilfen gewährt werden, richtet sich ganz nach den Erfordernissen des einzelnen Falles. Hilfe kommt je nach den besonderen Umständen für ärztliche, vorschulische, schulische, berufliche oder sonstige Eingliederungsmaßnahmen in Betracht.

Im einzelnen ist es möglich, vor allem für folgende Maßnahmen Hilfe zu erhalten:
1. für ärztliche Behandlung oder vom Arzt verordnete Maßnahmen (z. B. chirurgische Eingriffe, orthopädische Behandlungen, Massagen, Bestrahlungen, Krankengymnastik, Beschäftigungstherapie, Bäder, sprachpädagogische Übungen),

*Allgemeine Gesichtspunkte zur Hilfe für Behinderte*

2. für die Versorgung mit Körperersatzstücken sowie mit orthopädischen oder anderen Hilfsmitteln,
3. für eine Förderung behinderter Kinder im vorschulischen Alter,
4. für eine angemessene Schulbildung,
5. für berufliche Ausbildung, Fortbildung oder Umschulung,
6. für die Ausbildung zu einer sonstigen angemessenen Tätigkeit, wenn wegen der Schwere der Behinderung eine berufliche Ausbildung nicht möglich ist,
7. für die Vermittlung von Fähigkeiten zu einfachen Verrichtungen bei besonders schwer Behinderten,
8. für die Erhaltung oder Erlangung eines geeigneten Platzes im Arbeitsleben,
9. für die Sicherung des Heilerfolges,
10. für die Sicherung des Lebensunterhaltes des Behinderten und, soweit nötig, seiner Angehörigen.

**VII. Kosten:** Die Kosten trägt in der Mehrzahl der Fälle der für den Behinderten zuständige Leistungsträger. Nach den gesetzlichen Bestimmungen gibt es Fälle, in denen dem Behinderten und seinen unterhaltspflichtigen Angehörigen je nach ihren wirtschaftlichen Verhältnissen zugemutet wird, zu den Kosten der Hilfemaßnahmen beizutragen. Nähere Auskunft darüber erteilen die Leistungsträger.

## 4. Verordnung nach § 47 des Bundessozialhilfegesetzes (Eingliederungshilfe-Verordnung)

(I. d. F. vom 28. Mai 1971 – BGBl. I S. 731)

Abschnitt I Personenkreis

### § 1 Sehbehinderte

Wesentlich sehbehindert im Sinne des § 39 Abs. 1 Satz 1 Nr. 2 des Gesetzes sind Personen, die ihr Sehvermögen für eine Teilnahme am Leben in der Gemeinschaft, vor allem auf einem angemessenen Platz im Arbeitsleben, nicht oder nur unzureichend verwerten können. Die Voraussetzung des Satzes 1 ist erfüllt bei Personen, bei denen mit Gläserkorrektion ohne besondere optische Hilfsmittel
1. auf dem besseren Auge oder beidäugig im Nahbereich bei einem Abstand von mindestens 30 cm oder im Fernbereich eine Sehschärfe von nicht mehr als 0,3 besteht
oder
2. durch Nummer 1 nicht erfaßte Störungen der Sehfunktion von entsprechendem Schweregrad vorliegen.

### § 2 Hörbehinderte

Durch eine Beeinträchtigung der Hörfähigkeit wesentlich behindert im Sinne des § 39 Abs. 1 Satz 1 Nr. 3 des Gesetzes sind Personen, die ihre Hörfähigkeit für eine Teilnahme am Leben in der Gemeinschaft, vor allem auf einem angemessenen Platz im Arbeitsleben, nicht oder nur unzureichend verwerten können. Die Voraussetzung des Satzes 1 ist erfüllt bei Personen, die gehörlos sind oder denen eine sprachliche Verständigung über das Gehör nur mit Hörhilfen möglich ist.

### § 3 Sprachbehinderte

Durch eine Beeinträchtigung der Sprachfähigkeit wesentlich behindert im Sinne des § 39 Abs. 1 Satz 1 Nr. 4 des Gesetzes sind Personen, die ihre Sprachfähigkeit für eine Teilnahme am Leben in der Gemeinschaft, vor allem auf einem angemessenen Platz im Arbeitsleben, nicht oder nur unzureichend verwerten können. Die Voraussetzung des Satzes 1 ist erfüllt bei Personen, die nicht sprechen können, bei

Seelentauben und Hörstummen, bei Personen mit erheblichen Stimmstörungen sowie bei Personen, die stark stammeln oder stottern oder deren Sprache stark unartikuliert ist.

### § 4 Personen mit Schwäche der geistigen Kräfte
Durch Schwäche ihrer geistigen Kräfte wesentlich behindert im Sinne des § 39 Abs. 1 Satz 1 Nr. 5 des Gesetzes sind Personen, die infolge dieser Schwäche am Leben in der Gemeinschaft, vor allem auf einem angemessenen Platz im Arbeitsleben, nicht oder nur unzureichend teilnehmen können.

### § 5 Von Behinderung Bedrohte
Von Behinderung bedroht im Sinne des § 39 Abs. 1 Satz 1 Nr. 1 bis 5 des Gesetzes sind Personen, bei denen der Eintritt der Behinderung nach allgemeiner ärztlicher oder sonstiger fachlicher Erkenntnis mit hoher Wahrscheinlichkeit zu erwarten ist.

### § 6 Seelisch Behinderte
Seelisch wesentlich behindert im Sinne des § 39 Abs. 1 Satz 1 Nr. 6 des Gesetzes sind Personen, die infolge seelischer Störungen so behindert sind, daß sie am Leben in der Gemeinschaft, vor allem auf einem angemessenen Platz im Arbeitsleben, nicht oder nur unzureichend teilnehmen können. Seelische Störungen, die eine Behinderung im Sinne des Satzes 1 zur Folge haben können, sind
1. körperlich nicht begründbare Psychosen,
2. seelische Störungen als Folge von Krankheiten oder Verletzungen des Gehirns, von Anfallsleiden oder von anderen Krankheiten oder körperlichen Beeinträchtigungen,
3. Suchtkrankheiten,
4. Neurosen und Persönlichkeitsstörungen.

Abschnitt II Maßnahmen der Eingliederungshilfe

### § 7 Kuren, Leibesübungen
Zu den Maßnahmen im Sinne des § 40 Abs. 1 Nr. 1 des Gesetzes gehören auch
1. Kuren in geeigneten Kur- oder Badeorten oder in geeigneten Sondereinrichtungen, wenn andere Maßnahmen nicht ausreichen und die Kur im Einzelfall nach ärztlichem Gutachten zur Verhütung, Beseitigung oder Milderung der Behinderung oder ihrer Folgen erforderlich ist,
2. Leibesübungen, die ärztlich verordnet sind und für Behinderte sowie für von einer Behinderung bedrohte Personen unter ärztlicher Überwachung in Gruppen durchgeführt werden.

### § 8 Krankenfahrzeug
Zu den orthopädischen Hilfsmitteln im Sinne des § 40 Abs. 1 Nr. 2 des Gesetzes gehören auch handbetriebene oder motorisierte Krankenfahrzeuge für den häuslichen Gebrauch und für den Straßengebrauch.

### § 9 Hilfe zur Beschaffung eines Kraftfahrzeuges
(1) Die Hilfe zur Beschaffung eines Kraftfahrzeuges gilt als Hilfe im Sinne des § 40 Abs. 1 Nr. 2 des Gesetzes. Sie wird in angemessenem Umfange gewährt, wenn der Behinderte wegen Art und Schwere seiner Behinderung zum Zwecke seiner Eingliederung, vor allem in das Arbeitsleben, auf die Benutzung eines Kraftfahrzeuges angewiesen ist.
(2) Die Hilfe nach Absatz 1 kann auch als Darlehen gewährt werden.
(3) Die Hilfe nach Absatz 1 ist in der Regel davon abhängig, daß der Behinderte das Kraftfahrzeug selbst bedienen kann.
(4) Eine erneute Hilfe zur Beschaffung eines Kraftfahrzeuges soll in der Regel nicht vor Ablauf von fünf Jahren nach Gewährung der letzten Hilfe gewährt werden.

*Allgemeine Gesichtspunkte zur Hilfe für Behinderte*

### § 10 Andere Hilfsmittel

(1) Andere Hilfsmittel im Sinne des § 40 Abs. 1 Nr. 2 des Gesetzes sind nur solche Hilfsmittel, die dazu bestimmt sind, zum Ausgleich der durch die Behinderung bedingten Mängel beizutragen.

(2) Zu den anderen Hilfsmitteln im Sinne des Absatzes 1 gehören auch
1. Schreibmaschinen für Blinde, Ohnhänder und solche Behinderte, die wegen Art und Schwere ihrer Behinderung auf eine Schreibmaschine angewiesen sind,
2. Verständigungsgeräte für Taubblinde,
3. Blindenschrift-Bogenmaschinen,
4. Blindenuhren mit Zubehör, Blindenweckuhren,
5. Tonbandgeräte mit Zubehör für Blinde,
6. Blindenführhunde mit Zubehör,
7. besondere optische Hilfsmittel, vor allem Fernrohrlupenbrillen,
8. Hörgeräte, Hörtrainer,
9. Weckuhren für Hörbehinderte,
10. Sprachübungsgeräte für Sprachbehinderte,
11. besondere Bedienungseinrichtungen und Zusatzgeräte für Kraftfahrzeuge, wenn der Behinderte wegen Art und Schwere seiner Behinderung auf ein Kraftfahrzeug angewiesen ist,
12. Gebrauchsgegenstände des täglichen Lebens und zur nichtberuflichen Verwendung bestimmte Hilfsgeräte für Behinderte, wenn der Behinderte wegen Art und Schwere seiner Behinderung auf diese Gegenstände angewiesen ist.

(3) Die Versorgung mit einem anderen Hilfsmittel im Sinne des § 40 Abs. 1 Nr. 2 des Gesetzes wird nur gewährt, wenn das Hilfsmittel im Einzelfall erforderlich und geeignet ist, zu dem in Absatz 1 genannten Ausgleich beizutragen, und wenn der Behinderte das Hilfsmittel bedienen kann.

### § 11 Umfang der Versorgung mit Körperersatzstücken, orthopädischen oder anderen Hilfsmitteln

(1) Zu der Versorgung mit Körperersatzstücken sowie mit orthopädischen oder anderen Hilfsmitteln im Sinne des § 40 Abs. 1 Nr. 2 des Gesetzes gehört auch eine notwendige Unterweisung in ihrem Gebrauch.

(2) Soweit im Einzelfall erforderlich, wird eine Doppelausstattung mit Körperersatzstücken, orthopädischen oder anderen Hilfsmitteln gewährt.

(3) Zu der Versorgung mit Körperersatzstücken sowie mit orthopädischen oder anderen Hilfsmitteln gehört auch deren notwendige Instandhaltung oder Änderung. Die Versorgung mit einem anderen Hilfsmittel umfaßt auch ein Futtergeld für einen Blindenführhund in Höhe des Betrages, den blinde Beschädigte nach dem Bundesversorgungsgesetz zum Unterhalt eines Führhundes erhalten, sowie die Kosten für die notwendige tierärztliche Behandlung des Führhundes und für eine angemessene Haftpflichtversicherung, soweit die Beiträge hierfür nicht nach § 76 Abs. 2 Nr. 3 des Gesetzes vom Einkommen abzusetzen sind.

(4) Eine erneute Versorgung wird gewährt, wenn sie infolge der körperlichen Entwicklung des Behinderten notwendig oder wenn aus anderen Gründen das Körperersatzstück oder Hilfsmittel ungeeignet oder unbrauchbar geworden ist.

(5) Bei der Hilfe nach § 8 umfaßt die Versorgung auch die Betriebskosten des motorisierten Krankenfahrzeuges.

(6) Als Versorgung kann Hilfe in angemessenem Umfang auch zur Erlangung der Fahrerlaubnis, zur Instandhaltung sowie durch Übernahme von Betriebskosten eines Kraftfahrzeuges gewährt werden, wenn der Behinderte wegen seiner Behinderung auf die regelmäßige Benutzung eines Kraftfahrzeuges angewiesen ist oder angewiesen sein wird.

### § 12 Schulbildung

Die Hilfe zu einer angemessenen Schulbildung im Sinne des § 40 Abs. 1 Nr. 3 des Gesetzes umfaßt auch

1. heilpädagogische sowie sonstige Maßnahmen zugunsten behinderter Kinder und Jugendlicher, wenn die Maßnahmen erforderlich und geeignet sind, dem Behinderten den künftigen Schulbesuch im Rahmen der allgemeinen Schulpflicht zu ermöglichen oder zu erleichtern,
2. Maßnahmen der Schulbildung zugunsten behinderter Kinder und Jugendlicher, wenn die Maßnahmen erforderlich und geeignet sind, dem Behinderten eine im Rahmen der allgemeinen Schulpflicht üblicherweise erreichbare Bildung zu ermöglichen,
3. Hilfe zum Besuch einer Realschule, eines Gymnasiums, einer Fachoberschule oder einer Ausbildungsstätte, deren Ausbildungsabschluß dem einer der oben genannten Schulen gleichgestellt ist, oder, soweit im Einzelfalle der Besuch einer solchen Schule oder Ausbildungsstätte nicht zumutbar ist, sonstige Hilfe zur Vermittlung einer entsprechenden Schulbildung; die Hilfe wird nur gewährt, wenn nach den Fähigkeiten und den Leistungen des Behinderten zu erwarten ist, daß er das Bildungsziel erreichen wird.

§ 13 **Ausbildung für einen Beruf oder für eine sonstige Tätigkeit**
(1) Die Hilfe zur Ausbildung für einen angemessenen Beruf im Sinne des § 40 Abs. 1 Nr. 4 des Gesetzes umfaßt vor allem Hilfe
1. zur Berufsausbildung im Sinne des Berufsbildungsgesetzes,
2. zur Ausbildung an einer Berufsfachschule,
3. zur Ausbildung an einer Fachschule oder höheren Fachschule,
4. zur Ausbildung an einer Hochschule oder einer Akademie,
5. zum Besuch sonstiger öffentlicher, staatlich anerkannter oder staatlich genehmigter Ausbildungsstätten,
6. zur Ableistung eines Praktikums, das Voraussetzung für den Besuch einer Fachschule oder einer Hochschule oder für die Berufszulassung ist,
7. zur Teilnahme am Fernunterricht; § 34 Satz 2 des Arbeitsförderungsgesetzes gilt entsprechend,
8. zur Teilnahme an Maßnahmen, die geboten sind, um die Ausbildung für einen angemessenen Beruf vorzubereiten.
(2) Die Hilfe nach Absatz 1 wird nur gewährt, wenn
1. nach den körperlichen und geistigen Fähigkeiten und den Leistungen des Behinderten zu erwarten ist, daß er das Ziel der Ausbildung oder der Vorbereitungsmaßnahmen erreichen wird,
2. der beabsichtigte Ausbildungsweg erforderlich ist,
3. der Beruf oder die Tätigkeit voraussichtlich eine ausreichende Lebensgrundlage bieten oder, falls dies wegen Art und Schwere der Behinderung nicht möglich ist, zur Lebensgrundlage in angemessenem Umfange beitragen wird.
(3) Die Hilfe zur Ausbildung für eine sonstige angemessene Tätigkeit im Sinne des § 40 Abs. 1 Nr. 4 des Gesetzes wird insbesondere gewährt, wenn die Ausbildung für einen Beruf aus besonderen Gründen, vor allem wegen Art und Schwere der Behinderung, unterbleibt, Absatz 2 gilt entsprechend.

§ 14 **Fortbildung, Umschulung**
(1) Für die Gewährung der Hilfe zur Fortbildung oder Umschulung im Sinne des § 40 Abs. 1 Nr. 5 des Gesetzes gilt § 13 entsprechend.
(2) Hilfe zur Fortbildung im früheren oder einem diesem verwandten Beruf wird gewährt, wenn der Behinderte ohne die Fortbildung den früheren Beruf wegen Behinderung nicht oder nur unzureichend ausüben kann.
(3) Hilfe zur Umschulung für einen angemessenen Beruf oder eine sonstige angemessene Tätigkeit wird gewährt, wenn der Behinderte den früheren Beruf oder die frühere sonstige Tätigkeit wegen der Behinderung nicht oder nur unzureichend ausüben kann.

## Allgemeine Gesichtspunkte zur Hilfe für Behinderte

**§ 15 Besondere Maßnahmen außerhalb der Hilfe nach den §§ 12 bis 14**
Die Eingliederungshilfe für Behinderte, deren Behinderung Maßnahmen nach den §§ 12 bis 14 voraussichtlich nicht zulassen wird, nicht zuläßt oder nicht zugelassen hat, umfaßt auch Maßnahmen, die erforderlich und geeignet sind, dem Behinderten die für ihn erreichbare Teilnahme am Leben in der Gemeinschaft zu ermöglichen.

**§ 16 Allgemeine Ausbildung**
Zu den Maßnahmen der Eingliederungshilfe für Behinderte gehören auch
1. die blindentechnische Grundausbildung,
2. Kurse und ähnliche Maßnahmen zugunsten der in den §§ 2 und 3 genannten Personen, wenn die Maßnahmen erforderlich und geeignet sind, die Verständigung mit anderen Personen zu ermöglichen oder zu erleichtern,
3. hauswirtschaftliche Lehrgänge, die erforderlich und geeignet sind, dem Behinderten die Besorgung des Haushalts ganz oder teilweise zu ermöglichen.

**§ 17 Eingliederung in das Arbeitsleben, Werkstatt für Behinderte**
(1) Zu der Hilfe im Sinne des § 40 Abs. 1 Nr. 6 und 7 des Gesetzes gehören auch die Hilfe zur Beschaffung von Gegenständen sowie andere Leistungen, wenn sie wegen der Behinderung zur Aufnahme oder Fortsetzung einer angemessenen Tätigkeit im Arbeitsleben erforderlich sind; für die Hilfe zur Beschaffung eines Kraftfahrzeuges ist § 9, für die Hilfe zur Beschaffung von Gegenständen, die zugleich Gegenstände im Sinne des § 10 Abs. 2 Nr. 12 sind, ist § 10 maßgebend. Die Hilfe nach Satz 1 kann auch als Darlehen gewährt werden.
(2) Zu der Hilfe im Sinne des § 40 Abs. 1 Nr. 6 und 7 und Abs. 2 des Gesetzes gehört auch die Ermöglichung einer geeigneten Tätigkeit in einer Werkstatt für Behinderte oder einer ähnlichen Einrichtung; als Werkstatt für Behinderte ist eine Einrichtung anzusehen, in der Möglichkeiten zur Ausübung einer geeigneten Tätigkeit für Personen geschaffen sind, die wegen ihrer Behinderung nicht, noch nicht oder noch nicht wieder auf dem allgemeinen Arbeitsmarkt tätig sein können.

**§ 18 Verbesserung der wohnungsmäßigen Unterbringung**
Zum Zwecke der Eingliederung des Behinderten kann auch Hilfe zur notwendigen Verbesserung der wohnungsmäßigen Unterbringung des Behinderten gewährt werden, wenn die Besonderheit des Einzelfalles dies rechtfertigt. Kommen hierfür Geldleistungen in Betracht, können sie als Beihilfe oder als Darlehen gewährt werden.

**§ 19 Besondere Betreuung Schwerbehinderter**
Zu den Maßnahmen der Eingliederungshilfe für schwer Behinderte gehört auch, Personen, denen die Betreuung des Behinderten obliegt, mit den durch Art und Schwere der Behinderung bedingten Besonderheiten der Betreuung vertraut zu machen.

**§ 20 Verständigung mit der Umwelt**
Bedürfen Gehörlose oder andere Personen mit besonders starker Beeinträchtigung der Hörfähigkeit oder Sprachfähigkeit aus besonderem Anlaß, vor allem im Verkehr mit Behörden, zur Verständigung mit der Umwelt der Hilfe eines anderen, sind ihnen die angemessenen Aufwendungen hierfür zu erstatten.

**§ 21 Kosten der Begleitperson**
Erfordern die Maßnahmen der Eingliederungshilfe die Begleitung des Behinderten, so gehören zu seinem Bedarf auch
1. die notwendigen Fahrtkosten und die sonstigen mit der Fahrt verbundenen notwendigen Auslagen der Begleitperson,
2. weitere Kosten der Begleitperson, soweit sie nach den Besonderheiten des Einzelfalles notwendig sind.

## § 22 Eingliederungsmaßnahmen im Ausland

Maßnahmen der Eingliederungshilfe für Behinderte können auch im Ausland durchgeführt werden, wenn dies im Interesse der Eingliederung des Behinderten geboten ist, die Dauer der Eingliederungsmaßnahmen durch den Auslandsaufenthalt nicht wesentlich verlängert wird und keine unvertretbaren Mehrkosten entstehen.

## § 23 Anhörung von Sachverständigen

Bei der Prüfung von Art und Umfang der in Betracht kommenden Maßnahmen der Eingliederungshilfe sollen, soweit nach den Besonderheiten des Einzelfalles geboten, ein Arzt, ein Pädagoge, jeweils der entsprechenden Fachrichtung, ein Psychologe oder sonstige sachverständige Personen gehört werden.

Abschnitt III Schlußbestimmungen

## § 24 Berlin-Klausel

Diese Verordnung gilt nach § 14 des Dritten Überleitungsgesetzes vom 4. Januar 1952 (Bundesgesetzblatt I S. 1) in Verbindung mit § 152 des Bundessozialhilfegesetzes auch im Land Berlin.

## § 25[11] Inkrafttreten

Diese Verordnung tritt am Tage nach ihrer Verkündung in Kraft.

---

11 Die Vorschrift betrifft das Inkrafttreten der Verordnung in der ursprünglichen Fassung vom 27. Mai 1964.

## 2. Kapitel
## Gesundheitshilfe für Behindertengruppen [1]

**A) Anfallskranke und Cerebralparetiker** (unter besonderer Berücksichtigung der Epilepsie)

Zur Geschichte der Anfallsleiden – Zum Istzustand – Einteilung der Anfallsleiden – Ursachen der Krampfanfälle – Der epileptische Formenkreis – Prophylaxe und Behandlungsaussichten – Der Anfallskranke in Familie, Schule und Beruf – Die Cerebralparese – Gesetzliche Grundlagen der Hilfe – Grundsätze zur Therapie der Cerebralparese – Das „Spastikerzentrum" – Nachschulische und ambulante Betreuung – Hilfsmöglichkeiten durch das Gesundheitsamt.

Die Einstellung unserer Gesellschaft zu ihren Anfallskranken ist noch immer mit alten Vorurteilen belastet. Die mystische Einstellung gegenüber den Anfallskranken aus früheren Jahrhunderten ist tief in der Bevölkerung verwurzelt. So kommt es, daß viele Epileptiker unter der durch die Umwelt widerfahrenen Einschätzung mehr leiden als unter ihrer Krankheit. Anfälle werden auch heute noch in der Bevölkerung vielfach generell als unheilbar, schuldbeladen und zur Verblödung führend beurteilt. Der „Makel" der angeblichen Erblichkeit trennt oft den Betroffenen von der eigenen Familie (JANZ).

Bereits Hypokrates hat die „Dummheit und Verlogenheit" seiner Zeitgenossen den Anfallskranken gegenüber gegeißelt. Als ob sie „einen scheußlichen Schandfleck an sich hätten oder fluchbeladene Mörder oder Gebrandmarkte wären oder sonst irgendeine Untat verübt hätten" (zitiert nach PLÄNITZ)[2]. Durch alle früheren Jahrhunderte zog sich diese Verketzerung der Betroffenen.
Die Aversion gegen körperliche Mängel ist auch im Tierreich bekannt. Hier werden häufig verkrüppelte und kranke Artgenossen „weggehackt" oder „weggebissen".

Die angebliche Unheilbarkeit nimmt zuweilen jede Hoffnung auf ärztliche Hilfe, und die drohende Geistesgestörtheit behindert die soziale Kommunikation. Vielfach werden Krampfleiden in der Familie nach außen geheim gehalten. Die Suicidrate bei Anfallskranken ist hoch.

### I. Einteilung, Häufigkeit und Ursachen

**1. Einteilung und Häufigkeit der Anfallsleiden: a)** Unter „Anfallsleiden" wird eine Gruppe verschiedener Erkrankungen zusammengefaßt, deren Ursache noch immer nicht völlig erforscht ist:

---

1 Die Behindertengruppen in alphabetischer Reihenfolge.
2 PLÄNITZ – Amtsarztarbeit, Düsseldorf 1969.

1) Die **Fieberkrämpfe** treten besonders im 2.–4. Lebensjahr auf, wenn die Körpertemperatur 39 Grad und mehr erreicht. In 5% der Erkrankungsfälle gehen sie in chronische Krampfanfälle über (Hirnschädigung).
2) **Respiratorische Affektanfälle** treten vorwiegend im 2. u. 3. Lebensjahr auf. Durch krampfhaftes Ausatmen im Wut- oder Trotzanfall verliert das Kind kurzfristig unter den Zeichen der Hypoxämie das Bewußtsein. Die Prognose solcher Anfälle ist günstig. Sie treten gehäuft bei familiärer Epilepsiebelastung auf.
3) **Tetaniekrämpfe** und Krämpfe im Verlauf einer floriden Rachitis schwinden mit der Behebung der Grundkrankheit.
4) **Fokale Anfälle,** also Anfälle, die auf einen Körperteil beschränkt bleiben und bei erhaltenem Bewußtsein abflauen, kommen in jedem Lebensalter vor. Sie können in ein generalisiertes Anfallsleiden mit Bewußtseinsverlust übergehen.
5) **Blitz-Nick-Salaam-Krämpfe** (Propulsiv – Petit mal) sind für das Säuglingsalter spezifisch. Sie sind erkennbar durch kurzes Vorwärtsbeugen des Kopfes oder des ganzen Körpers, bei unklarer Bewußtseinslage. Das Hirnstrombild ist hierbei charakteristisch verändert (Hyssarrethmie). Die Prognose ist schlecht, ein großer Teil der Kinder stirbt, viele werden dement oder idiotisch (Lempp).
6) **Akinetische Anfälle** treten im Kleinkindalter auf. Bei völliger Muskelverkrampfung stürzten die Kinder plötzlich hin, um unmittelbar danach wieder bei völligem Bewußtsein zu sein. Das Hirnstrombild zeigt ähnliche Veränderungen wie bei der Petit mal – Epilepsie.
7) **Petit mal – Epilepsie** (Pyknolepsie): Nur Sekunden dauernde Bewußtseinsstörungen, die oft viele Male am Tag auftreten und oft mit Kopf- und Augenbewegungen nach oben verbunden sind (Retropulsiv Petit mal nach JANZ). Das Hirnstrombild zeigt typische Abläufe, das bevorzugte Lebensalter ist das 4.–10. Lebensjahr. Die Hirnstrombildkurven haben die Zugehörigkeit dieser Krampfanfälle (Pyknolepsie) zur echten Epilepsie bewiesen.
8) **Myktonische Anfälle** (Impulsiv – Petit mal nach JANZ) treten meist jenseits des 10. Lebensjahres auf. Bei kaum erklärlicher Bewußtseinstrübung kommt es zu plötzlichen Schleuderbewegungen der Arme.
9) **Psychomotorische Anfälle** treten bevorzugt im Jugendlichenalter auf. Da in der Hirnstrombildkurve über den Schläfen Krampfpotentiale gefunden werden, werden diese Anfälle auch „Temporal-Lappen-Epilepsie" genannt, wegen ihres Erscheinungsbildes auch „Dämmerattacken". Äußere Reize wie Lichtflimmern (Fernsehen) können diese Anfälle besonders leicht auslösen.
10) **Epilepsie (Grand mal – Anfälle):** Bekannt sind die Dämmerzustände, Wesensveränderungen und die Beeinträchtigung der Intelligenz als Folge dieser Erkrankung. Charakteristisch sind der Verlust an Wen-

digkeit und Anpassungsfähigkeit, Umständlichkeit, sog. „Klebrigkeit", Neigung zur Frömmelei, latenter Aggressivität, Streitsucht, gesteigerter Erregbarkeit und explosiver Reizbarkeit.

**b) Zur Häufigkeit:** Da Anfallsleiden in der Bundesrepublik nicht meldepflichtig sind, ist es nur möglich, Vergleichszahlen einzelner Autoren oder des Auslands heranzuziehen. Die Häufigkeit aller Anfallsleiden zusammengenommen wird ziemlich übereinstimmend mit 0,4–0,5% angegeben, bezogen auf die gesamte Wohnbevölkerung (KOCH, LENNOX, LAUX, PLÄNITZ). Über die Anzahl anfallskranker Kinder werden Angaben überhaupt nicht gemacht. Die Zahl dürfte aber recht hoch sein, da etwa drei Viertel aller Anfallsleiden vor dem 20. Lebensjahr manifest werden. Schätzungen von REUSCHE, BAMBERGER usw. ergaben eine Größenordnung von 4 bis 8% anfallskranker Kinder, die in Kinderkliniken zur Aufnahme kommen (Kinderklinik Heidelberg 6%). Mit 6% bis 9% anfallskranker Kinder ist zu rechnen, wenn ein Elternteil an genuiner Epilepsie leidet (W. LAUX). Besonders häufig beginnt die Erkrankung während der Pubertät.

**2. Ursachen der Krampfanfälle und sonstiger cerebraler Schädigung:**
Die Frage der Erblichkeit wurde früher übertrieben. Heute wird nur eine Rate von etwa 6 bis 9% geschätzt. Meist sind morphologisch faßbare Veränderungen im Gehirn nachzuweisen, denen eine ursächliche Rolle bei der Auslösung der Anfälle zugesprochen wird.

Vor allem sind es toxische und entzündliche Einwirkungen auf das kindliche Gehirn während der Schwangerschaft und unter der Geburt sowie in der frühkindlichen Periode, die zu solchen Veränderungen führen. Auch mechanische Ursachen sind möglich. Mit Hilfe der Technik gelingt es heute, diese Kinder am Leben zu erhalten, ohne daß die organische Hirnschädigung beseitigt werden kann. Je mehr morphologisch faßbare Hirnveränderungen nachzuweisen sind, um so geringer wird die Bedeutung der früher so häufig gestellten Diagnose „genuine" Epilepsie. Besonders das Hirnstrombild (EEG) hat wertvolle Aufschlüsse gebracht.

Perinatale Noxen sind nach heutigen Vorstellungen zu 60% bis 70% die Ursache frühkindlicher Hirnschädigung. Sauerstoffmangel unter der Geburt, Druckunterschiede zwischen interuterinem Leben und der Außenwelt nach der Geburt sind bedeutsam. Hierbei können Zerreißungen der Hirnhäute, Verletzung von Gefäßen und sekundäre Nachblutungen auftreten. Vorwiegend durch Sauerstoffmangel oder venöse Stauungen bei schweren und protrahierten Geburten, aber auch durch Blutungen nach Geburtstraumen tritt die Schädigung ein. Sehr häufig sind erstgeborene Kinder von diesen Schädigungsmöglichkeiten bedroht. Bei Frühgeborenen ist eine erhöhte Neigung zu Hirnblutungen und zu Kreislauf- und Atemschwäche mit zeitweiligem Sauerstoffmangel vorhanden. Diese stellen einen Anteil von 20–23% der cerebral-paretischen Kinder. Da diese Schädigungen auch vielfach die Ursachen der Frühgeburt sind, muß bei einem weiteren Sinken der Frühgeborenensterblichkeit auch mit einer Zunahme cerebralparetischer Kinder gerechnet werden!

*Gesundheitshilfe für Behindertengruppen*

Zu den praenatalen Ursachen können Kreislaufschäden und Anaemie der Mutter gerechnet werden. Auch Nephropathien, Eklampsie, Infekte in der Schwangerschaft wie Röteln, Mumps-Hepatitis, Toxoplasmose, Listeriose und Lues sind zu nennen. Postnatal kann besonders die Hyperbilirubinanaemie infolge einer Blutgruppenunverträglichkeit im Rh-System und im ABO-System Schäden auch im Sinne einer Cerebralparese verursachen (s. Mütterpaßaktion Bd. 2).
Nachgeburtlich wurden von den Krampfkindern etwa 10% geschädigt. Diese Schädigungsmöglichkeit besteht auch in Hirnhautentzündungen, Gehirnentzündungen, Traumen, Ernährungsstörungen mit Hirnoedemen. Etwa 60–80% der cerebralparetischen Kinder sind zu den sogenannten Spastikern zu rechnen. Athetose tritt bei etwa 15–23% der CP-Kinder auf.
Nach Untersuchungen in Düsseldorf aus dem Jahre 1962 waren unter 104 spastisch gelähmten Kindern 30 Frühgeborene, 40 asphyktische Kinder, 20 Zangengeburten und 6 Zwillinge. Der Rest wurde durch andere Ursachen geschädigt (GROSS).

Die organische Hirnschädigung ist meist irreversibel.

## II. Epilepsie und Cerebralparese

**1. Der epileptische Formenkreis (Epilepsie):** Bis vor wenigen Jahrzehnten galt die Epilepsie als vorwiegend erblich bedingt, praktisch unheilbar und zwangsläufig zu Wesensveränderungen und zur Demenz führend. Heute haben elektroencephalographische Untersuchungen und die pharmakologische Forschung ein anderes Urteil ermöglicht. Nur 6 bis 7% aller Epilepsieerkrankungen bleiben heute ursächlich ungeklärt und gelten noch als erbbedingt. Konstitutionelle Faktoren variieren die Krampfbereitschaft. Die genuine Epilepsie (kryptogenetische oder idiopathische Epilepsie) umfaßt nach W. LAUX etwa 20% des epileptischen Formenkreises.

Die Entwicklung einer Demenz wird als sekundäre Folge der Anfälle beurteilt. Die Frühbehandlung ist deshalb auch hier die Forderung. Die Affektstörungen gelten als Reaktion des Kranken auf Isolierung und Diskriminierung.
Pathologisch-anatomische Veränderungen des Gehirnes können auch Folge und nicht Ursache einer genuinen Epilepsie sein.

**a) Zum Ist-Zustand:** Da die Epilepsie den wesentlichsten Anteil an den insgesamt genannten Anfallsleiden hat, geben viele Autoren die Häufigkeit ebenfalls bis zu 0,4% an. In der Bundesrepublik Deutschland sind demnach bis zu 300 000 Menschen an Epilepsie erkrankt. Etwa 30 000 (10%) sind in Anstalten untergebracht. 40% aller Epileptiker haben keine typischen „großen Anfälle", sondern verschiedenartige Äquivalente.
Die traumatische Epilepsie nimmt als Folge der Verkehrsunfälle ständig zu.
Die Hälfte aller epileptischen Krankheiten wird erst nach dem 14. Lebensjahr manifest.

**b) Prophylaxe und Behandlungsaussichten der Anfallskranken:** Die Prophylaxe besteht in der Vermeidung aller Hirnschädigungen, die später Krampfanfälle bedingen können (s. Mütterschulung – Read Gymnastik Bd. II). Die Pharmakologie hat in den letzten Jahrzehnten eine Anzahl gut verträglicher krampfmindernder Medikamente entwickelt.

Werden alle Krampfleiden zusammen beurteilt, kann bei etwa 80% mit Anfallsfreiheit oder einer erheblichen Besserung des Leidens gerechnet werden (LORGE, PENIN, PREUSCHEL), 10% der Anfallskranken bedürfen dauernder Anstaltsbehandlung. SCHULTE prägte die zutreffende Formulierung:

„Wir sind sozusagen in der Behandlung Anfallskranker weitergekommen als in der menschlichen Aufgabe, welche uns der Anfallskranke aufgibt."

**c) Beachtung des Anfallskranken in der Familie:** Zur Behandlung des Anfallskranken gehört es, die Einstellung der Familie ihm gegenüber zu beeinflussen. Die Familienmitglieder reagieren entweder im Sinne des erwähnten „Weghackens" oder einer übertriebenen „Verhätschelung". Selbstverständlich ist beides falsch. Eine nichts versäumende Sachlichkeit sollte den Anfallskranken umgeben. Eine zeitweilige Trennung von der Familie wirkt häufig auf beide Teile günstig.

**d) Die Stellung des Anfallskranken in der Schule:** Ob ein anfallskrankes Kind eine Normalschule besuchen kann, hängt von seiner Intelligenz ab. Etwa 80% der sog. „Krampfkinder" können der Schulpflicht nachkommen; 20% weisen erhebliche Strukturmängel auf, hiervon gehören die Hälfte (also 10% aller „Anfallskinder") in Anstalten.

In der Schule soll das Kind wie alle anderen behandelt werden. Dazu ist es notwendig, die Mitschüler und den Lehrer über die Art des Anfallsleidens zu unterrichten. Bei herabgesetzter Intelligenz sind anfallskranke Kinder in die Sonderschule für Lernbehinderte einzuschulen. Ist medikamentöse Behandlung und dauernde ärztliche Überwachung notwendig, wird das Kind in eine Sonderschule mit Internat zu schicken sein (z. B. Bethel).

In Verbindung mit klinischen Beobachtungsstationen gibt es Klassen, in denen Kinder, die für Wochen oder Monate stationär aufgenommen werden müssen, beschult werden. Sie dürfen den Anschluß an den bisherigen Klassenunterricht nicht verlieren. Gleichzeitig ist hier eine heilpädagogische Beobachtung möglich.

**e) Die Stellung des Anfallskranken im Beruf:** Auch im Berufsleben soll der Anfallskranke, soweit es möglich ist, gleichgestellt sein. Etwa 50% können ohne Schwierigkeiten in das Wirtschaftsleben eingegliedert werden, 40% benötigen Eingliederungshilfe nach dem BSHG, § 39 (1) oder (3). (Leider sind Anfallskranke im BSHG nicht ausdrücklich genannt.) Etwa 10% der Anfallskranken verbleiben in Anstalten und Beschützenden Werkstätten.

Zu meiden sind selbstverständlich Berufe, die Schwindelfreiheit erfordern, Arbeiten an ungeschützten, rotierenden, stanzenden und rührenden Maschinen, Arbeiten in Tag- und Nacht-Wechselschichten und Akkordarbeiten sowie alle Arbeiten mit

## Gesundheitshilfe für Behindertengruppen

starker Reizeinwirkung. Aus psychologischen Gründen sollten auch Berufe mit Publikumsverkehr vermieden werden, wenn mit häufigem Auftreten von Anfällen zu rechnen ist.

**2. Die Cerebralparese (spastische Lähmung):** Als „Spastiker" seien im Zusammenhang folgender Ausführungen die Patienten bezeichnet, die an motorischen Störungen infolge von Schädigungen leiden, die das zentrale Nervensystem während seiner Entwicklung und Reifung betroffen haben. Früher bezeichnete man in Deutschland diese Erscheinungen mit „cerebraler Kinderlähmung" oder „Little'scher Krankheit". Man spricht auch von „Cerebralparese" entsprechend der angloamerikanischen Bezeichnung „Cerebral Palsy", abgekürzt „CP".

Die Hirnschädigung tritt bei 10% der Betroffenen vor der Geburt ein, bei 60% während der Geburt und bei 30% nach der Geburt. Sie äußert sich in Verkrampfungen der Muskulatur, Störung von koordinierten Bewegungen und Sprechstörungen. Die geistige Entwicklung ist bei etwa einem Viertel der Betroffenen normal bis durchschnittlich, während die Hälfte der Spastiker bei zwar verminderter Intelligenz bildungsfähig ist. Lediglich bei einem Viertel besteht eine so erhebliche Intelligenzminderung, daß kaum Fortbildung möglich ist.

Weil in der Bundesrepublik Deutschland kein gesetzlich verankertes System von Vorsorgeuntersuchungen für Kinder und nur eine begrenzte Meldepflicht von Behinderungen an die Gesundheitsämter besteht, liegt die Verantwortung für die Erfassung und Überwachung gefährdeter Kinder und für die zeitgerechte Behandlung bei dem Sorgeverpflichteten (Erziehungsberechtigten). Über die Möglichkeiten zur Früherfassung wurden im Abschnitt über die außerschulischen Förderungseinrichtungen für Behinderte nähere Angaben gemacht (s. Bd. 2).

**a) Zum Ist-Zustand:** Bei 1000 Geborenen ist mit 1 bis 3 spastisch Gelähmten zu rechnen (0,1–0,3%). In jedem Jahr werden demnach in der Bundesrepublik etwa 1500 gelähmte Kinder geboren. Es gibt somit etwa 21 000 Spastiker bis zum Alter von 14 Jahren.

In Amerika wird eine Zahl von über 3 pro 1000 der Lebendgeborenen angegeben. Dagegen rechnet man in Norwegen mit 1,9 pro 1000 (von ANDERSEN 1954 angegeben), in Dänemark mit 1,5 pro 1000 (SHELL-THOMPSEN). Die entsprechenden Vergleichszahlen sind in England 1,0 pro 1000, in Schweden 0,6 pro 1000, in der Bundesrepublik Deutschland 3 pro 1000 (bekanntgegebene Zahl 1963 in München durch die Vereinigung der Spastikerorganisationen).

Mit der Zahl überlebender hirngeschädigter Säuglinge werden diese Zahlen weiter ansteigen (s. Abschnitt „Bekämpfung der Säuglingssterblichkeit" Bd. 2).

**b) Grundsätze zur Therapie der Cerebralparese:** Neben den Funktionserleichterungen für den Säugling in Inkubatoren ist das von dem Londoner Ehepaar BOBATH entwickelte Heilverfahren hervorzuheben. Durch bestimmte Bewegungsmuster (z. B. Spiel mit Bällen) wird auf die mangelnde Fähigkeit zu koordinieren bzw. durch Hemmung frühgereifter falscher Bewegungsabläufe gezielt eingewirkt.

Die Spezial-Gymnastik-Behandlung steht im Vordergrund aller Bemühungen. Bei der notwendigen Sonderbetreuung darf jedoch der Kontakt zu anderen gesunden Kindern nie verloren gehen. Gerade die Wechselwirkung des Kontaktes – Integration und Hilfsbereitschaft – ist Voraussetzung für das spätere soziale Verhalten des spastisch gelähmten Kindes und Erwachsenen.

Das Hauptziel der Sondereinrichtungen für Spastiker ist es, diese Kinder „zu Lebensmut und Selbstvertrauen" zu führen (Ständige Konferenz der Kultusminister der Bundesländer – März 1960). Es soll eine gesunde „Trotzdem-Haltung" ermöglicht werden. In enger räumlicher Verbindung sollen Heime, Kliniken, Werkstätten, gymnastische Einrichtungen mit Spielgeräten usw. den Sonderschulen angeschlossen sein.

Eine weitere Zentralisierung von „Spastikern" als der Besuch in Sonderschulen es erfordert, sollte nicht angestrebt werden. Spastiker und andere Körperbehinderte können örtlich zusammengefaßt werden, sie sind jedoch möglichst zu trennen von debilen und imbezillen Kindern.

Bei **Nichtbehandlung der motorischen Störungen** kann es zu Überbeugung oder Überstreckung von Gelenken mit Muskelverkürzungen und Gelenkversteifungen kommen. Da zusammen mit den Muskelverkrampfungen fast jede Bewegung unmöglich wird, erfordert die Therapie meist korrigierende operative Eingriffe. Da häufig auch die Sinnesorgane nicht von Muskellähmungen verschont sind, kommt es zu Sprech- und Sehstörungen (z. B. Schielen). 50–60% der CP-Kinder sind sprechgestört und müssen logopädisch behandelt werden.

Die Erfahrung hat gelehrt, daß besonders auf künstlerischem Gebiet Spastiker oft sonderbegabt sind. Häufig treten jedoch Antriebsschwäche und Verlangsamung der seelischen Abläufe auf. Psychische Veränderungen werden häufig durch das kombinierte Vorliegen einer Epilepsie verstärkt. Diese ist nach Literaturangaben bei etwa 25% der cerebralparetischen Kinder mit vorhanden. Da CP-Kinder musisch im allgemeinen gut ansprechbar sind, kann ihr Leiden durch Musik und Rhythmik günstig beeinflußt werden.

Eine ergänzende physikalische und heilpädagogische Behandlung mit Schulung und Beschäftigungstherapie kann allen spastisch gelähmten Kindern durch Zusammenfassung in Gruppen ermöglicht werden. Nach Möglichkeit sollten jedoch auch die Spastiker im Elternhaus aufwachsen.

Die notwendige Behandlung bei gleichzeitiger Erhaltung des Elternhauses ist am besten in einem sog. **„Spastikerzentrum"** gegeben. So wird vermieden, daß die Kinder sich selbst überlassen zu Hause verkümmern. Vor allem auch Kinder aus sozial schlecht gestellten Bevölkerungskreisen haben in diesen Spastikerzentren bessere Förderungsmöglichkeiten.

**c) Das sog. Spastikerzentrum** (Zentrum zur Erkennung und Behandlung frühkindlicher Hirnschäden, siehe auch unter „Metabasiszentrum", Bd. 2): In einem sog. Spastikerzentrum sind die diagnostischen Maßnah-

men und therapeutischen Möglichkeiten für cerebral geschädigte Kinder auszuarbeiten. Hierzu werden benötigt:
1) Station mit Inkubatoren für Säuglinge
2) Bettenstation für Kleinkinder
3) EEG-Labor
4) Echo-Labor
5) Myolographisches Labor
6) Röntgenabteilung
7) Orthopädische Station
8) Bewegungsschwimmbad
9) Ambulanz (auch zur Anleitung von Eltern und Kindern)

An Personal müssen neben Ärzten und Schwestern zur Verfügung stehen:
Kindergärtner(innen)
Sprachtherapeuten(innen)
Krankengymnastiker(innen) mit spezieller Ausbildung.

Für Spastiker, die so schwer geschädigt sind, daß sie einer ganztägigen Betreuung bedürfen, wird nach den Erfahrungen ähnlicher, bereits bestehender Einrichtungen folgendes Personal benötigt, berechnet für 15 Spastiker:
1) Zwei Krankenschwestern
2) Zwei Krankengymnastinnen
3) Eine Beschäftigungstherapeutin
4) Eine Kindergärtnerin.

Ein erfahrener Arzt ist wöchentlich etwa 6 Stunden erforderlich. Daneben wird von Fall zu Fall auch die stundenweise Beschäftigung von Fachkräften für die Behandlung von zusätzlichen Sprech- und Fehlleistungen nötig. Ebenfalls muß entsprechendes Küchen- und Reinigungspersonal vorhanden sein.

Für ein Spastikerzentrum, das der ganztägigen Betreuung für etwa 30 Spastiker dient, werden 4 Gruppenräume benötigt, in denen die Kinder nach dem Schweregrad ihrer Erkrankung oder nach dem Alter unterteilt, sich tagsüber aufhalten. Zweckmäßig ist es, daß diese Räume möglichst einen Zugang zu einer Terrasse oder zu einem Freigelände haben, damit sich die Kinder bei gutem Wetter im Freien aufhalten können. Weil in den genannten Gruppenräumen auch die Beschäftigung der Kinder mit Spielen usw. erfolgt und sie dort auch das Mittagessen einnehmen sollen (auch u. U. die Mittagsruhe dort gehalten wird), müssen sie groß genug und entsprechend den Bedürfnissen der Spastiker möbliert werden. Auch Spezialspielzeug, das besonders für Spastiker entwickelt wurde, muß dort vorhanden sein.

Schulkinder und jugendliche Cerebralparetiker sollten in einer besonderen Einrichtung mit einem Sonderschulzentrum untergebracht und betreut werden. Spezielle „Beschützende Werkstätten" ergänzen das Betreuungsprogramm.

In Großstädten mit entsprechender Anzahl von Cerebralparetikern kann eine eigene orthopädisch-operative Abteilung zur Korrektur von Kontraktionen und Fehlhaltungen zweckmäßig sein; hierzu wären dann eine OP-Einrichtung, eine orthopädische Werkstatt, Gips- und Behandlungsräume und weitere Übungsräume für die Heilgymnastik notwendig.

Eine wichtige Aufgabe für ein sog. Spastikerzentrum ist auch die Schulung und Fortbildung für Ärzte (besonders wenn sie mit der Betreuung von Säuglingen und Kleinkindern zu tun haben), für Kinderpsychologen, für Hebammen, für Krankenschwestern, Gymnastinnen, Sprachtherapeuten, Beschäftigungstherapeuten, Spezialkindergärtnerinnen in jeweils besonderen Kursen von 4- bis 8wöchiger Dauer. Es ist zu erwarten, daß dann auch sog. Risikokinder früher erkannt und einer zweckmäßigen Behandlung früher zugeführt werden.

**d) Heimunterbringung:** Sie wird notwendig sein, wenn die Familie nicht in der Lage oder nicht willens ist, den Rehabilitationsprozeß zu unterstützen. Noch gibt es leider zu wenig Spezialheime für spastisch gelähmte Kinder; meist werden körperbehinderte Kinder ganz allgemein aufgenommen. Gegebenenfalls müssen auch hier Abteilungen zur Berufsausbildung angeschlossen werden.

**e) Nachschulische Betreuung:** Mit Erfüllung der normalen Schulpflicht ist die Entwicklung der geistigen und körperlichen Kräfte nicht abgeschlossen. Berufsvorbereitende Klassen im Sinne der sonst zu besuchenden Berufsschulen müssen an die Sonderschule angegliedert werden. Oft beginnen hier erst die größten menschlichen Probleme und Schwierigkeiten.

Spastiker, die nicht in der freien Wirtschaft tätig werden können, werden oft in einer Werkstatt für Behinderte aufgenommen. Neben Industrie und Handwerk kommen für Begabte auch Kunstgewerbe, kaufmännische Berufe und das Verwaltungswesen in Frage.

**f) Ambulante Betreuung cerebralparetischer Kinder:** Eine Beschäftigungstherapeutin kann täglich etwa 6–10 Patienten betreuen. Es wird ein „Kombi" benötigt, in dem auch Platz für das dauernd mitzuführende Material wie Spezialfahrräder, Kleinmöbel, Spielzeug usw. vorhanden ist. Die Eltern werden nicht nur anhand von Katalogen, sondern mit orthopädischen und sonstigen Hilfsmitteln zum Anschauen und Ausprobieren beraten.

Die Beschulung mehrfach behinderter Kinder (wie z. B. körperbehinderte Taubstumme) ist besonders problematisch, weil die Taubstummenschulen keine Körperbehinderten und die Sonderschulen für Körperbehinderte keine Taubstummen aufnehmen wollen.

Mit der ambulanten Betreuung kann eine Lücke in der Gesundheitshilfe und Gesundheitserziehung für behinderte Kinder geschlossen werden. Diese Art der ambulanten Gesundheitshilfe gibt dem Patienten die Chance, in der vertrauten Umgebung des Elternhauses optimal betreut zu werden.

Bei den Eltern wird – worauf besonders hinzuweisen ist – der Wille zur Selbsthilfe gestärkt. Eine individuelle Betreuung ist für das behinderte Kind gewährleistet.

Die kostspielige Unterbringung in Heimen und Kliniken wird den Kindern erspart und besonders alle negativen Folgen des Hospitalismus werden vermieden. Andererseits kann das oft sinnwidrige Fürsorgebedürfnis, besonders der Eltern mit Einzelkindern, in für den Patienten zuträgliche Kanäle geleitet werden.

### III. Gesetzliche Grundlagen der Hilfe für Anfallskranke und Spastiker

1. Bereits nach Art. 1 des **Grundgesetzes** für die Bundesrepublik Deutschland vom 23. 5. 1949 hat jeder Mensch in Anerkennung seiner Individualitätsrechte Anspruch auf staatlichen Schutz und staatliche Fürsorge. Nach Art. 20 und 28 des Grundgesetzes gehört hierzu auch ein Mindestmaß an sozialer Sicherheit.

Auch das **Jugendwohlfahrtsgesetz** sichert jedem deutschen Kind in § 1 ein Recht auf Erziehung zur leiblichen, seelischen und gesellschaftlichen Tüchtigkeit zu.

Das **Bundessozialhilfegesetz** stellt der Sozialhilfe in § 1 Abs. 2 die Aufgabe, dem Empfänger der Hilfe die Führung eines Lebens zu ermöglichen, das der Würde des Menschen entspricht. Besonders die §§ 39–47 des BSHG befassen sich mit den Aufgaben der Eingliederungshilfe für Behinderte; vgl. hierzu oben S. 1, 9.

Durch Delegation an die örtlichen Träger der Sozialhilfe wird die überörtliche Institution oft nur noch eine „Bank für Sozialwesen", aus der nach Bedarf abgehoben wird (HERBIG). Weil viele örtliche Träger im Einzelfall entscheiden und nach dem BSHG der Ermessensspielraum groß ist, ergeben sich oft in praxi die verschiedensten Entscheidungen (nach § 37 BSHG – Krankenhilfe; nach § 39 BSHG – Eingliederungshilfe). Auch in diesem Zusammenhang ist der Begriff „Krankheit" nicht zufriedenstellend definiert. „Krankheit im Sinne der RVO" bedingt bei der Behandlung der Anfallskranken oft Auseinandersetzungen zwischen den Sozialhilfeträgern und den gesetzlichen Krankenkassen.

Nach § 61 des **Arbeitsförderungsgesetzes** kann die Bundesanstalt für Arbeit den Aufbau, die Erweiterung und die Ausstattung von Werkstätten für Behinderte fördern, deren Arbeitsplätze den besonderen Verhältnissen der Behinderten Rechnung tragen; vgl. hierzu auch oben S. 10.

2. **Hilfsmöglichkeiten für Epileptiker und Spastiker durch das Gesundheitsamt:** Die Zuständigkeit ist auch hier durch das Gesetz über die Vereinheitlichung des Gesundheitswesens vom 3. 7. 1934 und durch das BSHG gegeben. Da der Amtsarzt jedoch aus jeglicher Behandlung ausgeschlossen ist, beschränkt sich seine Tätigkeit auf die Beratung der Eltern bei Impfterminen, bei Untersuchungen in Kindergärten, Schulanfängeruntersuchungen und seine koordinierende Funktion nach dem BSHG (s. d. Bd. I). Bereits die Untersuchungen nach dem Jugendarbeitsschutzgesetz sind weitgehend in die Hände niedergelassener Ärzte gelegt, so daß der Amtsarzt kaum Gelegenheit findet, die sogenannten Krampfkinder seines Amtsbereiches vollzählig zu sehen oder deren Eltern zu beraten. So liegt das Schwergewicht seiner Tätigkeit in der Aufklärungsarbeit der Eltern, Lehrer, Arbeitgeber und Betreuungspersonen. Zum Begriff der orthopädischen Hilfsmittel s. 1. Kap., Anhang 4, §§ 8–11.

## IV. Zusammenfassung (Stichworte)

Bereits **Hypokrates** geißelte die „Dummheit und Verlogenheit" seiner Zeitgenossen gegenüber den Anfallskranken. Die Einstellung unserer Gesellschaft ist noch immer nicht frei von alten Vorurteilen. – Die Häufigkeit aller Anfallsleiden zusammengenommen wird mit 0,4–0,5% der Wohnbevölkerung angegeben. Der Anteil der Kinder wird davon zwischen 4–8% geschätzt. Mit 6 bis 9% anfallskranker Kinder ist zu rechnen, wenn ein Elternteil an „genuiner" Epilepsie leidet (W. LAUX).

Zu den **Anfallsleiden** zählen: Fieberkrämpfe, respiratorische Affektanfälle, Tetanie-Krämpfe, fokale Anfälle, Blitz-Nick-Salaam-Krämpfe, Akinetische Anfälle, Petit mal – Epilepsie, myktonische Anfälle, psychomotorische Anfälle und Grand mal – Anfälle (Epilepsie). Die Ursachen der Krampfanfälle sind überwiegend in morphologisch faßbaren Veränderungen im Gehirn – aufgrund frühkindlicher Hirnschädigung – nachzuweisen. Die Erblichkeit wird mit 4–8% (vorwiegend Epilepsie) geschätzt. Die früher so häufig gestellte Diagnose „genuine" Epilepsie ist nach Einführung der Hirnstromuntersuchungen seltener geworden.

Perinatale Noxen sind nach heutigen Vorstellungen zu 60 bis 70% die Ursache der Hirnschädigung, postnatal werden etwa 10% der späteren Krampfkinder geschädigt. Der Rest wurde praenatal geschädigt oder die Ursachen blieben unbekannt.

Die **Epilepsie** (besser epileptischer Formenkreis) hat den größten Anteil an den insgesamt genannten Anfallsleiden. Als Folge der Verkehrsunfälle nimmt die „traumatische" Epilepsie ständig zu. Etwa 80% der „Krampfkinder" können der Schulpflicht nachkommen, etwa 50% können ohne Schwierigkeiten in das Wirtschaftsleben eingegliedert werden.

**Cerebralparetiker:** Bei 1000 Geborenen ist mit 1–3 spastisch Gelähmten zu rechnen (0,1–0,3%). Mit der Anzahl überlebender hirngeschädigter Säuglinge werden diese Zahlen ansteigen – deshalb muß die Vorbeugung entwickelt und verbessert werden (Frühgeborenenstationen – Metabasiszentren).

Spastiker werden in Zentren zur Erkennung und Behandlung frühkindlicher Hirnschäden betreut (sog. Spastikerzentrum). Der ambulanten Betreuung kommt große Bedeutung zu, um die negativen Folgen des Hospitalismus zu vermeiden.

Gesetzliche Grundlagen zur Hilfe für Anfallskranke und Cerebralparetiker: Grundgesetz Art. 1, 20 u. 28. (Anspruch auf staatlichen Schutz und staatliche Fürsorge.) Jugendwohlfahrtsgesetz (JWG) – (Recht auf Erziehung zur leiblichen, seelischen und gesellschaftlichen Tüchtigkeit.) Bundessozialhilfegesetz (BSHG) – (Eingliederungshilfe gem. § 39–47). Zuständig ist der überörtliche Träger der Sozialhilfe.

Das Gesundheitsamt hat nach dem sog. Vereinheitlichungsgesetz von 1934 und nach dem BSHG beratende und die Hilfe koordinierende Funk-

*Gesundheitshilfe für Behindertengruppen*

tionen. Das Schwergewicht der Tätigkeit des Amtsarztes liegt in der Aufklärung der Eltern, Lehrer, Arbeitgeber und Betreuungspersonen.

## V. Schrifttum

1. Deutsches Ärzteblatt    Nr. 46 vom 14. 11. 1964, S. 2431
2. Deutsche Sektion der internationalen Liga gegen Epilepsie    Schrift vom 22. 8. 1961
3. Fünfgeld, E. W.    Morbus sacer
Die Medizinische Welt Nr. 17 (1966) 258
4. Herbig, L.    Zur Problematik der Körperbehindertenhilfe im BSHG
Gesundheitsfürsorge 15 (1965) 57
5. Laux, W.    Anfallsleiden
in: Enzyklopädisches Handbuch der Sonderpädagogik. Band 1, S. 46 Carl Marhold Verlagsbuchhandlung Berlin-Charlottenburg (1969)
6. Schlegtendall, D.    „Bericht über meine Tätigkeit als Beschäftigungstherapeutin".
DRK-Generalsekretariat Bonn (Mai 1966)

# Anhang

## Grundlagen der Reittherapie [1]
(Theoretische Ausführung)

I. Geschichtliches
II. Die Reittherapie als physiologische Behandlung
III. Die Reittherapie aus heilpädagogischer Sicht

I. Das therapeutische Reiten ist eine junge Wissenschaft, die ihre Grundidee im Mittelalter und der Antike nachweisen will. XENOPHON und HIPPOKRATES haben sich bereits über den erzieherischen Wert des Reitens geäußert. Die positiven medizinischen Aspekte des Reitens wurden schon im 16. Jahrhundert von dem berühmten Arzt HIERONYMUS CARDANUS erkannt. 1624 erzielte der englische Arzt THOMAS SYDENHAM Erfolge in der Behandlung von Gicht und Rheuma durch Reiten. 1751 berichtet der Franzose **Diderot** in seiner Enzyklopädie:

„Alle Ärzte sind sich darin einig, daß das Reiten das sicherste und wirksamste Heilmittel gegen die Schwindsucht ist, selbst wenn die Lunge bereits von Geschwüren angegriffen ist. Ohne das Reiten sind die anderen Heilmethoden meistens wirkungslos. Dieses Üben ist meistens auch bei allen Krankheiten auf der Brust sehr nützlich. Vor allem bei Asthma, Keuchhusten, Herzklopfen, das durch Verdickung des Blutes oder Verkrampfung der Nerven ... Es ist auch oft gelungen, durch das Reiten die hartnäckigste Gelbsucht zu vertreiben, die durch Verdickung der Galle ... Schließlich muß man das Reiten als eines der besten Heilmittel ansehen bei allen Krankheiten, die durch eine Nervenschwäche ausgelöst werden, wie sie heute häufig verbreitet sind."

Der Begriff des therapeutischen Reitens kam zu Beginn der fünfziger Jahre auf. Im In- und Ausland machte er eine starke Entwicklung durch, wobei er medizinisch gesichert wurde. Kurz einige Zahlen: 1955 wurde die erste Reitschule für Poliogelähmte in Kopenhagen gegründet, 1958 eine weitere in England für Polio- und Querschnittsgelähmte, anschließend eine gleiche Reitschule in den Niederlanden, das bis heute das einzige Land ist, in dem es die ordentliche Berufsbezeichnung des Reittherapeuten gibt. Etwas später, 1966, begann die Höhenklinik „Montana/Schweiz" mit ihren „multiplen Sklerose-Patienten" intensive Reittherapie.

Es sei an den bekannten Fall der Dänin LIS HARTELS erinnert. Eine Dressurreiterin, von Polio befallen, an den Rollstuhl gefesselt und stark

---

1 Nach OSTGATHE und EICHARDT, Westf. Landeskrankenhaus in der Haard, Marl-Sinsen 1971.

gehbehindert. Nach ihrer Erkrankung errang sie durch ihre enorme Willenskraft 1956 bei den Olympischen Spielen in Stockholm die Silbermedaille im Dressursport. Ihre Gehfähigkeit hat sie u. a. durch das Reiten wieder zurückgewonnen.

Der Begründer der Reittherapie in Deutschland war um 1950 Dr. MAX REICHENBACH mit seiner Privatklinik in Birkenreuth.

Hierbei sei erwähnt, daß alle Initiatoren Reiter sind, die selbst einen gesundheitlichen Schaden erlitten und die Auswirkung der Reittherapie am eigenen Leibe erfahren haben. 1964 erschien das Buch Dr. REICHENBACHS – „Reiten allein tut es nicht", Lapp Verlag, unter wissenschaftlichen Aspekten.

1963 begann in Münster in Verbindung der orthopädischen Uniklinik mit der Westf. Reit- und Fahrschule Therapeutisches Reiten für Spastiker und Dysmeliekinder unter Frl. NEDELMANN, einer Beschäftigungstherapeutin, die diese Idee von einem Bobath-Kursus aus London mitbrachte. Es folgte der Versehrten-Sport-Verein Hamburg/Bargteheide.

**II.** Die Körperwärme des Pferdes, die bei 37,5 Grad liegt, also um 1 Grad höher als die des Menschen, hat eine normalisierende Wirkung auf den Muskeltonus. Durch die Dehnung der Muskulatur beim Reitsitz unter Wärme und rhythmischer Bewegung des Pferdes wird eine Entspannung der Adduktionskontrakturen erzielt. In der Orthopädie ist der Reitsitz von besonderem Interesse. Wenn keine Reitmöglichkeit gegeben ist, werden Trockenübungen im Reitsitz durchgeführt. Beim Reiten wird weiterhin jegliche Muskulatur durch fortwährendes An- und Entspannen beansprucht. Es können Übungen für Gleichgewichtsschulung, Rumpf- und Kopfkontrolle, Haltungskorrekturen ausgeführt und dem Patienten das Gefühl der Bewegung durch die Rhythmik des Pferdes vermittelt werden.

Bei Athetosen und choreastischer Bewegungsunruhe bewirkt die Konzentration auf das Reiten eine Ablenkung von der Behinderung. Folglich werden ausfahrende Bewegungen eingeschränkt. Direkt nach dem Reiten ist eine Besserung des Gangbildes zu beobachten, die allerdings nicht lange anhält. Anschließend empfiehlt sich Gangschulung mit der Krankengymnastin.

Die Behinderten auf dem Pferd nehmen die krankengymnastischen Übungen wesentlich williger und interessierter vor als auf der Matte.

**III.** Voltigieren umfaßt gymnastische Übungen am galoppierenden Pferd, die sich bis zur artistischen und zirzensischen Kunst steigern können. Dazu sieht die Ausrüstung des Pferdes folgendermaßen aus: Das Pferd geht an der Longe, ist beidseitig ausgebunden und trägt seinen Voltigiergurt mit 2 Griffen. Das Pferd selbst sollte nicht zu groß sein, ein gutwilliges Temperament haben und ausdauernd galoppieren können.

## Anfallskranke und Cerebralparetiker

Der Reittherapeut sollte, je nachdem, ob die medizinischen oder heilpädagogischen Aspekte im Vordergrund stehen, entsprechend vorgebildet sein. Außerdem ist es unumgänglich, daß er selbst reiterliche Grundlagen besitzt, um Übungen des Kindes auf dem Pferd nachvollziehen, beurteilen und korrigieren zu können. Weiterhin muß er wissen, welcher Bewegung und Belastung das Kind oder der Patient auf dem Pferderücken ausgesetzt ist.

Das Kind, gewöhnt an eine behütete hygienische Umwelt, tritt beim Reiten in eine neue Welt, in die des Pferdes ein. Die Atmosphäre von Pferdestall und Reithalle, nicht unbedingt hygienisch zu nennen, der dort herrschende Duft (!), der unmittelbare Kontakt zum Tier – das alles ist dem kindlichen Empfinden angepaßt.

Viele behinderte Kinder zeigen Störungen der Persönlichkeitsstruktur, z. B. sind sie kontaktarm, haben ein schwaches Selbstbewußtsein, sind leistungsgestört, zeigen aggressives Verhalten, machen Anpassungsschwierigkeiten. Eine der wesentlichen Voraussetzungen beim Reiten ist das totale Anpassen und das sich Hineinfinden in die fließenden Bewegungen des Pferdes. Die Kinder müssen ihr egozentrisches Verhalten aufgeben, sie müssen sich einordnen, Zurückhaltung und äußere Ruhe bewahren, um das Pferd auf keinen Fall zu stören. In gewisser Weise müssen sie sich dem Pferd ausliefern und die Anweisungen des Erwachsenen akzeptieren. Diese Disziplin wird nicht von einem Erzieher gefordert, sondern ist eine vom Kind selbst erfahrene Notwendigkeit. Die Kinder merken bald, daß sie ihr Ziel auf dem Pferd nicht allein schaffen.

Bei Erlernung der Übungen ist eine starke Lenkung von seiten des Reittherapeuten erforderlich. Er wird hiermit zum selbstverständlichen Vertrauenspartner. Oft mißtraut das Kind dem Können und seiner eigenen Stärke, wagt aber mutig, seine Angst beherrschend, das auszuführen, was der Erwachsene ihm zutraut. Sie wagen vollen Einsatz, der unmittelbar durch das Gelingen der ausgeführten Übung mit Erfolg gekrönt wird. Das Lob des Reittherapeuten und die Anerkennung von seiten der Kinder bewirken eine Stärkung des Selbstvertrauens. Diese Übungen sind keine wie im Sport sonst meßbaren Leistungen, sondern es ist jeweils die einmalige Art der Ausführung. Das schwächere Kind empfindet seine objektiv schlechtere Leistung genauso erfolgreich wie die des besseren Voltigierschülers.

Weiterhin sehen sie in dem Pferd einen Vertrauenspartner. Sie vertrauen sich einem Lebewesen an, das sie mit menschlicher Liebe umgeben (Mitbringen von Zucker, Äpfeln, selbst angefertigten Zeichnungen) und von dem sie Gegenliebe erwarten dürfen, die ihnen die Gesellschaft oft verweigert. Eine Förderung des sozialen Verhaltens ist festzustellen. Spontanes Helfen und Rücksichtnahme der Kinder untereinander sowie ein liebevoller Umgang mit dem Pferd ist zu beobachten.

Es ist festzustellen, daß ausgesprochene Angeber in ihren Äußerungen vorsichtiger werden. Sie müssen ihr proklamiertes Können sofort am Pferd beweisen, was dann oft erstaunt zu korrigierter Selbsteinschätzung führt. Gefühlsgestörte Kinder, die gerne Tiere oder schwächere Kinder quälen, erleben hier beim Pferd negative Reaktionen, wie z. B. bocken, ausschlagen, beißen, welches wiederum als Therapie positiv auszuwerten ist.

Beim Reiten mit geistig behinderten Kindern kann eine erstaunliche Gelöstheit festgestellt werden. Das Pferd aktiviert die Kinder in ihren Bewegungen und ihren sprachlichen Äußerungen. Singen und Lachen ist allgemeiner Ausdruck von Lebensfreude auf dem Pferd. Je nach Grad der Behinderung ist bei einigen Kindern nach anschaulichem Unterricht ein Lernprozeß festzustellen. Andere hingegen sind nicht in der Lage, einfachste Übungen durchzuführen (kein Begriffsverständnis wie rechts, links, oben, unten etc.).

Zusammenfassend ist zu sagen, daß die psychosomatische Wirkung des Reitens aus ärztlicher und pädagogischer Sicht immer wieder bestätigt worden ist. Reiten vermittelt nicht nur äußeren, sondern auch den inneren Halt.

## B) Diabetiker

Banting u. Best – Früherkennung – produktive Diabetikerfürsorge (Katsch) – „bedingte" Gesundheit – Beeinträchtigung im Berufsleben.

Die Behandlung und Prognose des Diabetes erhielten mit der Entdeckung des **Insulins** im Jahre 1921 durch BANTING und BEST völlig neue soziale und sozialhygienische Aspekte. Bis zu dieser Entdeckung führte diese Erkrankung – soweit sie sich nicht durch diätetische Maßnahmen beherrschen ließ – sehr bald zu Siechtum und zum Tode. Heute ist ein Diabetiker fast immer in der Lage, bei entsprechender Kenntnis, Schulung und Einsicht ein „normales" Leben in „bedingter" Gesundheit zu führen.

1. **Ist-Zustand:** Da der Diabetes nicht zu den meldepflichtigen Krankheiten gehört und die Diabetiker auch nicht von einer Zentralstelle registriert werden, ist man über die Häufigkeit dieser Krankheit vorwiegend auf Schätzungen angewiesen. Sie stützen sich auf Ergebnisse von Untersuchungen zur Früherkennung des Diabetes in der Bevölkerung in zahlreichen Städten, Kreisen und Betrieben. Danach rechnet man in der Bundesrepublik mit 500 000 bis 1 Million Diabetikern. Bei etwa 1% dieser Diabetiker handelt es sich um Kinder und Jugendliche.

Diese Ergebnisse bestätigen die Erfahrungen in den USA. Bereits vor Jahren wurden dort ganze Bevölkerungsgruppen auf Diabetes untersucht. Dabei ergab sich die Tatsache, daß zu jedem bekannten Diabetiker ein weiterer, noch unbekannter Erkrankungsfall gerechnet werden mußte.

Vorsorgeuntersuchungen sind bei dieser Erkrankung demnach ebenso wichtig wie bei der Tuberkulose oder beim Krebs. Die Diabetikermorbidität wird mit 1% bis 1,5% der Bevölkerung angegeben.
Durch Überernährung und durch die Tatsache, daß die Anlage auch vererbbar ist und jetzt diabetische Frauen unter der Insulinbehandlung ihre Kinder austragen können, nimmt die Anzahl der Diabetiker ständig zu.
Die mütterliche Sterblichkeit durch Schwangerschaft ist bei diabetischen Frauen seit der Insulin-Ära von 25 bis 60% auf 0,2 bis 0,5% abgesunken (DMW 89 [1964] 974).

Gefürchtet werden Spätschäden und Komplikationen, die etwa 10 bis 20 Jahre nach Beginn der Krankheit auftreten. Die Tuberkulose gehört als Begleiterkrankung hierzu. Gefäßerkrankungen und Durchblutungsstörungen führen besonders in den Beinen häufig zur Gangrän; Augenerkrankungen wie die Retinites Proliferanz mit erheblicher Verminderung des Sehvermögens und auch Nierenerkrankungen sind weitere Folgeerscheinungen.

**2. Früherkennung:** Warnzeichen sind häufiges Harnlassen und verstärkter Durst, zunehmende Mattigkeit und Abgeschlagenheit, Neigung zu Furunkeln, Haut- und Schleimhautentzündungen; bei Frauen Neigung zu Frühgeburten, Geburt übergewichtiger Kinder.

Wird die Erkrankung frühzeitig erkannt und wird durch gesundheitserzieherische, sozialhygienische und sozialmedizinische Maßnahmen der Diabetiker zu einer richtigen Verhaltensweise veranlaßt, können Komplikationen weitgehend verhindert oder zumindest in ihrem Auftreten verzögert werden.

SCHÖFFLING und SCHULZ haben erst kürzlich (1972) wiederum darauf hingewiesen, daß Frühstadien des Diabetes nur mit Hilfe von Provokationstests, nicht dagegen mit einmaligen Harnzucker- oder Blutzuckerbestimmungen diagnostizierbar sind. Am häufigsten wird die einseitige orale Glukosebelastung praktiziert. Dabei regen die Höhe des Blutzuckers und intestinale Hormone die Insulinsekretion an.

Drei Tage vor dem Test soll der Patient laut einer Empfehlung der WHO täglich mehr als 250 Gramm Kohlenhydrate zu sich nehmen. Zwölf Stunden vor dem Test muß der Proband nüchtern bleiben und darf auch keine stärkeren körperlichen Aktivitäten mehr entfalten. Weil Hormone, Ovulationshemmer, Antidiabetika, Salizylate, Barbiturate, Thiazide und Tranquilizer die Kohlehydrattoleranz reduzieren, sind diese Präparate mindestens drei Tage vor der Glukosebelastung abzusetzen. Dieser Behandlungsabbruch darf dem Patienten allerdings nicht schaden [1].

Im Zusammenwirken mit den Verbänden der freien Wohlfahrtspflege und dem Deutschen Diabetes-Komitee werden z. B. in Nordrhein-Westfalen Erholungsaufenthalte mit gesundheitserzieherischen Bemühungen für diabetische Kinder organisiert und Reihenuntersuchungen durchgeführt, um möglichst Frühstadien oder Erkrankung aufzudecken.

Bei früheren Kindererholungsmaßnahmen konnten diabetische Kinder nicht berücksichtigt werden.
Um institutionelle, organisatorische und finanzielle Voraussetzungen besser entwickeln bzw. übersehen zu können, sind die Bemühungen Modellmaßnahmen.

Es kann als sicher angenommen werden, daß die Zahl der Diabetiker stärker ansteigt, als es der Bevölkerungszuwachsrate entspricht. In den USA ist die Zahl z. B. von 1940 bis 1950 um 18% gestiegen, die Bevölkerung hat jedoch nur um etwa 9% zugenommen. Die Gründe hierfür sind
a) Heraufsetzung des Durchschnittslebensalters. Die Diabetes-Häufigkeit nimmt im 7. Lebensjahrzehnt beträchtlich zu.
b) Als Erfolg der Insulintherapie wird das zeugungsfähige bzw. konzeptionsfähige Alter erreicht und somit die Anlage weiter vererbt.
c) die überkalorische Ernährung bei unzureichender muskulärer Betätigung begünstigt die Entwicklung eines Diabetes.

1 SCHÖFFLING, K.; SCHULZ, F.; Diagnostik 5 (1972) 9–15, zit. nach Dt. Ärzteblatt Heft 31 vom 3. 8. 1972, 2065.

*Diabetiker*

Die Erkenntnis hat sich durchgesetzt, daß es zwei verschiedene Formen des Diabetes gibt:
1) den echten Insulinmangel-Diabetes,
2) den Gegenregulations-Diabetes
(Die Verwertung des ausreichend vorhandenen Insulins ist blockiert.)
Während die erste Form der Erkrankung vor allem den Diabetes der Jugendlichen kennzeichnet, ist der Gegenregulations-Diabetes fast ausschließlich dem Alter vorbehalten. So kann der Arzt mit den antidiabetisch wirkenden Pillen meist auch nur den älteren Patienten Hilfe bringen, während jugendliche Diabetiker nach wie vor auf das Insulin angewiesen bleiben.

Das Zwangs-Experiment der Kriegs- und Nachkriegshungerjahre zeigte, daß enge Beziehungen zwischen der Zuckerkrankheit und der Fettsucht bestehen. Im Blutserum „belasteter" Familien ist die Anzahl potentieller Diabetiker größer und die Werte für Fettsäuren sind höher.

Bei fettsüchtigen Frauen kann vor allem die Schwangerschaft zur Auslösung eines bisher nicht manifesten Diabetes führen. Den durch Fettsucht gefährdeten Menschen im prädiabetischen Stadium ist eine rechtzeitige diätetische Beseitigung der Fettpolster, eine sorgfältige ärztliche Behandlung auch banaler Infekte und das Meiden jeder „Streß-Situation", jeder körperlichen und seelischen Überlastung, zu empfehlen (JAHNKE – Düsseldorf).

**3. Betreuung; Rehabilitation:** In den letzten 4 Jahrzehnten erfolgte eine Schwerpunktverlagerung in den ärztlichen Bemühungen um den Diabetiker. In der Vorinsulinära – also vor BANTING und BEST (1921) – galten sie der Lebenserhaltung und der Lebensverlängerung. Jetzt geht es um die Erhaltung der Leistungs- und Arbeitsfähigkeit und um die Rehabilitation.

KATSCH rief 1930 dazu auf, die ärztlichen und sozial-medizinischen Konsequenzen aus der Insulintherapie zu ziehen im Sinne einer größtmöglichen Wiederherstellung körperlicher und geistiger Fähigkeiten bis zum höchstmöglichen Grad der Leistungsfähigkeit in körperlicher, geistiger, sozialer, beruflicher und wirtschaftlicher Hinsicht.

Es kam zur Gründung des bekannten Diabetikerheims in Garz auf Rügen. Die Erhaltung der Berufsfähigkeit wird angestrebt. KATSCH prägte den Begriff „produktive Diabetikerfürsorge". Gemeint ist hiermit: Produktiv für den einzelnen Kranken, für seine Gesundheit, seine Existenz und produktiv für die Gemeinschaft durch sinnvolle Verwendung der Fürsorgemittel. Der Diabetiker hat eine „bedingte Gesundheit und Arbeitsfähigkeit".

Die Rehabilitation des Zuckerkranken zeigt im Grundsatz drei Komponenten:
a) die organische Rehabilitation: Ein Heilplan ist Voraussetzung: Diät – Muskelarbeit – Insulin bzw. orale Antidiabetica.
b) die psychische Rehabilitation: Herstellung des Selbstgefühls als „bedingt gesundes" Mitglied der Gesellschaft durch psycho-hygienische Bemühungen.
c) die berufliche Rehabilitation: Zur Bestätigung als Persönlichkeit ist die geeignete Berufswahl oder die Zurückführung in den Beruf notwendig.

*Gesundheitshilfe für Behindertengruppen*

**4. Diabetiker im Berufsleben:** Die beruflichen Schwierigkeiten beim Diabetiker können meist auf zwei Faktoren zurückgeführt werden:
a) Auf das Nachlassen der körperlichen und geistigen Leistungsfähigkeit, die – vorübergehend oder bleibend – eine Minderung der beruflichen Leistungsfähigkeit zur Folge haben;
b) auf die zuweilen zu beobachtende verständnislose Einstellung mancher Arbeitgeber der Lage des Diabetikers als „bedingt Gesunden" gegenüber. Die Krankheitsentwicklung kann bekanntlich zur dekompensierten Stoffwechsellage führen. Hier gibt es drei Möglichkeiten:
1) Hyperglykämie (Azidose, Praekoma, Koma)
2) Hypoglykämische Reaktionen
3) Spätkomplikationen, wie z. B. Gangrän und Augenschäden.

Nach katamnestischen Erhebungen an 418 Patienten der Düsseldorfer Inneren Klinik (Prof. OBERDISSE) konnte HAMMES feststellen, daß zwischen 18 v. H. und 30 v. H. der befragten berufstätigen Personen Beeinträchtigungen in ihrer Berufstätigkeit durch ihren Diabetes hatten. Diese Feststellung ist von sozialhygienischer, sozialmedizinischer und arbeitsmedizinischer Bedeutung. Die Feststellung, daß insulinbedürftige Diabetiker, deren Leiden sich zwischen dem 20. und 45. Lebensjahr manifestiert, besonders stark der Gefahr einer beruflichen Beeinträchtigung durch die Auswirkungen ihres Diabetes ausgesetzt sind, begründet die Notwendigkeit, durch Reihenuntersuchungen möglichst jugendliche Diabetiker zu erfassen und zu betreuen.

**Welche Berufe sollten Diabetiker meiden?** Nach einer Aufstellung des sozialmedizinischen Ausschusses der Deutschen Diabetes-Gesellschaft sind hinsichtlich der beruflichen Beschränkungen der Diabetiker vier Gruppen zu unterscheiden:
In der **1. Gruppe** finden sich Berufe, die von Zuckerkranken aus Gründen der allgemeinen Sicherheit keinesfalls ergriffen werden dürfen, beispielsweise Lokomotivführer, Flugzeugführer, Kraftfahrer oder Schrankenwärter. Hierbei ist es gleichgültig, ob die Patienten Insulin erhalten oder nicht. Dagegen bestehen gegen das Führen eines Privatwagens bei gut eingestellten Diabetikern keine Einwände, da der geschulte Diabetiker bei Beginn einer Hypoglykämie sofort die Fahrt unterbrechen wird.

Zur **Gruppe 2** zählen Berufe, von denen man dem Diabetiker um seiner eigenen Sicherheit willen abraten wird (Dachdecker, Schornsteinfeger, Maurer, Telegraphenarbeiter, Feuerwehrmann, Hochofenarbeiter usw.). Bei Maurern und Hochofenarbeitern kommt hinzu, daß im allgemeinen die Gefahr von Diätfehlern wegen der Zufuhr zu großer Flüssigkeitsmengen (Bier) erhöht ist.

Dieser Gesichtspunkt ist auch für die **Gruppe 3** maßgebend. Zu dieser Gruppe rechnen Gastwirte, Köchinnen, Köche und Konditoren.

Für Diabetiker sind diese Berufe nicht erwünscht, da die Patienten in solchen Berufen kaum Diätfehlern aus dem Wege gehen können. Allerdings empfiehlt der sozialmedizinische Ausschuß für diese Berufsgruppe kein Berufsverbot.

Dasselbe gilt auch für die **4. Gruppe** (Künstler, Vertreter, Politiker oder Schichtarbeiter usw.) wegen der unregelmäßigen Lebensweise dieser Berufe.

Diabetiker sollen Arbeitsschichtwechsel meiden. Akkordarbeit sollte für sie verboten sein. In Speiselokalen sollte Diabetiker-Diät angeboten

*Diabetiker*

werden. (Ein Verzeichnis geeigneter Lokale könnte durch den Deutschen Diabetikerbund aufgestellt werden.)

Zur Korrektur leichter Dekompensationen könnten Nachtkliniken für Diabetiker eingerichtet werden.

Aufmerksamer Arbeitsschutz im Sinne des § 17 der Allgemeinen Bestimmungen der Unfallverhütungsvorschriften. Dort heißt es: „Versicherte, die an Ohnmachtsanfällen, Fallsucht, Krämpfen, Schwindel... derart leiden, daß sie dadurch bei gewissen Arbeiten einer außergewöhnlichen Gefahr ausgesetzt sind oder Mitarbeiter gefährden können, dürfen nicht mit solchen Arbeiten beschäftigt werden."

5. **Zusammenfassung** (Stichworte): Mit der Darstellung des Insulins durch BANTING und BEST erhielt die Behandlung des Diabetes neue soziale und sozialhygienische Aspekte (1921). Heute leben viele Diabetiker als „bedingt" gesund (KATSCH). In der Bundesrepublik gibt es etwa 500 000 bis 1 Million Diabetiker. Morbidität etwa 1,5%. Suchaktionen zeigten, daß auf etwa jeden bekannten Diabetiker noch ein unbekannter zu rechnen ist. Die Sterblichkeit diabetischer Frauen in der Schwangerschaft ist in der Insulin-Ära von 25 bis 60% auf 0,2 bis 0,5% abgesunken.

**Früherkennung** das derzeitige erste Ziel (Reihenuntersuchungen). Erste Warnzeichen: Häufiges Harnlassen, Durst, Mattigkeit, Haut- und Schleimhautentzündungen, Furunkel.

Zunahme des Diabetes stärker als der Bevölkerungszuwachs. Gründe:
a) Höhere Lebenserwartung (Altersdiabetes).
b) als „Erfolg" der Insulintherapie bleibt Zeugungs- bzw. Gebärfähigkeit erhalten (dadurch Vererbung der Anlage),
c) durch überkalorische Ernährung – Fettsuchtdiabetes.

Sozialmedizinische Bemühungen (Rehabilitation). KATSCH prägte den Begriff der „produktiven Diabetikerfürsorge". Produktiv für den einzelnen Kranken, für seine Gesundheit, seine Existenz und die Gemeinschaft.
Die Rehabilitation zeigt 3 Komponenten:
a) die organische Rehabilitation
b) die psychische Rehabilitation
c) die berufliche Rehabilitation.

Beeinträchtigungen im Berufsleben können meist auf 2 Faktoren zurückgeführt werden:
a) auf das Nachlassen der körperlichen und geistigen Leistungsfähigkeit.
b) auf die zuweilen zu beobachtende verständnislose Einstellung mancher Arbeitgeber der Lage des Diabetikers als „bedingt Gesunden" gegenüber.

Tatsache ist es, daß Diabetiker im Berufsleben stärker beeinträchtigt sind, als es ihrer Krankheit entspricht. Zu meiden sind 4 Gruppen von Berufen:

1) Berufe, die die allgemeine Sicherheit beeinträchtigen (Lokomotivführer, Flugzeugführer, Kraftfahrer).
2) Berufe, die die eigene Sicherheit gefährden (Dachdecker, Schornsteinfeger, Hochofenarbeiter usw.).
3) Berufe, die zu Ernährungsfehlern verleiten (Gastwirte, Köche, Konditoren usw.).
4) Berufe mit unregelmäßiger Lebensweise (Künstler, Vertreter, Schichtarbeiter).

In Speiselokalen sollte vermehrt Diabetiker-Diät zu erhalten sein. (Ein Verzeichnis geeigneter Lokale könnte durch den Deutschen Diabetikerbund aufgestellt werden.)

Zur Korrektur leichter Dekompensationen könnten Nachtkliniken für Diabetiker eingerichtet werden.

Im § 17 der Allgemeinen Bestimmungen der Unfallverhütungsvorschriften ist darauf hingewiesen, daß Versicherte, die an Ohnmachtsanfällen, Fallsucht, Krämpfen, Schwindel usw. derart leiden, daß sie dadurch bei gewissen Arbeiten einer außergewöhnlichen Gefahr ausgesetzt sind oder Mitarbeiter gefährden können, nicht mit solchen Arbeiten beschäftigt werden dürfen. – Berufsberatung!

Für jugendliche Diabetiker müssen Ferien- und Erholungslager eingerichtet werden, um sie erstens nicht anderen Kindern gegenüber zu benachteiligen und sie zweitens bei dieser Gelegenheit mit ihrem Leben als „bedingt gesund" vertraut zu machen.

## 6. Schrifttum*

| | |
|---|---|
| 1. Bertram, F.; Otto, H. | Die Zuckerkrankheit<br>Verlag Georg Thieme, Stuttgart 1963 |
| 2. Daweke, H. | Diabetes Mellitus<br>In: H. Gärtner, H. Reploh Lehrbuch der Sozialhygiene, Gustav Fischer Verlag Stuttgart 1969 |
| 3. Katsch, G. | a) Die sozialbiologischen Probleme des Diabetes, Arch. Soz. Hyg. 8 (1933/34) 403<br>b) Garzer Thesen, Zur Ernährung der Zuckerkranken. Klin. Wschr. (1937) 399 |
| 4. Müller, F. | Die sozialhyg. Bedeutung des Diabetes Mellitus. In: Lehrbuch der Sozialhygiene, Hrsg. A. Beyer u. K. Winter, VEB-Verlag Volk u. Gesundheit, Berlin 1963 u. 1964 |
| 5. Redetzky, H. | Die soziale Bedeutung des Diabetes Mellitus. Dtsch. Ges.wesen (1952) 152 |
| 6. Rosenkranz, A. | Diabetes Mellitus im Kindesalter<br>Verlag: Georg Thieme, Stuttgart 1967 |
| 7. Schliack, V. | Diabetesprobleme<br>Dt. Med. Wschr. 79 (1954) 855 |

Die Aufzählung stellt nur eine Auswahl der genutzten Fachliteratur dar.

## C) Geschlechtskranke [1]

Epidemiologie in Deutschland, im westlichen Ausland und in der UdSSR – Das Gesetz zur Bekämpfung der Geschlechtskrankheiten – Erfassung in Nordrhein-Westfalen – Soziologie der G.-Krankheiten – Kenntnisse und Hypothesen – Änderung des Krankheitsbildes – Die Novelle zum Gesetz vom 25. 8. 1969 – Aufgaben praktizierender Ärzte – Aufgaben des öffentlichen Gesundheitsdienstes – Statistik (Anlage).

### I. Zum Ist-Zustand

**1. Epidemiologie in der Bundesrepublik Deutschland (BRD):** Das Gesetz zur Bekämpfung der Geschlechtskrankheiten vom 23. 7. 1953 sah keine generelle Registrierung geschlechtskranker Personen vor. Eine Meldepflicht bestand nach diesem Gesetz nur, wenn sich der Kranke einer fachlich ausreichenden Behandlung entzog.

Es gibt deshalb in der BRD nach 1945 keine für das ganze Bundesgebiet zuverlässigen verbindlichen Zahlenangaben. Für diesen Zeitraum liegen lediglich Einzelstatistiken aus den Stadtstaaten und aus dem Bundesland Nordrhein-Westfalen (NRW) (Gedicke – 3) vor.

KLOSTERKÖTTER registrierte einen Rückgang der Go von 51,9 : 10 000 (1946) auf 9,1 : 10 000 (1954), NRW 1968 – 7,6 : 10 000.

Zur Epidemiologie der Syphilis (Lues) sind folgende Angaben im Schrifttum zu finden: Um 1900 waren etwa 10% aller Patienten WaR + (pos.). Mit Neuinfektionen wird gerechnet:
a) in Großstädten jährlich   6 : 1000 Einwohner
b) in Mittelstädten jährlich   4 : 1000 Einwohner
c) auf dem Lande jährlich   2 : 1000 Einwohner.

Im letzten Jahrzehnt wurde aus mehreren Ländern ein Wiederanstieg der Geschlechtskrankheiten gemeldet. Die Weltgesundheitsorganisation (WHO) hatte deshalb bereits 1963 empfohlen, eine chiffrierte Meldepflicht einzuführen.

Mit dem Gesetz zur Änderung des Gesetzes zur Bekämpfung der Geschlechtskrankheiten vom 25. 8. 1969 (BGBl. I S. 1351) wurde die chiffrierte Meldepflicht auch in der BRD eingeführt (§ 11 a). Zuverlässigere statistische Angaben über Morbidität und Behandlung sind künftig zu erwarten (s. Anlage).

Das Statistische Bundesamt hat erstmalig wieder für das 2. Halbjahr 1970 Ergebnisse kommentiert (s. S. 60). Aus den Zahlen, die sich auf der Grundlage der neuen Meldepflicht ergeben, ist bisher zu schließen, daß besonders die Gonorrhoe weiter ansteigt (6). Noch ist die Meldezeit

---

1 Zur Bedeutung der Geschlechtskrankheiten als Volkskrankheit und als Beispiel für die Wechselwirkung zwischen Seuchenhygiene und gesellschaftlichem Leben; s. auch Bd. 1.

zu kurz, um zuverlässige Aussagen über den weiteren Trend machen zu können.

**2. Epidemiologie der Geschlechtskrankheiten im westlichen Ausland:** In den letzten Jahren wird über die Zunahme der Lues und Gonorrhoe berichtet (Ulcus molle und Lymphogranuloma inguinale haben als „Volkskrankheit" keine Bedeutung und bleiben in diesen Betrachtungen unberücksichtigt).
Ein Vergleich mit anderen europäischen Ländern ist kaum möglich, weil die „Erfassung" von Land zu Land sehr variiert. Die Zahlen werden dann leicht falsch interpretiert und führen zur Fehlbeurteilung der tatsächlichen Epidemiologie. Aus Platzgründen sei auf die Fachliteratur verwiesen [2]. Hier seien nur wenige beispielhafte Zahlen genannt, um die Tendenz aufzuzeigen.

**Gonorrhoe in einigen europäischen Ländern auf 10 000 Einwohner:**
Dänemark 1945 – 26,9, 1952 – 16,2, 1960 – 19,5;
Island 1954 – 45,7;
Schweden 1960 – 32,5;
Norwegen 1958 – 5,4;
Polen 1947 – 24,0, 1950 – 12,6, 1955 – 14,5, 1959 – 8,3.

Der Vergleich der Zahlenangaben über **Lues** in europäischen Ländern ist noch problematischer. Hier werden in einigen Statistiken die Luesformen verschieden differenziert und interpretiert, so daß sich praktisch die Vergleichsmöglichkeit aufhebt. Im Trend wurde in den Nachkriegsjahren in allen europäischen Ländern ein schneller Rückgang beobachtet, jedoch seit Ende der 50er Jahre wurden in einigen europäischen Ländern erneut ansteigende Zahlen bei der Neuinfektion mitgeteilt. Meist werden die Zahlen als absolute Zahlen angegeben, so daß erst eine Umrechnung auf 10 000 Einwohner in etwa vergleichbare Werte ergibt. Auch hier sei auf die genannte Fachliteratur verwiesen.

**3. Epidemiologie der Geschlechtskrankheiten in der DDR und der UdSSR:** Berichte liegen besonders aus der DDR und der UdSSR vor.

H. D. JUNG konnte überzeugend die Erfolge der Bekämpfungsmaßnahmen gegen die Geschlechtskrankheiten nach 1945 und die epidemiologische Situation in der BRD und der DDR vergleichen und einander gegenüberstellen. Als Ergebnis straffer Reglementierung (ZVO Bl. S. 526; und Gbl. II, S. 85) sind in der DDR seit Jahren fallende Zahlen der G.-Krankheiten festzustellen. Die Literaturangabe im Schrifttumsverzeichnis möge – ohne weitere Vertiefung dieser Problematik – genügen.

2 Besonders auf PROPPE, A. und WAGNER, G. in „Dermatologie und Venerologie" (Gottron/Schönfeld) Bd. V/Teil 2, Georg-Thieme- Verlag Stuttgart (1965) S 741–745.

Geschlechtskranke

a) Gonorrhoe und Lues auf 10 000 der Bevölkerung in der DDR:

| | Gonorrhoe | Lues | | Gonorrhoe | Lues |
|---|---|---|---|---|---|
| 1946: | 85,5 | 41,1 | 1956: | 19,0 | 2,4 |
| 1948: | 18,5 | 13,0 | 1958: | 16,2 | 1,8 |
| 1950: | 15,2 | 6,7 | 1960: | 14,9 | 1,27 |
| 1952: | 21,1 | 4,4 | 1961: | 14,5 | 0,25 |
| 1954: | 22,2 | 3,3 | 1970: | — | 0,18 |
| 1956: | 19,0 | 2,4 | 1971: | 16,26 | 0,22 |

Quelle: Beyer, A. und Winter, K., Lehrbuch der Hygiene, VEB Verlag Volk und Gesundheit 1964, S. 347.
Geschlechtskrankheiten in der DDR 1971, Bundesgesundheitsbl. 16 (1973) 204.

b) **Geschlechtskrankheiten in der UdSSR [3]:** Die Statistiken zeigen, daß bei der Bekämpfung der **Syphilis** viel erreicht worden ist. Neuansteckungen waren entscheidend von 24,6 auf 100 000 der Bevölkerung im Jahre 1950 auf 1,4 im Jahre 1960 zurückgegangen! (Bundesrepublik Deutschland etwa 35). Seit dieser Zeit konnten diese günstigen Werte erhalten werden.

Der Rückgang der **Gonorrhoe** war weniger auffällig: von 81,6 auf 100 000 der Bevölkerung im Jahre 1950 auf 57,2 im Jahre 1960 (Bundesrepublik Deutschland 91 : 100 000/1954, Nordrhein-Westfalen 60 : 100 000/1965). Dieser Rückgang der Erkrankungszahlen setzte sich fort.

Ulcus molle, venerisches Granulom und Lymphogranuloma inguinale kamen fast nicht mehr vor. (Die durch Gonokokken verursachte genitale Infektion scheint hingegen ein steigendes Problem zu sein.)

Geschlechtskrankheiten sind in den UdSSR meldepflichtig. Patienten mit Syphilis müssen innerhalb von 24 Stunden nach der Diagnose ins Krankenhaus eingeliefert werden. Kontaktpersonen werden mit aller Energie aufgespürt und unter ärztliche Kontrolle gebracht, was bei etwa 80 Prozent gelingen soll.

Es wurde behauptet, daß die Prostitution faktisch nicht mehr existiere und daß homosexuelle Praktiken für die Verbreitung venerischer Krankheiten nicht verantwortlich seien. Auch wären diese Krankheiten nicht vorwiegend unter Heranwachsenden verbreitet.

Die Erfolge bei der Bekämpfung venerischer Erkrankungen wird auf die Aufklärungs- und Erziehungskurse im Dienste der Gesunderhaltung zurückgeführt, an denen alle Ärzte, Schwestern und viele andere Personen teilnehmen.

Die Behandlungsmethoden sind durch Vorschriften festgelegt, die vom Gesundheitsministerium erlassen und in einem Handbuch zusammengefaßt sind. Die

---

3 Von September bis November 1961 reisten 22 Ärzte aus 19 Ländern im Auftrage der Weltgesundheitsorganisation in die UdSSR, um die Bekämpfung der Geschlechtskrankheiten zu studieren. Sie besuchten Institute in Moskau, Leningrad, Charkow, Kiew und Taschkent. Die Ergebnisse ihrer Untersuchungen wurden veröffentlicht.

Forschung auf dem Gebiet der Venerologie wird geplant und koordiniert von der Akademie für Medizinische Wissenschaften der UdSSR und durchgeführt von den Forschungsinstituten in enger Zusammenarbeit mit den dermatovenerologischen Abteilungen der Universitäten.

**4. Erfassungsmodus in Nordrhein-Westfalen:** Viele Schwierigkeiten, die in anderen Bundesländern bei der Erfassung der Geschlechtskrankheiten nach dem Gesetz zur Bekämpfung der Geschlechtskrankheiten vom 23. 7. 1953 bestehen, treten durch die in Nordrhein-Westfalen bestehenden Arbeitsgemeinschaften zur Bekämpfung und Behandlung der Geschlechtskrankheiten (beim Landschaftsverband bzw. bei den Landesversicherungsanstalten in Münster und Düsseldorf, nicht so in Erscheinung. Diese Arbeitsgemeinschaften übernehmen − außer bei Selbstzahlern − die Behandlungskosten und zahlen für jede Meldung einer Infektionsquelle 3 DM an den meldenden Arzt. Somit ist seit 1948 − hiermit verbunden − eine zahlenmäßige Registrierung außerhalb einer gesetzlichen Meldepflicht ermöglicht. Der Kreis der Selbstzahler ist und bleibt eine sog. „Dunkelziffer".

Die starke Abnahme der **Lues und Gonorrhoe** vom Jahre 1947 bis 1955 und die fast gleichbleibenden jährlichen Erkrankungszahlen seit 1956 verleiten zu der Annahme, daß die Zahlen der jährlichen Neuerkrankungen einen nicht mehr zu unterbietenden Tiefstand erreicht haben. Diese Annahme ist leider ein Trugschluß. Die Erkrankungszahlen getrennt nach Gonorrhoe und Lues und diese aufgeteilt nach Altersgruppen und Geschlechtern im Laufe der horizontalen Jahresreihe ergeben eine wesentlich andere Perspektive.

a) **Gonorrhoe:** Die jährlichen Gesamterkrankungszahlen an Gonorrhoe in der Jahresreihe 1951 bis 1961 zeigen ab 1955 eine scheinbare Gleichmäßigkeit.

Dem Sanierungstrend aller Altersgruppen steht eine stetige Zunahme an Erkrankungen in den Altersgruppen der 14- bis 18- und 18- bis 21jährigen gegenüber; die Zunahme der Erkrankungen an Gonorrhoe in den Altersgruppen der 14- bis 18- und 18- bis 21jährigen wird durch die Abnahme der Erkrankungshäufigkeit ab 21 und älter in der Gesamtepidemiologie ausgeglichen.

So konnte festgestellt werden, daß die Erkrankungszahlen bei den 14- bis 18jährigen Mädchen seit 1956 stiegen und 1961 mit 13,6 auf 10 000 der betreffenden Altersgruppe eine Höhe erreicht hatten, die den Stand von 1951 (9,25 : 10 000) um fast 50 % übersteigt! Neuere Statistiken zeigen ein Absinken der Erkrankungszahl. Der männliche Teil dieser Altersgruppe zeigt seit 1956 eine Ausgeglichenheit.

Die zahlenmäßige Führung des weiblichen Geschlechtes am Anteil der Gonorrhoebehandlungen schichtete sich im Jahre 1955 in der Altersgruppe der 18- bis 21jährigen auf den männlichen Anteil der Erkrankten um, der dann weiter mit deutlichem Unterschied in allen folgenden Altersgruppen dominierte.

b) **Lues:** Die Gesamtbehandlungszahlen an Lues der Jahre 1951 bis 1961 ließen ab 1959 einen leichten Anstieg erkennen.

*Geschlechtskranke*

Die Ursache dieses Ansteigens ist bei beiden Geschlechtern in den mittleren Lebensaltersgruppen, d. h. bei den 14- bis 50jährigen zu sehen. Die 14- bis 18jährigen stellen wiederum das Hauptkontingent. In dieser Altersgruppe überragten die Mädchen die männlichen Jugendlichen um das 2½fache und erreichten mit 1,7 auf 10 000 der betreffenden Altersgruppe bald wieder den Stand von 1951 mit 2,09/10 000, 0,64/10 000 (1965).

Der Wechsel zur knappen Führung vom weiblichen zum männlichen Anteil der Erkrankung an Lues fand in der Altersgruppe der 21- bis 25jährigen statt. Dabei behielt der männliche Anteil diese Führung bis zur Altersgruppe der 60jährigen und älter. In der Jahresübersicht der Gesamterkrankungen an Lues übernahm der männliche Teil erst wieder ab 1960 die knappe Führung.

In der Altersgruppe der 18- bis 21jährigen stieg die Zahl der Lues-Behandlungen im Jahre 1965 weiter an.

1958
von 1,1 : 10 000 auf 3,47 bei Männern!
von 1,5 : 10 000 auf 3,72 bei Frauen!
1965
Entsprechend stieg die Lues connata 1965 an.
(Gastarbeiter davon 21,72%!)

Eine der möglichen Interpretationen der Verlaufsstatistik könnte darauf verweisen, daß die Behandlungsnotwendigkeit der Lues nicht an das Lebensalter, sondern an die Kriegs- und Nachkriegsjahrgänge (etwa 1942 bis 1946) gebunden zu sein scheint.

## II. Soziologie der Geschlechtskrankheiten

**1.** Die Sozialhygiene erforscht als praktische Wissenschaft, in welcher Weise und in welchem Umfang gesellschaftliche und wirtschaftliche Verhältnisse die Gesundheit ganzer Bevölkerungsgruppen oder -schichten günstig oder ungünstig beeinflussen. Aufgabe einer aktiven Gesundheitspolitik und der Gesundheitsgesetzgebung ist es, Erkenntnisse der Sozialhygiene in institutionelles Handeln umzusetzen.

In der zusammenfassenden Darstellung, die SCHELSKY über die Beziehungen zwischen Geschlechtstrieb − Gesellschaftsstruktur − Moral gegeben hat, wird darauf hingewiesen, daß das geschlechtliche Verhalten des Menschen nicht − wie beim Tier − instinktgesichert und festgelegt ist, sondern das menschliche Triebleben durch Normierung und Institutionalisierung geregelt und somit auch beeinflußt werden kann. Die verschiedenen Erscheinungen des Gesellschaftlichen sind eng mit der Entwicklung der Kultur verbunden.

Die Prinzipien der christlichen Religion mit der Forderung der strengen Einehe sind als Grundlage der abendländischen Kultur anzusprechen, weil dadurch die menschliche Geschlechtlichkeit in die Geistigkeit eingeschmolzen wird. Die soziale Formierung der außerehelichen Geschlechtsbeziehungen − auch der Prostitution − hängt nach SCHELSKY von der jeweiligen Ehe- und Familienverfassung einer Gesellschaft ab. Die Änderung soziologischer und biologischer Gegebenheiten und der sittliche Wandel der letzten Jahrzehnte haben − verbunden mit einem zuzugebenden Verlust religiöser Substanz – viele Lebensbedingungen, die auf die Epidemiologie der Geschlechtskrankheiten Einfluß haben, geändert.

**2. Folgende Kenntnisse und Hypothesen bilden ein Mosaik: a)** Der Übergang von der kinderreichen Großfamilie zur Kleinfamilie läßt das Kind vermehrt als Einzelkind aufwachsen. Dieser Tatsache entsprechend wird es in den ersten 4 Jahren auch als Einzelkind geprägt. Als Hypothese kann angenommen werden, daß es – wie ein in seinem Verhalten gebundenes Tier – in seinem Verhaltensvermögen der Gesellschaft gegenüber nicht mehr frei ist. Kommen lange Abwesenheit des Vaters durch weiten Berufsweg als Folge der Trennung Wohnung – Arbeitsplatz und auch Berufstätigkeit der Mutter hinzu, wird dem Kontaktbedürfnis des Kleinkindes nicht ausreichend Rechnung getragen. Ein kontaktarmes, vorwiegend auf sich bezogenes Einzelkind ist die Folge.

Die zuweilen zu beobachtende Gruppenbildung Jugendlicher ist kein Widerspruch zu dieser Grundhaltung, denn auch diese Gruppen sind weitgehend Zweckverbände ohne allzu große innerliche Beteiligung der ihr angehörenden Jugendlichen. Die faktischen Gegebenheiten des Geschlechtslebens vieler Jugendlicher sind unter diesen Gesichtspunkten zu sehen. Die moderne – aus den Vereinigten Staaten kommende – geschlechtliche Beziehung in Form des sog. „Petting" bedeutet nichts anderes als geschlechtliche Betätigung mit einem Minimum an persönlicher innerer Hingabe. Das sexuelle Engagement bleibt, wie W. J. REVERS es treffend ausdrückt: „Innerhalb der eigenen Haut".

Die geschlechtliche Prostitution junger Menschen kann nach dieser Hypothese aus Kontaktsuche bei mangelnder Kontaktfähigkeit und mangelndem Kontakt im Elternhaus erklärt werden. Der Sexualtrieb kann durch den Geltungstrieb eines kontaktarmen Einzelkindes in diese Richtung gedrängt werden. Es ist nicht allein der Schwachsinn in allen seinen Variationen und die Geldgier, die – besonders Mädchen – zur Prostitution führen.

Besonderen Gefahren sind viele Jugendliche ohne Zweifel durch die Diskrepanz zwischen früher biologischer und körperlicher Leistungsfähigkeit und nicht entsprechend entwickelter psychischer Reife ausgesetzt. Die sog. Akzelleration macht sich auch in einer frühen sexuellen Triebhaftigkeit bemerkbar. Die Geschlechtsreife ist vorverlegt und die psychische Reife – so wird behauptet – durch die zu beobachtende allgemeine Verflachung des Lebens retadiert [4].

Viele Berichte z. B. der Bahnhofsmissionsstellen und der Betreuungsstellen für Jugendliche der caritativen Organisationen usw. unterstützen diese Annahme. Einige Fürsorgestellen für Geschlechtskranke der Gesundheitsämter berichten ebenfalls über einen sich verstärkenden Zustrom jugendlicher Mädchen in den Kreis der sogenannten hwG-Personen.

4 s. Band 2 „Gesundheitshilfe für Schulkinder und Jugendliche".

*Geschlechtskranke*

Untersuchungen in Berlin durch GRIMM und WEISE ergaben bei einem Kollektiv von 2161 jugendlichen Mädchen unter 18 Jahren nur noch 9,9% Jungfrauen (Virgines). Etwa das gleiche Ergebnis hatten Untersuchungen durch FALLINA in Bremen. Selbst wenn ein statistischer Auswahlfehler nie ganz auszuschließen sein wird, und allein die Tatsache, daß die Mädchen zu einer Untersuchung gekommen sind oder einer Befragung zugänglich waren, bereits ein Auswahlkriterium bedeutet, so kann diese Zahl doch nicht einfach unbeachtet bleiben. Die Statistik ist hier zumindest ein bedeutsamer Hinweis.

Der im Jahre 1963 in der Presse erörterte „Sittenskandal am Wörther See" setzte ein weiteres Schlaglicht. Ein reicher Villenbesitzer holte sich seine Partnerinnen direkt von der Klagenfurter Mädchenschule ab. Die Polizei vernahm etwa 50 Mädchen, die an den Parties in einer Villa teilgenommen haben. Man nahm an, daß mindestens 50 weitere Mädchen, meist Minderjährige, zu dem Bekanntenkreis zählten.

Aus Köln wurde berichtet, daß in den Jahren 1958 bis 1962 28 Jugendliche unter 14 Jahren der Beratungsstelle für Geschlechtskrankheiten des Gesundheitsamtes zugeleitet wurden, da sie sich in einer Umgebung aufhielten, die für sie eine sittliche Gefährdung bedeutete. Der Anteil der jugendlichen Geschlechtskranken von 14 bis 20 Jahren an den Gesamterkrankungen betrug in Köln um 17%.

In Köln konnte VOSS eindeutig feststellen, daß der Schwerpunkt der Erkrankungshäufigkeit an G.-Krankheiten 1952 bei den Männern zwischen 21 bis 25 Jahren, bei den Frauen desgleichen zwischen 21 bis 25 Jahren lag. Die erläuterte Statistik des Landes Nordrhein-Westfalen läßt die dynamische Schwerpunktverlagerung zu den Frauen der Altersgruppe 14 bis 18 Jahre und 18 bis 21 Jahre in den Jahren um 1961 erkennen.

**b)** Einer der wesentlichsten sogenannten Schrittmacherfaktoren für die Geschlechtskrankheiten ist der **Alkohol**. ROMMENEY, Berlin, berichtet über Anfragen von Eltern, Gesundheitsämtern und anderen Institutionen, in denen immer wieder darauf hingewiesen wird, daß der Alkoholkonsum unter den Jugendlichen mehr und mehr um sich greife. Die „Coca-Cola-Bälle" arten nicht selten nach Mitternacht zu alkoholisierten Orgien aus (REVERS). Zu der neueren Art der Prostitution nach dem letzten Krieg – der Autobahnprostitution – hat sich die neueste Art, die Partyprostitution gesellt. Vorwiegend sind hier Jugendliche beteiligt.

Nach einer Umfrage in Bielefeld, über die GLÄSS, Frankfurt, berichtete, antworteten auf die Frage an 2000 Jugendliche: „Welches Getränk trinken Sie in Gesellschaft mit anderen Jugendlichen am liebsten?" 60% „alkoholische Getränke", 36% „alkoholfreie", 4% ohne Angaben. Von den 60% nannten etwa die Hälfte Wein und Bier, die andere Hälfte Likör. Die Unsitte vieler gastronomischer Betriebe, aus Gründen des Preises alkoholfreie Getränke nur in Verbindung mit Alkohol zu verkaufen, bringt viele gutwillige Jugendliche erst „auf den Geschmack" (4).

Geschlechtliche Prostitution aller Art und Epidemiologie der Geschlechtskrankheiten lassen sich nicht voneinander trennen.

Die Gefahr der sog. „sozialen Brennpunkte" soll im Zusammenhang dieser Ausführungen nicht übersehen werden.

*Gesundheitshilfe für Behindertengruppen*

Von den in die Kölner Sichtungsstelle in der Zeit vom 1. 4. 1962 bis 30. 9. 1962 eingewiesenen 406 Personen waren 102 Nichtseßhafte.

139 Eingewiesene waren unter 21 Jahren:

| | |
|---|---|
| unter 14 Jahren | 2 |
| 14–16 Jahre | 33 |
| 16–18 Jahre | 44 |
| 18–21 Jahre | 60 |
| | 139 |

Von den 139 eingewiesenen Jugendlichen waren 20 (14,4%) geschlechtskrank, fast genausoviel wie bei den Erwachsenen.

Mehr als bisher wurde auch die männliche Prostitution beobachtet. VOSS, Köln, stellte fest, daß man mehr als bisher von 14- bis 16jährigen männlichen Jugendlichen hört, die sich für Geld den Männern für Unzucht anbieten. (Parallelerscheinung zur geschlechtlichen Prostitution junger Mädchen.)

„Die Daueraktualität" des menschlichen Geschlechtstriebes (SCHELSKY) ermöglicht eine stetige Verbreitungsgefahr der Geschlechtskrankheiten. Sie wird verbreitet, bevor endlich – epidemiologisch gesehen: meist zu spät – zum Schutze anderer dagegen etwas unternommen werden kann (12).

**3. Änderung des Krankheitsbildes:** Die Krankheitszunahme beruht auch, wie z. B. der französische Wissenschaftler Et. LORTAT-JACOB berichtete, auf den Abweichungen im Krankheitsbild. Diese sind häufig Folge einer ungenügenden Penicilinbehandlung (die oft aus ganz anderen Gründen durchgeführt wird) oder einer unzureichenden vorbeugenden Penicillinspritze. Immer mehr Fälle verlaufen so uncharakteristisch, daß sie vom Kranken lange Zeit gar nicht bemerkt und vom Arzt nicht unbedingt sofort erkannt werden. In der Zwischenzeit steckt der Kranke unter Umständen noch eine ganze Reihe anderer Personen an.

Vor allem aber hat sich der Infektionsweg verschoben, und zwar in Richtung auf die homosexuellen Betätigungen unter Männern. Hinzu kommt die Tatsache, daß der Partner bei homosexuellen Beziehungen häufiger als bei heterosexuellen gewechselt wird, und daß die Aktivität der Homosexuellen im allgemeinen sehr groß ist. Nach amerikanischen Untersuchungen droht dabei den sog. bisexuell veranlagten Menschen die größte Gefahr; das sind diejenigen Leute, die sowohl mit Frauen als auch mit Männern verkehren und bei denen der Irrtum, man könne sich nur bei einer Frau anstecken, ganz besonders verbreitet zu sein scheint.

Professor G. MEERTS aus Belgien glaubt, daß bei den Homosexuellen die Hauptschuld für die heutige Verbreitung der Syphilis zu suchen ist. In Brüssel stellten sie seit Mitte der fünfziger Jahre 60 bis 100 Prozent aller Lues-Kranken. Es wird auch angenommen, daß die Zahl der Männer, die sich homosexuell betätigen, in den letzten 20 Jahren ständig angestiegen ist, zumindest in Belgien, wo Homosexualität an sich nicht strafbar ist.

Daß der Anstieg der **Syphilishäufigkeit** ein weltweites, außerordentlich komplexes Problem ist, beweisen die Zusammenhänge mit der Prostitution Jugendlicher beiderlei Geschlechts in den Elendsquartieren amerikanischer Großstädte, in Südamerika und anderen Ländern. Wir haben keinen Grund anzunehmen, daß die Bundesrepublik in dieser Hinsicht eine Ausnahme macht. Nicht nur wirtschaftliche Not, sondern auf der anderen Seite auch wirtschaftliche Prosperität geht in aller Welt mit einer Zunahme der männlichen homosexuellen Betätigung einher. Interessanterweise findet man dagegen bei Homosexualität unter Frauen so gut wie niemals Syphiliskranke (Pfeiffer, W., Das Krankenhaus, 59 [1967] 11).

**4. Schlußbetrachtungen zur Soziologie der Geschlechtskrankheiten:** Es wurden „Mosaiksteine" zusammengetragen. Das sich ergebende Gesamtbild zeigt die zunehmende Gefährdung junger Menschen durch die Geschlechtskrankheiten. Dieser Entwicklung sollte man, gerade weil es sich um Jugendliche handelt, im Hinblick auf die sittlichen und gesundheitlichen Folgen für den künftigen Erwachsenen nicht unbeteiligt und tatenlos zusehen. Die unterschiedliche Entwicklung in anderen Teilen Deutschlands unterstreicht diese Forderung. Aus der Analyse sollten besondere Folgerungen gezogen werden.

Alle Bemühungen zur Belehrung und Gesundheitserziehung Jugendlicher müssen weiterentwickelt werden. Grundlagen, Aufbauelemente, Ziele und Aufgaben, Wege und Methoden einer neuzeitlichen Geschlechtserziehung wurden von H. OESTEREICH in den wesentlichen Zügen dargestellt (9). Die Grundlagen und Entwicklungslinien wurden in folgenden Punkten zusammengefaßt:

1) Inhaltliche Gestaltung der Geschlechtserziehung nach aktuellen sexualwissenschaftlichen, psychologischen, pädagogischen und soziologischen Erkenntnissen und Erfahrungen;
2) organischer Zusammenhang der Geschlechtserziehung mit einer umfassenden sittlich-personalen Menschenbildung;
3) Einbeziehung psychohygienischer und hygio-ethischer Forderungen in die Geschlechtserziehung;
4) institutioneller Ausbau der Geschlechtserziehung über das Elternhaus auf extrafamiliäre Erziehungsträger;
5) Ausbau der Gruppenpädagogik als Ergänzung der Individualpädagogik in der Geschlechtserziehung.

*Gesundheitshilfe für Behindertengruppen*

**III. Aufgaben praktizierender Ärzte und des öffentlichen Gesundheitsdienstes nach dem Gesetz zur Bekämpfung der Geschlechtskrankheiten vom 23. Juli 1953 (BGBl. I S. 700)**

1. a) **Pflichtaufgaben** ergeben sich aus folgenden Vorschriften des GeschlKrG:
1) Nach § 11 a – vgl. folgenden Unterabschn. 2 – sind die **Ärzte** zu einer chiffrierten Meldung an das Gesundheitsamt verpflichtet.
2) Nach § 14 Abs. 1 haben die **Gesundheitsämter** die Aufgabe, bei der Bekämpfung der G.-Krankheiten mit den Sozialhilfeträgern, den Jugendämtern, den Versicherungsträgern und der freien Wohlfahrtspflege zusammenzuarbeiten.

Nach § 15 sind sie verpflichtet, geeignete Maßnahmen zu treffen, um geschlechtskranke Personen und solche, bei denen die begründete Befürchtung besteht, daß sie angesteckt werden und Geschlechtskrankheiten weiterverbreiten, festzustellen. Sie haben ferner gesundheitsfürsorgerisch zu beraten und zu betreuen. Darüber hinaus sind die Gesundheitsämter verpflichtet, Beratungsstellen für Geschlechtskranke einzurichten. Sie haben außerdem die Aufgabe, die Bevölkerung aufzuklären und zu belehren über das Geschlechtsleben des Menschen und das Wesen und die Gefahren der Geschlechtskrankheiten.

**Freiwillige Leistungen** im Rahmen der vorbeugenden und nachgehenden Geschlechtskrankenfürsorge werden zuweilen von Sozialhilfeträgern oder karitativen Organisationen übernommen für kurze Heimaufenthalte (Vorasyl) im Anschluß an eine Behandlungs- oder Beobachtungszeit, wenn der Schützling weiterhin zur inneren Festigung und Klärung der persönlichen Verhältnisse zweckmäßigerweise nicht sofort entlassen werden sollte.

Zur Übernahme freiwilliger Leistungen gehört auch die Unterstützung der örtlichen karitativen Verbände für die Betreuung von gefährdeten Mädchen und Frauen durch Sozialhilfeträger. Es werden hier meist Pauschalzahlungen auf Antrag je Betreuungsfall gewährt. Voraussetzung für die Bewilligung ist, daß es sich um die laufende vorbeugende und nachgehende Betreuung in der Außenfürsorge handelt und der Verdacht des hwG bzw. der Verbreitung von Geschlechtskrankheiten vorliegt und nach Lage der Dinge Aussicht auf Erfolg durch die Betreuung besteht.

Auch die Bahnhofsmissionen können für kurzfristige Betreuungsmaßnahmen je Schützling eine Unterstützung erhalten. Für die Erstattung kommen z. B. in Westfalen solche Personen in Frage, deren Nichtunterbringung bei der Bahnhofsmission aller Wahrscheinlichkeit nach die Gefahr des Streunens und damit der Verbreitung der Geschlechtskrankheiten zur Folge haben würde. In dem Betrag enthalten sind' Abendessen, Übernachtung und Morgenkaffee.

b) Hinsichtlich der **Kostentragung** ist auf folgende Regelungen des GeschlKrG hinzuweisen:
1) Nach § 22 Abs. 5 sind die Kosten der Untersuchung und Beobachtung aus öffentlichen Mitteln aufzubringen, wenn der Befund ergibt, daß keine Behandlung erforderlich ist und die Untersuchung vom Gesundheitsamt angeordnet wurde. Die Untersuchung und Beobachtung erfolgt in den Sichtungsstellen sowie in Krankenhäusern.

## Geschlechtskranke

Das gleiche gilt nach § 22 Abs. 6 bei Heimunterbringung zur Sicherung von Lues-Kuren.

Nach den landesrechtlichen Ausführungsgesetzen vom BSHG sind Sozialhilfeträger für die Übernahme der in § 22 Abs. 1 Nr. 3 und § 22 Abs. 5 bezeichneten Kosten nur soweit und so lange zuständig, als diese aus öffentlichen Mitteln aufzubringen sind.

2) Nach § 22 Abs. 7 wird die Zuständigkeit anderer Kostenträger für alle weiteren Aufgaben der vorbeugenden und nachgehenden Fürsorge durch diese Regelung nicht berührt. Wer Kostenträger in diesen Fällen ist, ergibt sich aus §§ 14 und 15 GeschlKrG. Nach § 14 Abs. 2 sollen die Sozialhilfeträger und Jugendämter alle durch das Gesundheitsamt erfaßten Personen, die verwahrlost sind oder zu verwahrlosen drohen, in fürsorgerische Betreuung übernehmen und versuchen, sie in das Arbeits- und Gemeinschaftsleben wieder einzugliedern.

**2. Aufgaben praktizierender Ärzte: a)** Die Verschiebung des Befalls an Geschlechtskrankheiten zum jungen Menschen hin hat zur Ergänzung gesetzlicher Möglichkeiten zur intensiveren Bekämpfung geführt. Leider brachte das Gesetz zur Änderung des Gesetzes zur Bekämpfung der Geschlechtskrankheiten vom 25. 8. 1969 (BGBl. Nr. 84/1969) keine Möglichkeiten, die Infektionsquellen besser aufzudecken. Die Erfassung der Infektionsquellen ist jedoch das entscheidende Problem für die Bekämpfung dieser Krankheiten. Sie macht vor allem in den Kreisen der hwG-Personen, die der heimlichen Prostitution nachgehen, besondere Schwierigkeiten. Die rein fürsorgerische Betreuung hat sich bei diesem Personenkreis als nicht ausreichend erwiesen. In der o. g. Novelle wurde die Möglichkeit einer Verbesserung der gesetzlichen Bestimmungen zur Erfassung und Kontrolle der hwG-Personen nicht genutzt. Die chiffrierte Meldepflicht für Ärzte, um zunächst einen zuverlässigen Überblick zu erhalten, wurde jedoch eingeführt.

Folgender § 11 a wurde in das GeschlKrG eingefügt:
„(1) Über die ansteckungsfähigen Erkrankungen an Geschlechtskrankheiten wird eine Bundesstatistik durchgeführt.
(2) Jeder Fall einer ansteckungsfähigen Erkrankung an einer Geschlechtskrankheit ist von dem behandelnden oder sonst hinzugezogenen Arzt unverzüglich ohne Nennung des Namens und der Anschrift des Erkrankten dem Gesundheitsamt zu melden, in dessen Bezirk der Arzt seine ärztliche Tätigkeit ausübt. Anzugeben sind:
1. Geburtsdatum, Geschlecht und Familienstand des Erkrankten,
2. Art der Erkrankung,
3. Beratung oder Behandlung der jetzigen Erkrankung durch einen anderen Arzt,
4. Zahl und Art früherer Erkrankungen an einer Geschlechtskrankheit.
(3) Werden Fälle einer ansteckungsfähigen Geschlechtskrankheit bei Soldaten der Bundeswehr von einem Truppenarzt festgestellt oder behandelt, so sind diese vom Truppenarzt dem zuständigen Standortarzt zu melden; Absatz 2 Satz 2 ist anzuwenden. Der Standortarzt leitet die Meldung an das Sanitätsamt der Bundeswehr, das sie an das Statistische Landesamt des Landes weiterleitet, in dem der Standortarzt seinen Sitz hat."

*Gesundheitshilfe für Behindertengruppen*

### b) Zusammenfassende Übersicht:
#### 1) Statistische Meldung an das Gesundheitsamt

Jeder Fall einer ansteckungsfähigen Geschlechtskrankheit ist nach § 11 a des Gesetzes zur Bekämpfung der Geschlechtskrankheiten (25. Aug. 1969) dem zuständigen Gesundheitsamt zu melden. Die Meldepflicht bezieht sich nicht auf den Namen des Patienten, sondern soll folgende Angaben enthalten: Geburtsdatum, Geschlecht, Familienstand, Diagnose, Zahl der Art früherer Geschlechtskrankheiten, Beratung oder Behandlung der jetzigen Erkrankung durch einen anderen Arzt (letzteres zum Ausschluß von Doppelmeldungen);

#### 2) Namentliche Meldung an das Gesundheitsamt
Meldung auf Formblatt 5

Gründe für eine namentliche Meldung der Patienten an das Gesundheitsamt sind:
Behandlungsverweigerung,
Behandlungsunterbrechung,
Unterlassung der Nachuntersuchung,
Übertragungsgefahr durch Lebensweise und Lebensumstände,
offensichtlich falsche Angaben über die Ansteckungsquelle und durch den Patienten gefährdete Personen,
sittliche Gefährdung bei noch nicht vollendetem 18. Lebensjahr.

Meldung auf Formblatt 6

Gründe für eine namentliche Meldung der Ansteckungsquelle und der durch den Patienten möglicherweise infizierten Personen sind:
Ansteckungsquelle oder gefährdete Personen sind nicht erreichbar,
Ansteckungsquelle oder gefährdete Personen sind der Aufforderung, sich sofort in ärztliche Behandlung zu begeben, nicht nachweisbar nachgekommen,
Ansteckungsquelle ist dringend verdächtig, Geschlechtsverkehr mit häufig wechselndem Partner auszuüben.

Die benötigten Formblätter und Umschläge stellt das zuständige Gesundheitsamt den Ärzten kostenlos zur Verfügung und trägt auch die Portokosten für die Übersendung der Meldungen (I. Durchführungsverordnung vom 28. Dezember 1969, BGBl. I, Seite 523 ff.).

Die am 1. 7. 1970 angelaufene neue **bundeseinheitliche** Geschlechtskrankenstatistik auf Grund anonymer Meldungen (ohne Name und Anschrift des Kranken) durch die Ärzteschaft ergab für das **2. Halbjahr 1970 rd. 39 100 Erkrankungsfälle** an Geschlechtskrankheiten; 91 Prozent betrafen die Gonorrhoe, 8 Prozent die Syphilis. 91 Prozent aller Erkrankungen traten beim männlichen Geschlecht auf. Nach dem Alter handelt es sich bei rd. **12 Prozent aller Meldungen um 15- bis 19jährige** und bei rd. 80 Prozent um 20- bis 39jährige. Die beiden anderen noch zu meldenden Geschlechtskrankheiten (weicher Schanker und venerische Lymphknotenentzündung) waren zahlenmäßig ebensowenig von Bedeutung wie die Mehrfachinfektionen. Die gemeldete Morbidität war bei weitem am höchsten in den Stadtstaaten, am niedrigsten in Rheinland-Pfalz und im Saarland. Ledige und Geschiedene wurden (im Verhältnis zur Bevölkerung entsprechenden Familienstandes) mehr als fünfmal so häufig gemeldet wie Verheiratete und Verwitwete. Bei einem vorsichtigen Vergleich mit **1953** ist die Gesamtmorbidität an Geschlechtskrankheiten etwa gleich hoch, doch ist eine **Verschiebung zur Gonorrhoe** (Tripper) eingetreten [5].

5 Aus: Deutsches Ärzteblatt, Heft 2, vom 13. Januar 1972. (Genehmigte Wiedergabe aus „Wirtschaft und Statistik", Heft 7 1971, Verfasser: Regierungsmedizinaldirektor Dr. med. Rudolf Leutner, Referent im Statistischen Bundesamt, Wiesbaden, 6500 Mainz, Dumontstraße 2.)

## 3. Aufgaben des Öffentlichen Gesundheitsdienstes (zusammenfassende Übersicht):

a) Gesundheitserziehung

b) Beratungsstellen

c) Überwachung der Prostitution

d) Durchführung der mit der chiffrierten Meldepflicht verbundenen Aufgaben.

§ 15 des Gesetzes zur Bekämpfung der G.-Krankheiten von 1953

3. D. V. des Gesetzes zur Vereinheitlichung des Gesundheitswesens von 1934

## IV. Zusammenfassung (Stichworte)

Aus dem westlichen Ausland wird vermehrt über die Zunahme der Lues und Gonorrhoe berichtet, verläßliche Angaben aus der sog. östlichen Welt liegen nicht vor. Im allgemeinen wird dort ein Rückgang registriert.

Nach dem in der Bundesrepublik Deutschland seit dem 23. 7. 1953 geltenden Gesetz zur Bekämpfung der Geschlechtskrankheiten war eine generelle Registrierung geschlechtskranker Personen nicht möglich, denn eine Meldepflicht bestand nur, wenn sich der Kranke einer fachlich ausreichenden Behandlung entzog. Mit dem Gesetz zur Änderung des Gesetzes zur Bekämpfung der Geschlechtskrankheiten vom 25. 8. 1969 (BGBl. Nr. 84/1969) wurde die chiffrierte Meldepflicht eingeführt.

Um einen Überblick über die bisherige Epidemiologie der Lues und Gonorrhoe in Nordrhein-Westfalen zu erhalten, wurden die statistischen Unterlagen der in diesem Bundesland bestehenden Arbeitsgemeinschaften zur Bekämpfung und Behandlung der Geschlechtskrankheiten zusammengestellt und ausgewertet. Die Arbeitsgemeinschaften übernehmen – außer bei Selbstzahlern – die Behandlungskosten. Eine zahlenmäßige Registrierung war somit z. T. möglich. So ergibt sich, daß die Gesamtzahl der auf Kosten der genannten Arbeitsgemeinschaften behandelten geschlechtskranken Personen nach Absinken in der Zeit von 1947/48 bis 1955 in Nordrhein-Westfalen nicht nachweislich gestiegen ist. Bemerkenswert war jedoch eine Verschiebung der Anzahl erkrankter Personen innerhalb der verschiedenen Altersgruppen vorwiegend zu den Mädchen von 14 bis 18 Jahren im Jahre 1961. Die Zahl der an Lues Neuerkrankten stieg in der Altersgruppe der 18- bis 21jährigen beiderlei Geschlechts von 1,1 bzw. 1,5 : 10 000 im Jahre 1958 auf 2,5 bzw. 3,22 im Jahre 1966. Inzwischen waren die Behandlungszahlen leicht rückläufig, seit 1972 wieder ansteigend.

Wegen der Einschränkungen, auf die bei der Interpretation der Zahlen hingewiesen werden mußte (Problem der Selbstzahler) und der damit verbundenen Unsicherheit in der Aussage über die Epidemiologie in der

Bundesrepublik (Selbstzahler „Dunkelziffer"), wurde die Einführung der chiffrierten Meldepflicht notwendig. Zur Interpretation der Epidemiologie wurden Zeiterscheinungen zu einem Mosaik zusammengefügt.

Stichworte zur Soziologie der Geschlechtskrankheiten: Coca-Cola-Bälle – beschleunigte Entwicklungsreife der Jugendlichen – Autobahnprostitution – Partyprostitution – soziale Brennpunkte – männliche Prostitution – sittlicher Wandel in den letzten Jahrzehnten – Abbau der sittlichen Bedeutung der Ehe – Homosexualität.

Zur Zeit droht nach amerikanischen Untersuchungen die größte Gefahr den sogenannten bisexuell veranlagten Menschen, bei denen vielfach der Irrtum verbreitet ist, man könne sich nur bei einer Frau infizieren. Auch in Belgien und England gibt es dieses Problem. Aus der Analyse der Situation werden folgende Schlußfolgerungen gezogen:

1. Bemühungen zur Gesundheitserziehung, besonders junger Menschen, müssen fortgesetzt und weiterentwickelt werden.
2. Der vorwiegend fürsorgerische Charakter des Gesetzes zur Bekämpfung der Geschlechtskrankheiten vom 23. 7. 1953 war allein nicht geeignet, die Ausbreitung der Geschlechtskrankheiten zu verhindern. Außer der Einführung der chiffrierten Meldepflicht, muß die Aufdeckung der Infektionsquelle erleichtert werden. Die im Grundgesetz garantierte Unversehrtheit der Wohnung sollte – soweit zur Bekämpfung der Geschlechtskrankheiten notwendig – (wie im Bundesseuchengesetz) eingeschränkt werden.
3. Alle Bemühungen zur Resozialisierung junger Menschen müssen als eine besonders dankbare Aufgabe freier, caritativer Organisationen fortgesetzt werden.

## V. Schrifttum

1. Beyer, A. und Winter, K.     Lehrbuch der Hygiene
VEB Verlag Volk und Gesundheit (1964, S. 347)
2. Deutsches Ärzteblatt     67 (1970) v. 3. 1. 1970, Nr. 2
3. Gedicke, K.     Die Epidemiologie der Lues und Gonorrhoe in Nordrhein-Westfalen
    a) Öff. Gesundh.-Dienst 25 (1963) 352
    b) Öff. Gesundh.-Wes. 29 (1967) 28
    c) Öff. Gesundh.-Wes. 32 (1970) 218
4. Gläss, Th.     Die Bedeutung der Alkohol- und Tabakfrage für die jüngere Generation.
Suchtgefahren (Deutsche Hauptstelle gegen die Suchtgefahren H. 1, 1962
5. Jung, H. D.     Zur Epidemiologie und Bekämpfung der Geschlechtskrankheiten in Westdeutschland
Das deutsche Gesundheitswesen XVII, 48, 2077, 1962
6. Leutner, R.     Geschlechtskrankheiten 1971
Dt. Ärztebl. 69 (1972) 3229
7. Lund, P. V.     Bundesgesundheitsblatt 1/1964

| | |
|---|---|
| 8. Muchow, H. H. | Jugend und Zeitgeist. Verlag Rowohlt – deutsche Enzyklopädie, Band 147/148 |
| 9. Oestereich, H. | Geschlechtserziehung – Ziel und Weg. 16. Sonderheft der Landesarbeitsgemeinschaft zur Bekämpfung der Geschlechtskrankheiten und Geschlechtserziehung 1963 |
| 10. Proppe, A. und Wagner, G. | Dermatologie und Venerologie in Gottron-Schönfeld Bd. V Teil 2 Georg-Thieme-Verlag Stuttgart (1965) |
| 11. Rommeney, G. | Alkoholbedingtes abnormes Verhalten des jungen Menschen. Suchtgefahren H. 1, 1962 |
| 12. Schelsky, H. | Soziologie der Sexualität. Verlag Rowohlt, Hamburg (1955), besprochen von E. Daniels in Der Öffentliche Gesundheitsdienst 18 (1956) 109 |
| 13. Voss, W. | Geschlechtskrankheiten unter Jugendlichen in den USA, in Nordrhein-Westfalen und in der Großstadt Köln. Landesarbeitsgemeinschaft zur Bekämpfung der Geschlechtskrankheiten und Geschlechtserziehung (LAGG) H. 21, 1956 |

## VI. Tabellenanhang

**Tabelle 1**
Neuerkrankungen und Zugänge an Geschlechtskrankheiten (insgesamt) in Nordrhein-Westfalen von 1948–1968 (10 000 Einwohner).

| Erkrankte | 1948 | 1950 | 1952 | 1954 | 1956 | 1958 | 1960 | 1962 | 1964 | 1966 | 1968 |
|---|---|---|---|---|---|---|---|---|---|---|---|
| **männlich (von 0 – 60> J.)** | | | | | | | | | | | |
| Gonorrhoe | 17 717 | 12 152 | 8 624 | 8 736 | 8 343 | 8 850 | 9 273 | 8 708 | 8 067 | 6 789 | 7 207 |
| Lues | 14 981 | 6 168 | 3 386 | 2 427 | 1 859 | 1 284 | 1 764 | 1 748 | 1 536 | 1 614 | 1 449 |
| gesamt | 32 698 | 18 320 | 12 010 | 11 163 | 10 202 | 10 134 | 11 037 | 10 456 | 9 603 | 8 403 | 8 656 |
| auf 10 000 Einwohner | 56,6 | 29,4 | 18,3 | 16,1 | 14,6 | 13,8 | 14,7 | 13,5 | 12,2 | 10,4 | 10,7 |
| **weiblich (von 0 – 60> J.)** | | | | | | | | | | | |
| Gonorrhoe | 13 860 | 9 353 | 5 947 | 5 842 | 4 948 | 5 152 | 5 278 | 4 501 | 3 691 | 2 899 | 3 057 |
| Lues | 18 848 | 7 305 | 3 961 | 2 891 | 2 008 | 1 317 | 1 645 | 1 344 | 1 138 | 1 203 | 1 046 |
| gesamt | 32 708 | 16 658 | 9 908 | 8 733 | 6 956 | 6 469 | 6 923 | 5 845 | 4 829 | 4 102 | 4 103 |
| auf 10 000 Einwohner | 49,0 | 24,0 | 13,8 | 11,5 | 9,0 | 8,0 | 8,4 | 6,9 | 5,6 | 4,7 | 4,6 |
| insgesamt | 65 406 | 34 978 | 21 918 | 19 896 | 17 158 | 16 603 | 17 960 | 16 301 | 14 432 | 12 505 | 12 759 |
| auf 10 000 Einwohner | 55,0 | 26,6 | 16,0 | 13,8 | 11,6 | 10,8 | 11,4 | 10,1 | 8,76 | 7,4 | 7,6 |

*Geschlechtskranke*

Tabelle 2
Neuerkrankungen und Zugänge an Gonorrhoe in Nordrhein-Westfalen von
1952 bis 1968 nach Altersgruppen und Geschlecht (auf 10 000 Einwohner).

| Altersgruppe | | 1952 | 1954 | 1956 | 1958 | 1960 | 1962 | 1964 | 1966 | 1968 |
|---|---|---|---|---|---|---|---|---|---|---|
| 0 – 1 | ♂ | 1,16 | 1,20 | 0,25 | 0,08 | 0,30 | 0,44 | 0,13 | 0,34 | 0,07 |
|  | ♀ | 2,86 | 0,95 | 0,80 | 0,65 | 0,54 | 0,47 | 0,44 | 0,36 | 0,30 |
| 1 – 14 | ♂ | 0,05 | 0,05 | 0,04 | 0,01 | 0,02 | 0,03 | – | 0,02 | 0,02 |
|  | ♀ | 1,12 | 0,79 | 0,44 | 0,39 | 0,30 | 0,21 | 0,17 | 0,13 | 0,14 |
| 14 – 18 | ♂ | 2,40 | 1,97 | 2,30 | 2,05 | 3,39 | 2,52 | 2,50 | 1,80 | 2,38 |
|  | ♀ | 6,97 | 6,27 | 6,30 | 7,02 | 10,30 | 10,58 | 8,44 | 6,30 | 7,45 |
| 18 – 21 | ♂ | 32,30 | 31,80 | 29,60 | 31,30 | 36,50 | 30,60 | 25,90 | 21,20 | 20,36 |
|  | ♀ | 37,90 | 33,30 | 27,00 | 28,40 | 33,40 | 29,40 | 25,30 | 17,80 | 21,43 |
| 21 – 25 | ♂ | 59,00 * | 59,10 | 59,70 | 58,00 | 57,00 | 53,30 | 51,00 | 49,00 | 53,98 |
|  | ♀ | 42,00 | 44,90 | 36,10 | 34,50 | 30,90 | 27,00 | 20,90 | 19,20 | 21,63 |
| 25 – 40 | ♂ | 30,10 | 28,30 | 26,80 | 24,70 | 23,80 | 22,40 | 21,10 | 16,80 | 19,28 |
|  | ♀ | 16,50 | 13,60 | 11,20 | 10,20 | 9,60 | 8,30 | 7,30 | 5,70 | 5,47 |
| 40 – 50 | ♂ | 8,10 | 7,10 | 5,40 | 5,20 | 4,70 | 4,50 | 4,60 | 3,70 | 4,04 |
|  | ♀ | 2,90 | 2,30 | 2,10 | 1,80 | 1,70 | 1,50 | 1,60 | 1,30 | 1,02 |
| 50 – 60 | ♂ | 2,80 | 2,50 | 2,20 | 1,90 | 1,10 | 1,30 | 1,20 | 1,20 | 1,09 |
|  | ♀ | 1,50 | 0,70 | 0,50 | 0,40 | 0,40 | 0,40 | 0,40 | 0,40 | 0,32 |
| 60> | ♂ | 0,10 | 0,50 | 0,40 | 0,30 | 0,40 | 0,30 | 0,20 | 0,14 | 0,17 |
|  | ♀ | 0,10 | 0,40 | 0,04 | 0,03 | 0,05 | 0,04 | 0,04 | 0,03 | 0,05 |
| insgesamt | ♂ | 13,20 | 12,70 | 11,90 | 12,20 | 12,40 | 11,30 | 10,30 | 8,40 | 8,91 |
|  | ♀ | 8,30 | 7,80 | 6,40 | 6,40 | 6,40 | 5,30 | 4,30 | 3,30 | 3,45 |

*Gesundheitshilfe für Behindertengruppen*

Tabelle 3
Neuerkrankungen und Zugänge an Gonorrhoe in Nordrhein-Westfalen von 1952 bis 1968 nach Altersgruppen und Geschlecht (absolute Zahlen).

| Altersgruppe | | 1952 | 1954 | 1956 | 1958 | 1960 | 1962 | 1964 | 1966 | 1968 |
|---|---|---|---|---|---|---|---|---|---|---|
| 0 – 1 | ♂ | 12 | 13 | 2 | 1 | 6 | 2 | 2 | 5 | 1 |
|       | ♀ | 28 | 10 | 9 | 8 | 6 | 6 | 6 | 5 | 4 |
| 1 – 14 | ♂ | 6 | 6 | 5 | 2 | 3 | 5 | – | 3 | 3 |
|        | ♀ | 141 | 100 | 56 | 52 | 43 | 32 | 26 | 21 | 24 |
| 14 – 18 | ♂ | 112 | 102 | 119 | 98 | 136 | 97 | 107 | 80 | 109 |
|         | ♀ | 310 | 207 | 316 | 318 | 393 | 389 | 344 | 273 | 327 |
| 18 – 21 | ♂ | 989 | 1 186 | 1 135 | 1 360 | 1 519 | 1 033 | 775 | 631 | 672 |
|         | ♀ | 1 025 | 1 137 | 985 | 1 154 | 1 315 | 933 | 730 | 508 | 686 |
| 21 – 25 | ♂ | 2 732 | 2 693 | 2 630 | 2 962 | 3 149 | 3 021 | 2 672 | 2 186 | 2 106 |
|         | ♀ | 1 750 | 1 783 | 1 495 | 1 657 | 1 611 | 1 456 | 1 043 | 831 | 844 |
| 25 – 40 | ♂ | 3 614 | 3 765 | 3 896 | 3 754 | 3 930 | 4 021 | 4 001 | 3 410 | 3 810 |
|         | ♀ | 2 254 | 2 152 | 1 772 | 1 714 | 1 669 | 1 471 | 1 310 | 1 045 | 990 |
| 40 – 50 | ♂ | 817 | 712 | 509 | 445 | 379 | 370 | 371 | 323 | 397 |
|         | ♀ | 344 | 276 | 256 | 201 | 180 | 164 | 174 | 149 | 122 |
| 50 – 60 | ♂ | 253 | 210 | 210 | 197 | 115 | 128 | 115 | 110 | 88 |
|         | ♀ | 82 | 73 | 54 | 44 | 54 | 44 | 52 | 48 | 35 |
| 60 > | ♂ | 79 | 41 | 36 | 31 | 36 | 31 | 24 | 17 | 21 |
|      | ♀ | 13 | 4 | 5 | 4 | 7 | 6 | 6 | 5 | 9 |
| insgesamt | ♂ | 8 624 | 8 736 | 8 343 | 8 850 | 9 273 | 8 708 | 8 067 | 6 765 | 7 189 |
|           | ♀ | 5 947 | 5 842 | 4 948 | 5 152 | 5 278 | 4 501 | 3 691 | 2 885 | 3 041 |

Geschlechtskranke

Tabelle 4
Neuerkrankungen und Zugänge an Lues in Nordrhein-Westfalen von 1952–1968 nach Altersgruppen und Geschlecht (auf 10 000 E.)

| Altersgruppe | | 1952 Zugang * | | 1954 Zugang * | | 1956 Zugang * | | 1958 Zugang * | | 1960 Zugang * | | 1962 Zugang * | | 1964 Zugang * | | 1966 Zugang * | | 1968 Zugang * | |
|---|---|---|---|---|---|---|---|---|---|---|---|---|---|---|---|---|---|---|---|
| 0 – 1 | ♂ | 19,3 | 19,2 | 12,0 | 12,0 | 5,8 | 5,8 | 2,6 | 2,6 | 3,3 | 3,1 | 2,16 | 2,16 | 1,87 | 1,87 | 2,00 | 1,90 | 2,24 | 2,09 |
|  | ♀ | 19,0 | 18,8 | 12,6 | 12,6 | 6,0 | 5,9 | 3,5 | 3,5 | 3,5 | 3,5 | 2,73 | 2,73 | 2,60 | 2,60 | 2,86 | 2,78 | 2,80 | 2,80 |
| 1 – 14 | ♂ | 0,7 | 0,6 | 0,6 | 0,6 | 0,4 | 0,4 | 0,2 | 0,2 | 0,2 | 0,2 | 0,13 | 0,13 | 0,05 | 0,05 | 0,06 | 0,05 | 0,04 | 0,04 |
|  | ♀ | 0,8 | 0,7 | 0,7 | 0,6 | 0,5 | 0,4 | 0,3 | 0,3 | 0,2 | 0,2 | 0,18 | 0,17 | 0,11 | 0,08 | 0,07 | 0,07 | 0,77 | 0,59 |
| 14 – 18 | ♂ | 0,8 | 0,3 | 0,3 | 0,1 | 0,3 | 0,1 | 0,4 | 0,1 | 0,5 | 0,1 | 0,44 | 0,18 | 0,42 | 0,02 | 0,42 | 0,07 | 0,33 | – |
|  | ♀ | 1,3 | 0,4 | 1,0 | 0,3 | 0,5 | 0,1 | 0,5 | 0,2 | 1,4 | 0,3 | 0,84 | 0,11 | 1,00 | 0,15 | 0,95 | 0,25 | 0,68 | 0,05 |
| 18 – 21 | ♂ | 5,5 | 1,0 | 2,7 | 0,2 | 1,6 | 0,1 | 1,1 | 0,1 | 3,0 | 1,2 | 3,00 | 0,06 | 3,50 | 0,13 | 2,55 | 0,01 | 2,27 | 0,06 |
|  | ♀ | 8,4 | 0,4 | 4,4 | 0,4 | 2,1 | 0,1 | 1,5 | 0,1 | 3,3 | – | 2,60 | 0,19 | 3,40 | 0,17 | 3,22 | 0,02 | 2,37 | 0,16 |
| 21 – 25 | ♂ | 12,3 | 0,1 | 7,4 | 0,3 | 4,6 | 0,1 | 3,2 | 0,1 | 5,8 | 0,1 | 5,3 | 0,05 | 6,20 | 0,02 | 7,10 | 0,05 | 6,36 | 0,10 |
|  | ♀ | 15,4 | 0,4 | 10,4 | 0,3 | 5,1 | 0,2 | 3,3 | 0,1 | 4,8 | 0,1 | 4,1 | 0,07 | 4,60 | 0,10 | 4,72 | 0,02 | 3,56 | 0,10 |
| 25 – 40 | ♂ | 9,8 | 0,1 | 6,2 | 0,1 | 4,9 | 0,1 | 2,8 | 0,1 | 4,2 | – | 4,40 | – | 3,66 | – | 3,61 | 0,02 | 3,26 | 0,01 |
|  | ♀ | 11,0 | 0,2 | 7,6 | 0,3 | 5,3 | 0,1 | 3,1 | – | 3,4 | – | 2,90 | 0,07 | 2,19 | 0,03 | 2,25 | 0,05 | 1,71 | 0,02 |
| 40 – 50 | ♂ | 5,2 | – | 4,2 | – | 3,7 | – | 2,7 | – | 2,8 | – | 2,54 | – | 2,26 | – | 1,90 | 0,03 | 1,50 | – |
|  | ♀ | 4,0 | – | 3,4 | – | 2,8 | – | 1,9 | – | 2,1 | – | 1,88 | 0,04 | 1,38 | 0,03 | 1,60 | 0,04 | 1,18 | 0,02 |
| 50 – 60 | ♂ | 4,7 | – | 3,9 | – | 3,1 | – | 2,3 | – | 2,0 | – | 1,90 | 0,03 | 1,04 | 0,02 | 1,20 | – | 1,08 | – |
|  | ♀ | 4,3 | – | 3,0 | – | 2,2 | – | 1,4 | – | 1,3 | 0,1 | 1,16 | – | 0,82 | 0,01 | 0,66 | – | 0,70 | – |
| 60 > | ♂ | 1,9 | – | 1,8 | – | 1,6 | – | 1,1 | – | 1,1 | – | 0,84 | – | 0,62 | – | 0,58 | – | 0,40 | – |
|  | ♀ | 1,4 | – | 1,2 | – | 1,1 | – | 0,8 | – | 0,8 | – | 0,57 | – | 0,45 | – | 0,44 | – | 0,24 | – |
| insgesamt | ♂ | 5,2 | 0,5 | 3,5 | 0,4 | 2,7 | 0,2 | 1,8 | 0,1 | 2,4 | 0,1 | 2,26 | 0,90 | 1,95 | 0,06 | 1,90 | 0,06 | 1,61 | 0,05 |
|  | ♀ | 5,4 | 0,5 | 3,8 | 0,4 | 2,8 | 0,2 | 1,6 | 0,1 | 2,0 | 0,1 | 1,58 | 0,11 | 1,32 | 0,07 | 1,29 | 1,00 | 1,00 | 0,07 |

* Davon Connatalis.

*Gesundheitshilfe für Behindertengruppen*

Tabelle 5
Neuerkrankungen und Zugänge an Lues in Nordrhein-Westfalen von 1952–1968 nach Altersgruppen und Geschlecht (abs. Zahlen).

| Altersgruppe | | 1952 Zugang | * | 1954 Zugang | * | 1956 Zugang | * | 1958 Zugang | * | 1960 Zugang | * | 1962 Zugang | * | 1964 Zugang | * | 1966 Zugang | * | 1968 Zugang | * |
|---|---|---|---|---|---|---|---|---|---|---|---|---|---|---|---|---|---|---|---|
| 0–1 | ♂ | 199 | 198 | 134 | 134 | 68 | 68 | 33 | 68 | 45 | 43 | 31 | 31 | 28 | 28 | 29 | 28 | 31 | 29 |
|  | ♀ | 186 | 184 | 133 | 133 | 67 | 66 | 42 | 42 | 45 | 45 | 37 | 31 | 37 | 36 | 40 | 39 | 37 | 37 |
| 1–14 | ♂ | 88 | 77 | 79 | 75 | 53 | 47 | 31 | 29 | 31 | 31 | 21 | 20 | 9 | 9 | 11 | 5 | 7 | 7 |
|  | ♀ | 102 | 84 | 85 | 71 | 66 | 54 | 40 | 38 | 34 | 30 | 27 | 26 | 18 | 12 | 12 | 12 | 13 | 10 |
| 14–18 | ♂ | 35 | 14 | 16 | 4 | 17 | 4 | 17 | 7 | 21 | 3 | 17 | 7 | 18 | 1 | 19 | 3 | 15 | – |
|  | ♀ | 57 | 19 | 48 | 10 | 44 | 6 | 17 | 8 | 55 | 12 | 31 | 4 | 41 | 6 | 41 | 10 | 30 | 2 |
| 18–21 | ♂ | 170 | 3 | 99 | 6 | 61 | 5 | 47 | 2 | 125 | 5 | 101 | 2 | 105 | 4 | 76 | 3 | 75 | 2 |
|  | ♀ | 234 | 12 | 150 | 12 | 74 | 3 | 59 | 4 | 129 | 5 | 83 | 6 | 98 | 5 | 92 | 5 | 76 | 5 |
| 21–25 | ♂ | 577 | 6 | 335 | 11 | 202 | 6 | 164 | 3 | 318 | 3 | 299 | 3 | 325 | 1 | 319 | 4 | 248 | 4 |
|  | ♀ | 682 | 15 | 423 | 11 | 208 | 7 | 155 | 3 | 252 | 3 | 222 | 4 | 229 | 5 | 204 | 9 | 139 | 4 |
| 25–40 | ♂ | 1 205 | 11 | 833 | 16 | 673 | 16 | 430 | 10 | 692 | 6 | 791 | 2 | 695 | 1 | 732 | 4 | 644 | 2 |
|  | ♀ | 1 688 | 32 | 1 208 | 41 | 844 | 19 | 530 | 7 | 638 | 8 | 513 | 13 | 394 | 6 | 412 | 10 | 310 | 4 |
| 40–50 | ♂ | 531 | 2 | 430 | 2 | 349 | 2 | 235 | 1 | 225 | 1 | 207 | 2 | 184 | – | 167 | 2 | 148 | – |
|  | ♀ | 474 | 1 | 411 | 6 | 335 | 2 | 202 | – | 225 | 3 | 202 | 4 | 148 | 3 | 179 | 4 | 140 | 3 |
| 50–60 | ♂ | 421 | 1 | 345 | 2 | 294 | 3 | 225 | 2 | 203 | – | 190 | 3 | 102 | 2 | 110 | – | 87 | – |
|  | ♀ | 399 | 1 | 298 | 2 | 238 | 3 | 161 | – | 155 | 1 | 143 | 1 | 102 | 2 | 80 | – | 79 | 1 |
| 60> | ♂ | 160 | – | 156 | – | 142 | – | 102 | 1 | 104 | – | 91 | – | 70 | 1 | 69 | – | 47 | – |
|  | ♀ | 139 | 1 | 134 | – | 132 | 1 | 97 | – | 108 | – | 86 | 1 | 71 | 1 | 74 | 1 | 43 | – |
| insgesamt | ♂ | 3 386 | 312 | 2 427 | 250 | 1 859 | 150 | 1 284 | 88 | 1 764 | 92 | 1 748 | 70 | 1 536 | 47 | 1 532 | 49 | 1 302 | 44 |
|  | ♀ | 3 961 | 348 | 2 891 | 290 | 2 008 | 161 | 1 317 | 102 | 1 645 | 102 | 1 344 | 96 | 1 138 | 76 | 1 134 | 89 | 867 | 66 |

* Davon Connatalis

## Erkrankungen an Geschlechtskrankheiten 1971
## Art – Familienstand – Altersgruppe

*Geschlechtskranke*

| Alter von ... bis unter ... Jahren | Insgesamt | | | Syphilis | | | Tripper | | | Weicher Schanker | | Venerische Lymphknotenentzündung | | Mehrfachinfektion | |
|---|---|---|---|---|---|---|---|---|---|---|---|---|---|---|---|
| | insgesamt | männl. | weibl. | zusammen | männl. | weibl. | zusammen | männl. | weibl. | zusammen | dar. männl. | zusammen | dar. männl. | zusammen | dar. männl. |
| | | | | | | Insgesamt | | | | | | | | | |
| 0 – 10 | 121 | 71 | 50 | 23 | 12 | 11 | 98 | 59 | 39 | – | – | – | – | – | – |
| 10 – 15 | 146 | 44 | 102 | 12 | 4 | 8 | 134 | 40 | 94 | – | – | – | – | – | – |
| 15 – 20 | 9 170 | 3 959 | 5 211 | 356 | 153 | 203 | 8 779 | 3 787 | 4 992 | 6 | – | 6 | – | 23 | 8 |
| 20 – 25 | 26 362 | 18 248 | 8 114 | 1 217 | 782 | 435 | 25 040 | 17 402 | 7 638 | 26 | 6 | 7 | 5 | 72 | 39 |
| 25 – 30 | 19 746 | 15 509 | 4 237 | 1 238 | 952 | 286 | 18 411 | 14 481 | 3 930 | 29 | 20 | 5 | 5 | 63 | 45 |
| 30 – 40 | 19 709 | 15 932 | 3 777 | 1 723 | 1 327 | 396 | 17 896 | 14 535 | 3 361 | 29 | 26 | 13 | 13 | 48 | 31 |
| 40 – 50 | 4 260 | 3 280 | 980 | 609 | 413 | 196 | 3 624 | 2 847 | 777 | 8 | 6 | 1 | 1 | 18 | 13 |
| 50 – 60 | 1 214 | 845 | 369 | 263 | 173 | 90 | 943 | 665 | 278 | – | – | 1 | 1 | 7 | 6 |
| 60 und mehr | 501 | 371 | 130 | 182 | 109 | 73 | 318 | 262 | 56 | – | – | – | – | 1 | – |
| unbekannt | 655 | 503 | 152 | 42 | 29 | 13 | 612 | 474 | 138 | – | – | – | – | – | – |
| Zusammen | 81 884 | 58 762 | 23 122 | 5 665 | 3 954 | 1 711 | 75 855 | 54 552 | 21 303 | 98 | 84 | 33 | 30 | 233 | 142 |
| | | | | | | Ledig | | | | | | | | | |
| 0 – 10 | 121 | 71 | 50 | 23 | 12 | 11 | 98 | 59 | 39 | – | – | – | – | – | – |
| 10 – 15 | 146 | 44 | 102 | 12 | 4 | 8 | 134 | 40 | 94 | – | – | – | – | – | – |
| 15 – 20 | 8 814 | 3 904 | 4 910 | 338 | 151 | 187 | 8 442 | 3 734 | 4 708 | 6 | 6 | 5 | 5 | 23 | 8 |
| 20 – 25 | 22 294 | 16 446 | 5 848 | 980 | 701 | 279 | 21 230 | 15 687 | 5 543 | 20 | 18 | 7 | 5 | 57 | 35 |
| 25 – 30 | 13 215 | 11 248 | 1 967 | 859 | 754 | 105 | 12 291 | 10 437 | 1 854 | 19 | 19 | 5 | 5 | 40 | 33 |
| 30 – 40 | 10 010 | 8 813 | 1 197 | 959 | 853 | 106 | 9 000 | 7 918 | 1 082 | 19 | 18 | 6 | 6 | 26 | 18 |
| 40 – 50 | 1 527 | 1 317 | 210 | 217 | 184 | 33 | 1 302 | 1 127 | 175 | 2 | 2 | 1 | 1 | 6 | 4 |
| 50 – 60 | 336 | 246 | 90 | 65 | 47 | 18 | 268 | 197 | 71 | – | – | 1 | 1 | 2 | 1 |
| 60 und mehr | 143 | 121 | 22 | 30 | 25 | 5 | 113 | 96 | 17 | – | – | – | – | 1 | – |
| unbekannt | 459 | 365 | 94 | 25 | 19 | 6 | 433 | 346 | 87 | – | – | – | – | – | – |
| Zusammen | 57 065 | 42 575 | 14 490 | 3 508 | 2 750 | 758 | 53 311 | 39 641 | 13 670 | 67 | 63 | 24 | 22 | 155 | 99 |

## Gesundheitshilfe für Behindertengruppen

| Alter von ... bis unter ... Jahren | Insgesamt | | | Syphilis | | | Tripper | | | Weicher Schanker | | Venerische Lymphknotenentzündung | | Mehrfachinfektion | |
|---|---|---|---|---|---|---|---|---|---|---|---|---|---|---|---|
| | insgesamt | männl. | weibl. | zusammen | männl. | weibl. | zusammen | männl. | weibl. | zusammen | dar. männl. | zusammen | dar. männl. | zusammen | dar. männl. |
| | | | | | | Verheiratet | | | | | | | | | |
| 15 – 20 | 295 | 51 | 244 | 15 | 2 | 13 | 279 | 49 | 230 | – | – | 1 | – | – | – |
| 20 – 25 | 3 248 | 1 581 | 1 667 | 203 | 77 | 126 | 3 032 | 1 499 | 1 533 | 6 | 2 | – | – | 7 | 3 |
| 25 – 30 | 5 153 | 3 531 | 1 622 | 307 | 167 | 140 | 4 828 | 3 352 | 1 476 | 6 | 6 | – | – | 12 | 6 |
| 30 – 40 | 7 455 | 5 663 | 1 792 | 583 | 365 | 218 | 6 848 | 5 277 | 1 571 | 8 | 8 | 6 | 6 | 10 | 9 |
| 40 – 50 | 1 967 | 1 512 | 455 | 287 | 175 | 112 | 1 669 | 1 329 | 340 | 5 | 3 | – | – | 6 | 5 |
| 50 – 60 | 562 | 441 | 121 | 141 | 102 | 39 | 416 | 334 | 82 | – | – | – | – | 5 | 5 |
| 60 und mehr | 206 | 161 | 45 | 84 | 57 | 27 | 122 | 104 | 18 | – | – | – | – | – | – |
| unbekannt | 162 | 119 | 43 | 11 | 7 | 4 | 151 | 112 | 39 | – | – | – | – | – | – |
| Zusammen | 19 048 | 13 095 | 5 989 | 1 631 | 952 | 679 | 17 345 | 12 056 | 5 289 | 25 | 17 | 7 | 6 | 40 | 28 |
| | | | | | | Verwitwet | | | | | | | | | |
| 15 – 20 | 3 | 2 | 1 | – | – | – | 3 | 2 | 1 | – | – | – | – | – | – |
| 20 – 25 | 21 | 3 | 18 | 1 | – | 1 | 19 | 3 | 16 | – | – | – | – | 1 | – |
| 25 – 30 | 34 | 15 | 19 | 6 | – | 6 | 27 | 14 | 13 | 1 | 1 | – | – | – | – |
| 30 – 40 | 107 | 41 | 66 | 10 | 2 | 8 | 97 | 39 | 58 | – | – | – | – | – | – |
| 40 – 50 | 119 | 58 | 61 | 19 | 11 | 8 | 100 | 47 | 53 | – | – | – | – | – | – |
| 50 – 60 | 108 | 40 | 68 | 27 | 8 | 19 | 81 | 32 | 49 | – | – | – | – | – | – |
| 60 und mehr | 111 | 59 | 52 | 56 | 18 | 38 | 54 | 41 | 13 | – | – | – | – | 1 | – |
| unbekannt | 6 | 1 | 5 | 2 | – | 2 | 4 | 1 | 3 | – | – | – | – | – | – |
| Zusammen | 509 | 219 | 290 | 121 | 39 | 82 | 385 | 179 | 206 | 1 | 1 | – | – | 2 | – |
| | | | | | | Geschieden | | | | | | | | | |
| 15 – 20 | 33 | – | 33 | 2 | – | 2 | 31 | – | 31 | – | – | – | – | – | – |
| 20 – 25 | 549 | 124 | 425 | 23 | 2 | 21 | 519 | 121 | 398 | – | – | – | – | 7 | 1 |
| 25 – 30 | 959 | 445 | 514 | 49 | 20 | 29 | 901 | 421 | 480 | 1 | 1 | 1 | 1 | 8 | 4 |
| 30 – 40 | 1 391 | 801 | 590 | 123 | 72 | 51 | 1 258 | 725 | 533 | 1 | 1 | – | – | 9 | 3 |
| 40 – 50 | 485 | 275 | 210 | 68 | 33 | 35 | 410 | 237 | 173 | 1 | 1 | 1 | 1 | 5 | 3 |
| 50 – 60 | 163 | 86 | 77 | 26 | 14 | 12 | 137 | 72 | 65 | – | – | – | – | – | – |
| 60 und mehr | 33 | 22 | 11 | 11 | 8 | 3 | 22 | 14 | 8 | – | – | – | – | – | – |
| unbekannt | 17 | 8 | 9 | 1 | 1 | – | 16 | 7 | 9 | – | – | – | – | – | – |
| Zusammen | 3 630 | 1 761 | 1 869 | 303 | 150 | 153 | 3 294 | 1 597 | 1 697 | 2 | 1 | 2 | 2 | 29 | 11 |

## Geschlechtskranke

| Alter von ... bis unter ... Jahren | Insgesamt | | | Syphilis | | | Tripper | | | Weicher Schanker | | Venerische Lymphknotenentzündung | | Mehrfachinfektion | |
|---|---|---|---|---|---|---|---|---|---|---|---|---|---|---|---|
| | insgesamt | männl. | weibl. | zusammen | männl. | weibl. | zusammen | männl. | weibl. | zusammen | dar. männl. | zusammen | dar. männl. | zusammen | dar. männl. |
| | | | | | | | Getrennt lebend | | | | | | | | |
| 15–20 | 21 | 1 | 20 | – | – | – | 21 | 1 | 20 | – | – | – | – | – | – |
| 20–25 | 218 | 72 | 146 | 8 | – | 8 | 210 | 72 | 138 | – | – | – | – | – | – |
| 25–30 | 344 | 234 | 110 | 16 | 10 | 6 | 326 | 224 | 102 | 1 | 1 | – | – | 1 | 1 |
| 30–40 | 685 | 562 | 123 | 43 | 30 | 13 | 638 | 530 | 108 | 1 | 1 | – | – | 3 | 3 |
| 40–50 | 153 | 111 | 42 | 16 | 9 | 7 | 137 | 102 | 35 | – | – | – | – | – | – |
| 50–60 | 44 | 31 | 13 | 4 | 2 | 2 | 40 | 29 | 11 | – | – | – | – | – | – |
| 60 und mehr | 6 | 6 | – | 1 | 1 | – | 5 | 5 | – | – | – | – | – | – | – |
| unbekannt | 5 | 5 | – | – | – | – | 5 | 5 | – | – | – | – | – | – | – |
| Zusammen | 1 476 | 1 022 | 454 | 88 | 52 | 36 | 1 382 | 968 | 414 | 2 | 1 | – | – | 4 | 1 |
| | | | | | | | Ohne Angabe | | | | | | | | |
| 15–20 | 4 | 1 | 3 | 1 | – | 1 | 3 | 1 | 2 | – | – | – | – | – | – |
| 20–25 | 32 | 22 | 10 | 2 | 2 | – | 30 | 20 | 10 | – | – | – | – | 2 | 2 |
| 25–30 | 41 | 36 | 5 | 1 | 1 | – | 38 | 33 | 5 | 1 | 1 | – | – | 2 | 1 |
| 30–40 | 61 | 52 | 9 | 5 | 5 | – | 55 | 46 | 9 | 1 | – | – | – | 1 | 1 |
| 40–50 | 9 | 7 | 2 | 2 | 1 | 1 | 6 | 5 | 1 | – | – | – | – | 1 | – |
| 50–60 | 1 | 1 | – | – | – | – | 1 | 1 | – | – | – | – | – | – | – |
| 60 und mehr | 2 | 2 | – | – | – | – | 2 | 2 | – | – | – | – | – | – | – |
| unbekannt | 6 | 5 | 1 | 3 | 2 | 1 | 3 | 3 | – | – | – | – | – | – | – |
| Zusammen | 156 | 126 | 30 | 14 | 11 | 3 | 138 | 111 | 27 | 1 | 1 | – | – | 3 | 3 |

## D) Herz- und Kreislaufkranke

Vorbemerkungen – Kreislaufschäden als Volkskrankheit – Zum Ist-Zustand – Herz-Kreislauferkrankungen und sozialer Status – Herz-Kreislauferkrankungen und Familienstand – Risikofaktoren – Fahndungsuntersuchungen – Gezielte Vorbeugung – Die „Ohlstadtkur" – Rehabilitation.

### Vorbemerkungen

Bei keiner Krankheit oder Krankheitsgruppe ist es notwendiger, das Krankheitsgeschehen und die Ursachen in Verbindung mit sozialen und soziologischen Umweltfaktoren zu beurteilen, als bei den Herz-Kreislaufstörungen. Das Krankheitsgeschehen ist der medizinischen Wissenschaft und Klinik lange bekannt. Neueren Datums ist jedoch die zunehmende Erkenntnis des Zusammenhanges mit sozialen Faktoren (Streß-Pathologie).

ALFRED GROTJAHN erwähnte in seiner „Sozialen Pathologie" (letzte Auflage 1923) die Herz- und Kreislauferkrankungen nur kurz. Im Lehrbuch der Sozialhygiene von BAYER und WINTER (1964) wird erstmals dieser Problematik größerer Raum gegeben (S. 241). Im Lehrbuch der Hygiene von H. GÄRTNER und H. REPLOH (1964) liefert H. OSTERTAG einen Beitrag (S. 309). MANFRED PFLANZ hebt diese Zusammenhänge in seinem Buch „Sozialer Wandel und Krankheit" (1962) besonders hervor.

Erst nachdem diese Gruppe von Erkrankungen in der Todesursachenstatistik an die erste Stelle rückte, begann der Großangriff zur Erforschung der Ursachen und der Möglichkeiten zur Früherkennung, Früherfassung und Frühbehandlung bis zur Rehabilitation.

Die Kenntnisse über die Häufigkeit der Erkrankung lieferte die Statistik; die chronischen Verläufe – somit die Dauer – waren durch Beobachtung erwiesen, die sozialen Folgen für den Betroffenen und dessen Familie sind offenbar. Somit sind die drei Voraussetzungen vorhanden, die ERICH SCHRÖDER nannte, um eine Krankheit als „Volkskrankheit" zu klassifizieren (9).

Durch das häufige Auftreten und die zunehmende Tendenz der Herz-Kreislauferkrankungen ist in den letzten Jahrzehnten ein gesundheitspolitisch wie sozialpolitisch gleichermaßen ernstes Problem entstanden. Auch hinsichtlich der Frühinvalidität sind sie an die erste Stelle gerückt. Eine umfassende Morbiditätsstatistik fehlt in der Bundesrepublik, echte Längsschnittuntersuchungen wurden bisher nicht durchgeführt.

Das Charakteristikum dieser Erkrankungsgruppe ist die meist sich allmählich entwickelnde Symptomatik, ihre zunächst geringen Beschwerden für den Betroffenen und die Tatsache, daß besonders aktive, tatkräftige Menschen betroffen werden, die eine Minderung ihrer Leistungsfähigkeit nicht wahrhaben wollen. Die besten Chancen zur Vorbeugung

## Herz- und Kreislaufkranke

werden so verpaßt. Unbestimmte Beschwerden wie vegetative Dysregulation, Dystonie, Dysharmonie bestimmen die einleitende Symptomatik. Die prophylaktischen Bemühungen der heutigen Sozialmedizin haben hier ihre Ansatzpunkte.

### I. Zum Ist-Zustand

Besondere Bedeutung haben in dem hier zu erörternden Zusammenhang die hypertensiven Herz-Kreislauferkrankungen und die arteriosklerotischen Störungen (Coronarsklerose, Cerebralsklerose, Durchblutungsstörungen der unteren Extremitäten). Das sog. Cor pulmonale entwickelt sich zunehmend mit der Steigerung des Lebensalters.

Zahlenstudien sind aus den USA bekannt. Im Laufe eines zehnjährigen Beobachtungszeitraumes zeigte sich, daß jeder zehnte Mann und jede fünfundzwanzigste Frau im Alter zwischen 30 und 59 Jahren an Herzkranzgefäßstörungen erkrankten. Die verschiedenen Erkrankungshäufigkeiten treten fast immer kombiniert auf.

Eine einfache Addition verschiedener Zahlenangaben zu den einzelnen Krankheitsgruppen muß zu überhöhten Gesamtzahlen führen. Zum Beispiel war von 6672 Personen bei 41% gleichzeitig eine Coronarerkrankung und eine Hypertension vorhanden. 15% litten zusätzlich an weiteren Herzerkrankungen. (National Health Survey)

Bereits von BASCH hat vor der Jahrhundertwende die Überzeugung geäußert, daß Hypertonie und Arteriosklerose in wirtschaftlich gehobenen Sozialschichten gehäuft vorkommen. Auch heute noch ist festzustellen, daß Coronarerkrankungen in sog. Entwicklungsländern erheblich seltener sind als in Industrienationen. Die Hypertonie ist in Hungerzeiten seltener und heute in Ländern mit unterernährter Bevölkerung kaum

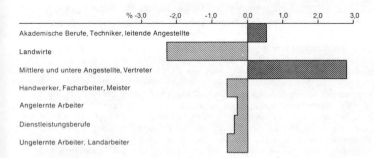

Abb. 1: Differenz zwischen beobachteter und erwarteter Häufigkeit eindeutiger koronarer Herzkrankheiten bei Männern in den USA nach Berufsgruppen (National Health Survey)

*Gesundheitshilfe für Behindertengruppen*

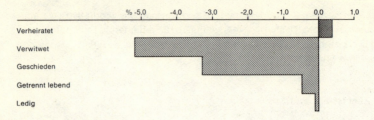

Abb. 2: Differenz zwischen beobachteter und erwarteter Häufigkeit eindeutiger koronarer Herzkrankheiten bei Männern in den USA nach dem Familienstand (National Health Survey)

anzutreffen (8). In heutigen Industriestaaten zeigt – nach PFLANZ – die Hypertonie keine wesentlichen sozialen Determinanten. Coronarerkrankungen sind bei geschiedenen und verwitweten Männern seltener als bei verheirateten. Soziale Besonderheiten sind bei Patienten mit Schlaganfällen nicht bekannt.

Über 80% aller Todesfälle an Herz-Kreislaufversagen ereignen sich jenseits des 60. Lebensjahres, Maximum 75–80. Lebensjahr.

Es darf nicht vergessen werden, daß viele Faktoren an der Entstehung von Herz- und Kreislauferkrankungen beteiligt sind, die ebenfalls sozialen und soziologischen Einflüssen unterliegen.

Das Rauchen, die Ernährungsweise und Persönlichkeitsfaktoren bestimmen das Krankheitsgeschehen mit. Der Gesundheitserziehung bietet sich hier ein weites Feld. Gegebenenfalls ist die Umstellung der Lebensgewohnheiten die Voraussetzung, um Frühinvalidität und Frühtod zu vermeiden.

Die Feststellung des sog. **Risikofaktoren** ist von großer Bedeutung. Untersuchungen haben ergeben, daß Patienten, die einen Infarkt hatten im Verhältnis zu Vergleichsgruppen mehr rauchen, häufiger an Bluthochdruck leiden, eine Hypercholesterinämie haben. Ihr Körpergewicht liegt über der statistischen Durchschnittsnorm. Ihr Biotonus ist hoch.

Das **Arterioskleroseproblem** ist ein Bindegewebsproblem. Nach HAUSS und Mitarbeitern ist der Beginn der Störungen in der Zellwand zu suchen. Auf dem Wege zur klinischen Erscheinung muß die Frühdiagnose verbessert werden. In gesunden und thrombosierten Venen von Patienten unterschiedlichen Lebensalters wurde der Sulfomukopolysaccharidstoffwechsel in der Gefäßwand überprüft. Es wurde eine strenge Altersabhängigkeit gefunden. Der Stoffwechsel der sulfatierten mukopolysaccharide thrombosierter Venen ist nach diesen Untersuchungen signifikant gesteigert. Die Auswertung der vorgelegten Befunde läßt den Schluß zu, daß ein kausaler Zusammenhang zwischen der Akzeleration des Bindegewebsstoffwechsels in der Venenwand und der Thrombose besteht. Der Gedanke liegt also nahe, daß bei der Venenthrombose der gestörte Wandstoffwechsel primär ist und daß es erst in der geschädigten Venenwand bei der stets gegebenen Gerinnungsfähigkeit des Blutes zur Thrombose kommt. (Einzelheiten über diese neuen Forschungsergebnisse s. in Hauss und Mitarbeiter:

## Herz- und Kreislaufkranke

Stoffwechseländerungen im Bindegewebe der Gefäßwand thrombosierter Venen. Herz und Kreislauf 4 (1972) 87.

Das **Rauchen** hat als Risikofaktor seine besondere Bedeutung, weil Nikotin die Ausschüttung von Substanzen des Nebennierenmarks, den sog. Katecholaminen, steigert. Diese führen zu einem Ansteigen der freien Fettsäuren, die ihrerseits wiederum einen erhöhten Sauerstoffverbrauch im Herzmuskel bewirken. Die gleichzeitig erfolgende Gefäßverengung verursacht Sauerstoffnot im Herzmuskel. Durch diese sich potenzierenden Wirkungen kommt es zur Schädigung des Herzmuskels. Untersuchungen haben ergeben, daß bei einem Zigarettenkonsum von mehr als 20 Stück pro Tag das Infarktrisiko besonders hoch ist, wenn gleichzeitig eine Verengung der Herzkranzgefäße vorliegt (S. 161).

Die sog. Streß-Situationen wie Überarbeitung, Hetze, Ärger, Angst, psychische Spannungen (vermeintlich falsche soziologische Integration), Mangel an Schlaf, an Entspannung, an Erholungsurlaub usw. sind die Wegbereiter der Erkrankung. Bei Industriearbeitern sind es die Akkordarbeit, Fließbandarbeit, Schichtarbeit, schlechte Belüftung der Arbeitsräume usw.

Wer also diese Voraussetzungen besitzt, hat eine höhere Aussicht einen Herzinfarkt zu bekommen. Somit lassen sich Prognosen stellen und z. B. vom Betriebsarzt Auswahlen treffen.

Risikofaktoren sind statistische Verknüpfungsfaktoren, sie sagen über ursächliche Zusammenhänge nichts aus. Die **Fahndungsuntersuchungen** sind die wesentliche Voraussetzung einer gezielten Prophylaxe. Sie sollten etwa mit dem 40. Lebensjahr beginnen.

## II. Vorbeugung der Herz-Kreislaufkrankheiten

An einem Beispiel sollen die Hilfen und Möglichkeiten der sozialen Medizin in der Prophylaxe der Herz- und Kreislaufkrankheiten aufgezeigt werden.

1. GERFELDT hat in seinem Buch „Grundriß der Sozialhygiene" (1951). Näheres über drei biodynamische Grundenergien in der Sozialpsychologie, die in enger Beziehung zu den hier geschilderten Problemen steht – nämlich Erhaltung, Entfaltung und Gestaltung – dargelegt. Erhaltung der Gesundheit, Steigerung der Leistungsfähigkeit und somit Gestaltung unseres Lebensglückes. Auch HOCHREIN nennt diese Grundsätze gesundheitlicher Lebensführung und betont sie in geistiger und seelischer Hinsicht.

Voraussetzung hierfür ist es, die Risikofaktoren zu vermeiden bzw. bereits vorhandene Vorzeichen zu behandeln. Zu diesen Faktoren gehören (nach einer Zusammenstellung der Bundesregierung – (4)):
- Erhöhung des Cholesterinspiegels im Blutserum
- Erhöhung des Blutdrucks

*Gesundheitshilfe für Behindertengruppen*

- Einengung des Atemvolumens der Lungen
- Übergewicht
- Besondere psychische Belastung
- Zuckerkrankheit
- Bewegungsarmut.

Um die Frühzeichen dieser Faktoren zu erkennen, sollte sich wegen der höheren Gefährdung wenigstens jeder Mann – auch wenn er sich gesund fühlt – spätestens vom 40. Lebensjahr an alle zwei Jahre ärztlich untersuchen lassen.

Das 1969 gegründete Institut für Sozialmedizin und Epidemiologie des Bundesgesundheitsamtes in Berlin hat die Aufgabe, Möglichkeiten der Verbesserung der Untersuchungsmethodik – sowie der organisatorischen Vereinfachung im Rahmen von Modellaktionen zu entwickeln.

Regelmäßige Vorsorgeuntersuchungen in Verbindung mit positivem Gesundheitsverhalten können gemeinsam die Erkrankungszahlen und Todesfälle durch Herz-Kreislaufstörungen reduzieren.

2. In der Reichsversicherungsordnung (RVO) sind für die Rentenversicherung der Arbeiter, der sog. Invalidenversicherung, und in entsprechenden Bestimmungen für die Angestelltenversicherung, die Knappschafts-, die Bundesbahn- und die Seekassenversicherung zwei Vorschriften enthalten, die Möglichkeiten zur Verhütung einer drohenden oder befürchteten vorzeitigen Invalidität ihrer Versicherten bieten. Es sind:
a) Die Vorschrift des § 1310 RVO, nach der die Träger der Invalidenversicherung sog. Heilverfahren (Heilkuren) in Bädern und Klimakurorten meist in eigenen Sanatorien und Heilstätten durchführen können, um eine infolge einer Erkrankung drohende Invalidität eines Versicherten abzuwenden oder eine bereits eingetretene Invalidität zu beseitigen,
b) die Vorschrift des § 1252 RVO, nach der mit Genehmigung der Aufsichtsbehörde allgemeine Maßnahmen zur Förderung der Gesundheit (Verhütung des Eintritts vorzeitiger Invalidität oder Hebung der gesundheitlichen Verhältnisse der versicherten Bevölkerung) und zum wirtschaftlichen Nutzen der Versicherten und ihrer Familienangehörigen durchgeführt oder gefördert werden können.

In Ausnutzung dieser Möglichkeiten wurden biologisch-physikalische Übungskuren in Gruppen von 10 bis 15 Versicherten unter ärztlicher Leitung durchgeführt, die als sogenannte „Ohlstadtkuren", benannt nach dem Ort Ohlstadt/Murnau, bekanntgeworden sind (10).

Vor dem eigentlichen Berufsversagen, vor der manifesten Kreislauferkrankung und schon bei gesundheitlichen – auch seelischen – Auffälligkeiten werden diese Kuren mit individuellen kreislauffördernden Übungen im Sinne einer allgemeinen Gesundheitsförderung in fröhlicher Kurgemeinschaft durchgeführt. Die Ohlstädter Kuren sind auch gleichzeitig Gesundheitserziehung (s. auch Abschnitt: Erholungsfürsorge, Krankenfürsorge, Kurfürsorge Bd. 2).

*Herz- und Kreislaufkranke*

Bei der Auswahl der geeigneten Kurteilnehmer können neben Betriebsärzten usw. die Werkmeister in den Industriebetrieben mitwirken. Der Werkmeister wird eine nachhaltige Minderung der Leistungsfähigkeit seiner Arbeiter bemerken, und Übermüdung ist bereits in den meisten Fällen ein prämorbides Stadium und somit Anlaß zu individueller ärztlicher Untersuchung. Die „Ohlstadtkuren" sind ein Beispiel für die vorbeugenden Möglichkeiten der Sozialmedizin und der Sozialhygiene.

Die Sozialausgaben sind für den genannten Personenkreis entsprechend hoch. Die Herz-Kreislaufkrankheiten liegen mit über 30% an der Spitze aller Heilbehandlungsverfahren.

Bei Patienten, die einen akuten Kreislaufzusammenbruch überlebt haben, sollten die Rehabilitationsmaßnahmen nicht zu früh einsetzen. Sog. Kreislaufkuren beginnen etwa nach einem halben Jahr. Nach neueren Erkenntnissen kann in ausgewählten Fällen früher begonnen werden.

### III. Zusammenfassung (Stichworte)

Die Zunahme der Herz-Kreislauferkrankungen muß im Zusammenhang mit sozialen und soziologischen Umweltfaktoren gesehen werden (Risikofaktoren). Die sog. Streßpathologie brachte neue Erkenntnisse. Nachdem die Herz-Kreislauferkrankungen vor den Krebserkrankungen an erster Stelle rangieren, begannen intensive Bemühungen zur Erforschung der Ursachen und der Möglichkeiten zur Früherkennung, Früherfassung und Frühbehandlung bis zur Rehabilitation. Auch hinsichtlich der Frühinvalidität liegen die Herz-Kreislauferkrankungen an erster Stelle. Somit handelt es sich um ein gesundheits- und sozialpolitisches Problem zugleich. Zahlenstudien aus den USA zeigten, daß im Laufe eines zehnjährigen Beobachtungszeitraumes jeder zehnte Mann und jede fünfundzwanzigste Frau im Alter zwischen 30 und 59 Jahren an Herzkranzgefäßstörungen erkrankten. Angehörige akademischer Berufe, Techniker, leitende und mittlere Angestellte sowie Vertreter sind vermehrt gefährdet, Landwirte, Handwerker und ungelernte Arbeiter weniger. Über 80% aller Todesfälle an Herzkreislaufversagen ereignen sich jenseits des 60. Lebensjahres. Zu den besonderen „Risikofaktoren" gehören das Rauchen, Erhöhung des Cholesterinspiegels im Blutserum, Erhöhung des Blutdruckes, Einengung des Atemvolumens, Übergewicht, psychische Belastung, Zuckerkrankheit und Bewegungsarmut. – Jeder Mann sollte sich vom 40. Lebensjahr an alle zwei Jahre ärztlich untersuchen lassen, auch wenn er beschwerdefrei ist. Regelmäßige Vorsorgeuntersuchungen in Verbindung mit positivem Gesundheitsverhalten können gemeinsam die Erkrankungszahlen und Todesfälle reduzieren.

Das 1969 in Berlin beim Bundesgesundheitsamt gegründete Institut für Sozialmedizin und Epidemiologie hat die Aufgabe, Möglichkeiten der

*Gesundheitshilfe für Behindertengruppen*

Verbesserung der Untersuchungsmethodik sowie der organisatorischen Vereinfachung im Rahmen von Modellaktionen zu entwickeln.
Bereits die Reichsversicherungsordnung (RVO) ermöglichte solche Bemühungen. Die „Ohlstadtkuren" sind ein Beispiel für die vorbeugenden Möglichkeiten der Sozialhygiene und Sozialmedizin.

## IV. Schrifttum

1. Beyer, A. und Winter, K. — Lehrbuch der Sozialhygiene VEB-Verlag, Leipzig (1964)
2. Gärtner, H. und Reploh, H. — Lehrbuch der Hygiene. Verlag Fischer, Stuttgart (1969) Beitrag von Ostertag S. 309
3. Gerfeld, E. — Grundriß der Sozialhygiene. Verlag Walter de Gruyter u. Co. Berlin W 35 (1951)
4. Gesundheitsbericht — der Bundesregierung der BRD v. 18.12.1970 Drucksache VI/1667, Sachgebiet 212, S. 86
5. Grotjahn, A. — Soziale Pathologie (1923)
6. Nüssel, E. — Rauchen und Herzinfarkt. Informationsdienst der Deutschen Hauptstelle gegen die Suchtgefahren 21 (1968) 8
7. Ostertag, H. — Volkskrankheiten in Gärtner-Reploh: Lehrbuch der Hygiene. Verlag Fischer, Stuttgart (1969)
8. Pflanz, M. — a: Sozialmedizinische Aspekte der Herz- und Kreislauferkrankungen. Naturwissenschaft und Medizin (N u. M) 5 (1968) 56
   b: Sozialer Wandel und Krankheit. Ferd. Enke Verlag, Stuttgart (1962)
9. Schröder, E. — Kompendium der Sozialhygiene. Georg-Thieme-Verlag Stuttgart (1959)
10. Wahl — Erster Direktor der LVA Unterfranken. Persönliche Mitteilung über die „Ohlstadtkuren" (1961)

# E) Hör- und Sprechbehinderte

Geschichtlicher Überblick – Zum Ist-Zustand – Definitionen und Ursachen – Zur Begutachtung – Ärztliche Betreuung – Technik der Hörprüfungen – Zum Problem der Hörgeräte – Audiologische Zentren – Das Hörtraining – Außerschulische Hilfen (Schwerhörigenvereine) – Sprachanbildung bei Gehörlosen – Sprachheilpädagogik – Logopädisches Zentrum – Einige der wichtigsten Sprachfehler – Das Stottern und die psychologische Grundhaltung – Hilfen nach dem BSHG.

## I. Entwicklung und gegenwärtiger Stand

1. **Geschichtlicher Überblick:** Bereits CARDANUS (1501–1576) erkannte, daß die Taubheit oft die primäre Ursache der Stummheit ist (Taubstummheit). Im 16. und 17. Jahrhundert wurden bereits Versuche eines Lautsprache- und Absehunterrichts unternommen (PONCE, AMMANN, WALLIS). HEINICKE gründete 1778 die erste Taubstummenanstalt (Leipzig) nach den Grundsätzen der Lautsprache-Methode. Aus alter Erfahrung war schon lange bekannt, daß eine der Voraussetzungen für das Erlernen des Sprechens das Hören ist. Im Sprachschatz findet der Zusammenhang mit dem Kommunikationsvermögen seinen Niederschlag wie z. B. Audienz, Auditorium. Der Liebste wird „erhört". Taub heißt „nicht empfinden" – unempfindlich machen „betäuben". In der holländischen Sprache und im Volksmund bedeutet „doof" (taub) unbegabt. Durch „verstehen" kommt man zu „Verstand", durch „vernehmen" (also hören) zur „Vernunft".

Die erste öffentliche deutsche Bildungseinrichtung für Schwerhörige wurde 1902 in Berlin eingerichtet. Die ältesten Schwerhörigenschulen hatten eine relativ geringe Schülerzahl und somit kaum die Möglichkeit zur Differenzierung nach Hörgraden.

Aus privater Initiative gab es im 19. Jahrhundert sog. Abnormenschulen. Schwerhörige, schwach Begabte und sonstwie Behinderte wurden gemeinsam unterrichtet. Es liegt nahe, daß Schwerhörige dadurch oft für „schwachsinnig" im Sinne einer geistigen Behinderung gehalten wurden. Differenzierungsversuche wurden von GOTTHARD GUGGENMOOS in Hallein (1816) und Salzburg unternommen. Weiter sind zu nennen: J. TH. SCHERR (Winterthur und Emmishofen/Schweiz 1839–1842), C. BARRIES in Hamburg (1830), TAPPE in Berlin (1836–1842) sowie J. ZURLINDEN in Bern (1880).

JEAN M. G. ITARD/Paris (1774–1838) teilte seine Patienten bereits in 5 Gruppen – je nach Restgehör – ein, in Deutschland folgten ihm BECK, FRANK, WOLFF. Weil die Erfolge gering waren, denn die Abgrenzung zum tatsächlichen Schwachsinn war seinerzeit nur schwer möglich, schliefen diese im Ansatz richtigen Versuche wieder ein. Ende des 19. Jahrhunderts erhielt dieser Grundgedanke neue Impulse durch VICTOR URBANTSCHITSCH/Wien (1847–1921) unter Zuhilfenahme einer Harmonika.

(Weitere Informationen s. Quellenangabe: G. HEESE.)

*Gesundheitshilfe für Behindertengruppen*

Besondere „Klassenzüge" wurden von etwa 1900 bis 1934 in Mannheim entwickelt – „Mannheimer System". Dieses Differenzierungssystem führte durch Lösung der Sonderklassen aus der „Volksschule" und Zusammenfassung in einem eigenen Schulkörper zur „Schwerhörigenschule" – heute: Sonderschule für Hörbehinderte.
Das erste tragbare Röhren-Hörhilfegerät wurde 1938 von Langenbeck gebaut.
Die Betreuung Hörgestörter konnte seit Einführung tragbarer elektrischer Hörhilfsgeräte intensiviert werden. Erst durch die frühzeitige Benutzung von Hörhilfsapparaten kommt die Hör-Sprech-Wechselbeziehung als Voraussetzung des Sprechenlernens zustande. Besonders die Transistortechnik ermöglichte die Verwendung kleinster Geräte für Kleinkinder und im täglichen Leben.

**2. Zum Ist-Zustand:** Weil schwerhörige Kinder über auditive Eindrücke zum Erwerb der Sprache und des Sprechens kommen, taube jedoch über das Ablesen der Sprache von den Lippen des Sprechenden, hat sich durchgesetzt, Taube und Schwerhörige getrennt zu unterrichten.
- Hörbehinderte Kinder und Jugendliche in der BRD 0,25–0,5%
  (Absolut: etwa 15 000–30 000)
- Schwerhörige Kinder 0,18%
- Gehörlose Kinder und Jugendliche 0,09% (Absolut: etwa 5600)
- Sprechbehinderte Kinder und Jugendliche 1,5%
  (Absolut: etwa 93 700)

In der Bundesrepublik Deutschland (BRD) besucht nur etwa jeder zwanzigste schwerhörige Schüler eine seiner Eigenart angepaßte Sonderschule. In den Großstädten ist das Verhältnis jedoch wesentlicher günstiger. Ein Ausgleich muß durch überörtliche Schulträger angestrebt werden.

**II. Begriffsbestimmungen**

**1. Allgemeines: a)** Die Minderung der Sinneswahrnehmung akustischer Reize in Quantität und Qualität ist nachfolgend mit „Schwerhörigkeit" benannt. Sie ist unter ärztlichen Gesichtspunkten „nur" die Auswirkung eines anderen Schadens – also ein Symptom. Der eigentliche Schaden kann im äußeren, mittleren oder inneren Ohr liegen; er kann einseitig und doppelseitig und außerdem seitenverschieden sein.

„Schwerhörigkeit" liegt vor, wenn eine dauernde oder vorübergehende Einschränkung des Hörvermögens eine Auffassung von Sprache über das Gehör nicht gestattet. Es gibt zwei Arten von Schwerhörigkeit, die Schalleitungs- und die Schallempfindungsstörung (zuweilen auch kombiniert).
Unter dem Sammelbegriff „Gehörgestörte" werden Taube und Schwerhörige verstanden.

## Hör- und Sprechbehinderte

Wichtig ist auch der psychologische und kommunikative Aspekt, denn bei frühem Eintritt der Schwerhörigkeit ist die psychische und geistige Entwicklung beeinträchtigt. Als Folge der Schwerhörigkeit (oder Taubheit) ist der Spracherwerb behindert. Der Schwerhörige erreicht schneller seinen Sprachschatz und damit schneller ein höheres Niveau der geistigen Entwicklung als der Taube. Die Ausbildung des Tauben muß sich mehr am Konkreten orientieren. Er kann weniger abstrahieren und verarbeitet das Dargebotene langsamer.

Arbeitsfähigkeit, Berufsfähigkeit und die soziale und soziologische Stellung in der Gesellschaft sind beeinflußt.

Heute wird besonderer Wert auf die Frühbehandlung vom ersten bis zum Ende des zweiten Lebensjahrs gelegt, weil die Phase optimaler Adaption genutzt werden soll. Die Früherfassung ist eine Voraussetzung. Dem Gesundheitsamt kommt in der Gehörlosenhilfe eine koordinierende Aufgabe zu. Bereits im Rahmen der Mütterberatung und Kleinkinderfürsorge (s. dort) sollten alle Säuglinge und Kleinkinder einem Screening-Test unterzogen werden, wobei die in Schulen meist geübte Hörprüfung (Flüster- und Umgangssprache) nicht genügt. Die Audiometrie ist zu fordern. Zur richtigen Einordnung einer Hörstörung ist das Zusammenwirken von Otologen, Neurologen, Jugendpsychiatern, Psychologen und Pädagogen notwendig. Das Gesundheitsamt hat die Kooperation zu bewerkstelligen.

Mit der Hörprüfung soll festgestellt werden, welche der drei Möglichkeiten der Hörstörungen vorliegt. Im äußeren Ohr sind es meist Verwachsungen, Mißbildungen oder Ceruminalpfröpfe, die zur Schwerhörigkeit führen. Im Mittelohr ist meist das Cortische Transformationsorgan beeinträchtigt (Trommelfellerkrankungen, Schwellungen, Narben, Veränderung der Gehörknöchelchen, Mittelohrentzündung, Otosklerose, Druckunterschiede), die Innenohrschwerhörigkeit ist eine Reizfortleitungsstörung, die durch Schädigung der Hörnerven, besonders der Ganglienzellen in der Schneckenspindel verursacht wird. Die genannten Störungen können kombiniert auftreten. Zentrale Störungen, die auch zur Hörstörung führen können, bleiben in diesem Zusammenhang unberücksichtigt.

Zwei Arten von Symptomen können die Hörstörung anzeigen. Ohrengeräusche, Ohrensausen und -pfeifen sind Anzeichen einer Reizung, verminderte Hörfähigkeit und Taubheit sind Anzeichen des Hörverlustes.

Die Taubheit ist der Extremfall der Schwerhörigkeit und geht praktisch nie ausschließlich vom Mittelohr aus. Meist ist ein Innenohrschaden beteiligt. Lärmschwerhörigkeit und Lärmtaubheit sind als Berufskrankheiten z. B. bei Kesselschmieden, Arbeitern mit Preßluftgeräten, Personal für Düsenflugzeuge bekannt. Es handelt sich meist um eine Degeneration der Haarzellen.

**b)** Nach der am 7. 5. 1961 in Kraft getretenen 6. Verordnung über die Ausdehnung der Unfallversicherung auf die Berufskrankheiten (BKVO) kann Lärmschwerhörigkeit als **Berufskrankheit** anerkannt werden, wenn sie „merkbar" ist. (Minderung der Erwerbsfähigkeit − M. d. E. − von mindestens 10 v. H.) Von einer M. d. E. von 20 v. H. an besteht Entschädigungspflicht.

## Gesundheitshilfe für Behindertengruppen

(Verständnis für Umgangssprache bei etwa 4,0 m. bds.)
Einseitige hochgradige Schwerhörigkeit 10% M. d. E.
Doppelseitige hochgradige Schwerhörigkeit 40% M. d. E.
Einseitige Taubheit 10–15% M. d. E.
Doppelseitige Taubheit 50–60% M. d. E.

**2. Einteilung der Sprachfehler [1]:**

I. Sprachstörungen: (Störungen des Sprachaufbaues und des Sprachvermögens – auch Sprachverlust).

II. Redestörungen: (Störungen des geordneten Redeflusses).

III. Sprechstörungen: (Störungen in der Verwirklichung lautlicher Sprechnormen).

IV. Stimmstörungen: (Störungen in der Verwirklichung der Stimmbildungsnormen).

Oft ergeben sich differential diagnostisch schwierige Überschneidungen sowohl bei den Ursachen als auch bei den Symptomen.

**3. Einige der wichtigsten Sprachfehler: a) Stammeln** ist die Unfähigkeit, Laute oder Lautgruppen richtig zu sprechen. Der häufigste Stammelfehler ist das **Lispeln** mit Ersatz oder falscher Lautgebung der S- und Z-Laute. Die Behandlung ist meist nach kurzer Zeit erfolgreich.

Ein weiterer häufiger Stammelfehler ist das **Näseln**. Man unterscheidet das geschlossene Näseln (z. B. bei stark verlegenden Adenoiden) vom offenen Näseln, das bei Gaumenspalten – auch bei den nur tastbaren submukösen Defekten – sowie funktionell bei Gaumensegelparesen oder narbigen Verziehungen zustande kommt. Bei gemischten Näselformen kann eine wesentliche Verschlimmerung durch eine falsch indizierte Adenotomie eintreten. Die Behandlung des offenen Näselns ist auch nach operativem Verschluß der Spalten oft schwierig und verlangt viel Geduld. Manchmal sind plastische Rachenoperationen notwendig.

Andere Stammelformen betreffen die Vokale oder die Konsonanten K, T, L, R und Häufungen von Konsonanten. Schwerstes Stammeln kommt als Silbenstammeln vor, bei dem ganze Wortbestandteile ausgelassen oder verändert werden. Hygramatismus ist eine Störung der Syntax.

**b) Poltern:** Dieser Sprachfehler beruht zumeist auf Unkonzentriertheit beim Sprechen und einer Diskrepanz zwischen Sprechwillen und Sprechvermögen. Oft verliert sich dieser Fehler während der ersten Schuljahre, gelegentlich aber muß Sprechunterricht genommen werden.

---

1 Nach RAING, JUSSEN, HEESE.

*Hör- und Sprechbehinderte*

**c) Stottern:** Als spastische Koordinations-Neurose aufgefaßt, liegen dem Stottern hauptsächlich neurotische Momente, aber in zahlreichen Fällen auch pathologische Hirnveränderungen zugrunde. Daher sind fachärztliche Untersuchungen unumgänglich (EEG, Prüfung der Feinmotorik, Psychotests etc.) Stottern ist das schwerste Sprachleiden, seine Prognose ist nicht selten schlecht. Das stotternde Kind wird durch falsches Verhalten von Lehrern und Eltern sowie durch den Spott seiner Altersgenossen in seelisch schwerste Konflikte gebracht, die das Leiden verschlimmern. Die Therapie muß durch den Phoniater oder erfahrene Sprechheilpädagogen erfolgen und hat außer den eigentlichen Sprechübungen eine Behandlung der Atmung, der allgemeinen motorischen Dysfunktion und der psychischen Alterationen zu umfassen. Je früher ein Stotterer behandelt wird, desto besser sind die Erfolgsaussichten. Bei der Berufswahl müssen Berufsberater, Heilpädagogen und Phoniater zusammenarbeiten.

Meist tritt das Stottern in Verbindung mit Veränderungen der Psyche und des Gesamtverhaltens auf. Zur Beurteilung möglicher Ursachen ist die Gesamtpersönlichkeit als Bezugssystem zu sehen. Die Persönlichkeitsdiagnostik ist wesentliche Voraussetzung der Therapie. Die Frage nach der finalen Gerichtetheit des Verhaltens, nach den Beweggründen erfordert zur Beantwortung tiefenpsychologische Kenntnisse. Oft sind es außerpersönliche Bedingungen, durch die sich individuelle Erlebnis- und Reaktionsweisen ausgeformt haben.

Etwa die Hälfte der Stotterer sind Neurotiker, wobei ärztlich und psychologisch zwischen „Neurotikern" und „Neurotisierten" unterschieden werden sollte. Zunächst sind jedoch immer mögliche biologische Ursachen wie Hirnorganschäden, pathologisch gesteigerte cerebrale Erregbarkeit, Labilität cerebraler Funktionen, verspätete Hirnfunktionsreifung und konstitutionelle Faktoren zu klären. Die Gruppe der hirnorganisch Geschädigten umfaßt ebenfalls etwa 50%. Das EEG (Elektro-Encephalogramm) gibt oft wichtige Hinweise.

Veränderungen der Hirnfunktionen können durch Infektionskrankheiten, durch Geburtstraumen sowie durch spätere traumatische Einwirkungen verursacht sein.

Die Auseinandersetzung mit der Um- und Mitwelt fällt Menschen mit psychopatischen Grundstrukturen besonders schwer (z. B. bei konstitutioneller Übererreglichkeit oder Reizüberempfindlichkeit). Bestimmte, der Persönlichkeit eigene Grundhaltungen können so zu einer Grundstörung werden. Auf dem Hintergrund solcher Grundstörungen der Persönlichkeit tritt das Stottern häufig auf.

**Beispiele für Grundhaltungen**
(Zusammenstellung nach V. JACOBS) (4)
1) Ichbezogenheit als Grundhaltung
Die Anspruchsvollen, die Kontaktgestörten, die Einzelgänger, die Sonderlinge, die Immer-Gekränkten und die Beleidigten, die Geltungsstrebigen.

*Gesundheitshilfe für Behindertengruppen*

Sie alle haben den Weg zum „Du" und somit auch zum „Wir" nicht gefunden.
2) Bedürfnishaltung als Grundhaltung
Die seelisch Unausgereiften, die Unselbständigen, die Situationsscheuen, die Gegängelten, die Unentschiedenen, die „Nesthocker". Sie alle haben die Neigung zur Selbstschonung und erwarten Hilfe von außen.
3) Grundhaltung der Lebens- und Leistungsmüden Die Überforderten, die Resignierten, die Vereinsamten, die Lustlosen, die im Antrieb Gehemmten.
Ihre Ausdrucksmöglichkeiten – besonders die Sprache – sind eingeengt.
4) Grundhaltung des inneren Bewegungsdranges
Die Ruhe- und Rastlosen, die Streuner und Fortläufer, die Impulsiven und Propulsiven, die Ungesteuerten.
Sie alle kennen keine Geordnetheit.
5) Grundhaltung der Gewissensängstlichkeit
Die Zwanghaften, die Sensitiven, die übertrieben Vorsichtigen, die Zweifelsüchtigen, die übermäßig Korrekten, die peinlich Sauberen.
Sie entscheiden sich nie ganz für ein „Ja" oder „Nein".

## III. Vorgeschichte; ärztliche Prüfungen

**1.** Die Vorgeschichte zur Hör- oder Sprechstörung gibt dem Arzt wesentliche Aufschlüsse. Falsche oder ungenaue Angaben (der Angehörigen) erschweren die ursächliche Klärung. Frühzeitige Hörprüfungen ermöglichen die Früherfassung. Der Otologe entscheidet, ob und wann ein individueller Hörapparat oder ein anderes hörverbesserndes Gerät eingesetzt werden soll. Er berücksichtigt dabei nicht nur fachärztliche, sondern auch pädagogische Gesichtspunkte. Die Logopädie ist dabei ein wesentlicher Teil seines Faches. Sprechschulung ist bereits Therapie und von der Hörschulung nicht zu trennen.

Neben den rein Hörgestörten gibt es viele Mischfälle. Deshalb sollte der Otologe einer Gehörlosen-, Schwerhörigen- oder Sprachheilschule der koordinierende und kooperierende Facharzt in einem Team von Mitarbeitern sein. Neurologen, Psychologen und Logopäden sind heranzuziehen, damit alle Hilfsmöglichkeiten ausgeschöpft werden. Gehörlose sind „Augenmenschen"! Deshalb ist auch regelmäßige augenärztliche Vorsorgeuntersuchung anzuraten. Bei Kindern sind auch pädiatrische Kenntnisse zur allgemeinen ärztlichen Betreuung notwendig. Die regelmäßige jährliche Untersuchung in Gegenwart der Eltern oder eines Elternteils und des Lehrers wird gefordert (MANEKE).

Bei der Analyse und Wertung des Untersuchungsergebnisses sind folgende Fragestellungen besonders zu klären (8):
- Im Zusammenwirken mit dem Sonderschullehrer muß überprüft werden, ob z. B. eine sprachheilpädagogische Behandlung erfolgreich war, so daß die Umschulung in eine „Normalschule" erwogen werden kann.
- Liegen weitere behandlungsbedürftige Befunde vor? (z. B. Störungen der Sinnesorgane, des ZNS, der Rachenorgane usw.) Liegt neben der Hör- oder Sprechbehinderung zusätzlich eine Behinderung des Sehens, der Motorik oder der Intelligenz vor?

## Hör- und Sprechbehinderte

- Läßt der Intelligenzzustand des Kindes den Besuch einer weiterführenden Schule zu?
- Steht die Sprechbehinderung möglicherweise im Zusammenhang mit familiären Problemen oder sozialer Hilfsbedürftigkeit?

Auch zur Beantwortung dieser Fragen ist die Zusammenarbeit mit dem Lehrer, dem Schulpsychologen, dem Erziehungsberater und des Sozialarbeiters(-arbeiterin) notwendig.

**2. Zur Technik der Hörprüfungen [2]: a)** Der Prüfraum sollte möglichst ruhig und muß mindestens 6 m lang sein. Bei Prüfung auf Umgangssprache muß das nicht geprüfte Ohr mit einem feuchten Wattepfropf verschlossen sein, den eine Hilfsperson mit leicht schüttelnder Bewegung im Gehörgang festhält. Bei normalem Gehör müssen einfache Testworte und Zahlen bei nicht zu lauter Prüfsprache in einem Abstand von mindestens 6–8 m einwandfrei gehört werden. Bei Prüfung auf Flüstersprache muß der Prüfraum weitgehend nebengeräuschfrei sein.

Der Ton der auf dem Scheitel aufgesetzten schwingenden $a^1$-Stimmgabel wird bei Schalleitungsstörung ins schlechter hörende Ohr, bei Schallempfindungsstörung ins besser hörende Ohr oder (verkürzt) in die Kopfmitte lokalisiert. Eine tönende $c^5$-Stimmgabel (4096 H) vor das zu prüfende Ohr gehalten, läßt bei wesentlich schlechterem Gehör gegenüber dem normal hörenden Prüfer eine Schallempfindungsstörung vermuten. Der zuerst vom Prüfling bis zum Verklingen, dann vom Prüfer noch weiter gehörte Ton wird zeitlich mit einer Stoppuhr gemessen und ergibt Verhältniszahlen wie etwa 10 : 20 sec. bei Hochtonverlust des Prüflings. Die Tonaudiometrie ist genauer, setzt aber sehr ruhige Prüfräume und einige Erfahrung voraus. Handliche, batteriegetriebene und zuverlässig arbeitende Geräte stehen zur Verfügung (z. B. „Danavox").

Intelligenzdefekte sind gelegentlich mit Hörstörungen kombiniert und in gewissem Umfange auch eine Folge von jenen. Dabei kommt es nicht selten zu Fehlbeurteilungen. In Zweifelsfällen ist daher stets auch der geistige Entwicklungsstand des Kindes zu ermitteln. Vor der Einweisung in eine Sonderschule für lernbehinderte Kinder muß immer eine genaue Hörprüfung vorgenommen werden, um eine Hörstörung als Ursache der Leistungsschwäche auszuschließen.

**b)** Das physikalische Hören und das, was uns bewußt wird, also die Sinnesempfindung und damit ausgelöste Empfindungen sind ganz verschiedene Bereiche.

„Mit Sprache lassen sich Gedanken formulieren, mit Sprache und Musik Gefühle ausdrücken und von Mensch zu Mensch übertragen" (BERENDES).

Ob das Ohr als physikalisches „Gerät" akustische Ereignisse dem Menschen vermitteln kann, hängt genauso vom Bewußtsein und von der Fähigkeit des Begreifens ab wie vom Ohr als anatomisch-physiologi-

---

2 Aus Merkblatt der Dt. Vereinigung für die Gesundheitsfürsorge im Kindesalter, Frankfurt/M.

sches Organ. Die genaue Abstimmung der physikalischen Vorgänge im Ohr mit den Vorgängen im Gehirn erfolgt mittels „Hemmschaltungen" oder statistischer „Ausmittelung" nicht nur im Innenohr, sondern auch auf dem Wege von der peripheren Sinneszelle zum Hirnzentrum. Für die sog. höheren Hörfunktionen wie Sprach-, Musik-, Rhythmus- und Raumgehör, für das Hörgedächtnis und akustische „Bilder" ist eine intakte Leistung der Hirnrinde notwendig.

Das dortige „Erregungsmuster" ist in Form elektrischer Potentiale (Hirnaktionsströme) nachzuweisen. Die Sprache unterscheidet den Menschen durch die Vielfalt ihrer Ausdrucksformen von den Tieren. Sie ist zu unterscheiden von akustischen Signalen der Tierwelt, mit denen angeborene Verhaltensweisen ausgelöst werden.

Im Gegensatz zum Tier muß deshalb das Kind erst lernen, dieses Kommunikationsmittel sinnvoll zu benutzen.

Das Nervensystem des Menschen kann etwa 100 Informationseinheiten pro Sekunde aufnehmen und bewußt werden lassen. Das ist ein geringer Bruchteil der Informationen verschiedenster Art, die in jeder Sekunde auf die Sinnesorgane des Menschen einwirken (vgl. Bd. 1, S. 64 ff.).

Zugleich muß die Information im Gedächtnis „gespeichert" werden. Nach BERENDES kann etwa nur eine Informationseinheit pro Sekunde fest verankert werden. Es muß also eine Auswahl getroffen werden, um das Wesentliche zu erfassen und zu behalten (speichern). Über das Ohr gehen dem Menschen die meisten Informationen zu. BERENDES, J., Das Ohr als Pforte zur Seele. Med. Monatsspiegel (Merck) 2 (1972) 34.

**3. Zum Problem der Hörgeräte:** Viele Schwerhörige scheuen sich, durch Tragen eines Hörgerätes zu zeigen, daß sie schwerhörig sind. Ältere Menschen wollen ihren beginnenden Altersschaden nicht wahrhaben, denn für sie hat der „typisch Schwerhörige" negative Züge (S. KÖRTGE). Typische Äußerung: „Ich höre noch gut, Ihr müßt lauter sprechen."

Eine marktpsychologische Untersuchung im Jahre 1965 hat deutlich erkennen lassen, daß bei einem Bedarf an Hörgeräten von etwa 1,5 Millionen in der BRD nur ungefähr 350 000 im Gebrauch sind. (In Dänemark benutzen 2,2% der Bevölkerung Hörgeräte). Für Gesundheitserziehung und Aufklärung besteht auf diesem Gebiet noch ein weites Arbeitsfeld.

Die Hörgerätetechnik ist im letzten Jahrzehnt schnell vorangeschritten. Die Untersuchungsmethoden müssen entsprechend verfeinert werden. Die Nystagmographie hat z. B. einen festen Platz in der exakten Prüfung des Gleichgewichtsorganes gefunden. Nach neuen audiometrischen Untersuchungsmethoden wird die Art des Hörgerätes bestimmt wenn Behandlungsmaßnahmen nicht ausreichen die Umgangssprache aus 1 bis 2 m Entfernung zu ermöglichen.

Meist wird ein Hörgerät nur für **ein** Ohr verordnet. Wie bei Sehstörungen beider Augen für jedes Auge ein individuelles Glas getragen wird, sollte bei Schwerhörigkeit beider Ohren auch die doppelseitige Hörgerätversorgung erfolgen (Hörbrillen, Hinter-dem-Ohr-Geräte, im-Ohr-Ge-

## Hör- und Sprechbehinderte

räte). Bei 65 bis 75% aller Schwerhörigen besteht nach KÖRTGE auf beiden Ohren ein etwa gleich starker Hörverlust.

Das beidohrige – stereophone – Hören mittels zweier Hörgeräte ermöglicht bei Gruppengesprächen einen Sprecher besser herauszuhören. Wird bei doppelseitiger Schwerhörigkeit nur ein Ohr mit einem Hörgerät versorgt, kann einer Unterhaltung mehrerer Personen nur „einkanalig" gefolgt werden.

### IV. Therapeutische und sonstige Hilfen

**1. Audiologische Zentren,** möglichst in Verbindung mit Hals-Nasen-Ohrenkliniken, müssen eingerichtet werden. Hier können zugleich die Beratungen der Eltern über finanzielle Hilfsmöglichkeiten erfolgen (§ 39 Abs. 1 BSHG). Von diesen Zentren aus kann auch die Haushörerziehung im Vorschulalter eingeleitet und gesteuert werden. Sie umfaßt die Haussprecherziehung, das Haushörtraining und die Elternschulung.

**Personelle Besetzung eines „Hörzentrums" (audiologische Klinik):** Otologe, Psychiater, Audiologe, Berufsberater, Psychologe, Elektro-akust. Ingenieur, Leiter des Hörtrainings, Sprachtherapeut, Laborleiter, 4–5 Sekretärinnen.

**2. Das Hörtraining:** Erst Anweisung und Übung bringen den vollen Erfolg akustischer Hilfsgeräte. Nach BECKMANN ist es eine Behandlungsmethode, bei der ein Schwerhöriger unter ständiger Verwendung seines Hörgerätes mittels systematischer Hörübung lernt, sich an die neuen akustischen Verhältnisse zu gewöhnen und sein verstärktes Restgehör für das Sprachverständnis optimal auszunutzen. Dieses Training ist notwendig, wenn der Verlust im Satzverständnis etwa 30% beträgt.

Im Sinne des Heimtrainings ist es auch als vorschulische Hörhilfe zur Förderung des Sprechvermögens und zur Annäherung der Entwicklung des Kindes an den Entwicklungsstand normalhörender Kinder nützlich.

Das Hörtraining der Erwachsenen umfaßt die Unterweisung über die Grenzen der Leistung des Hörgerätes, seine Wartung, Diskussion über Probleme der Schwerhörigkeit, Hörgewohnheiten, Hören im Lärm und im Verkehr, Telefonieren mit Hörgeräten und Hörübungen in der Diskussion mit mehreren Personen, Sprechkorrekturen und Erlernen der Ablesetechnik (zunächst kombiniert mit Hörübungen – Stumm- und Tonfilm).

**3. Außerschulische Hilfen** (Schwerhörigenvereine): Wie die Blinden haben sich Schwerhörige und Spättaube in Vereinen zusammengeschlossen, um ihre sozialen Belange besser wahren zu können und um in der Öffentlichkeit auf ihre schwierige Lebenssituation hinzuweisen.

*Gesundheitshilfe für Behindertengruppen*

In der BRD wurde nach 1945 der „Deutsche Schwerhörigenbund e. V." (DSB) gegründet; er setzte die Arbeit des „Reichsbundes" fort. Im DSB sind die entsprechenden Landesverbände und Ortsvereine repräsentiert. Die praktische Arbeit — Hilfe, Beratung, Abseh- und Sprachpflegekurse — findet meist in örtlichen Vereinigungen statt (Beratungsstellen).

**Folgende Lebenserleichterungen werden angestrebt:** Beschaffung von Hörgeräten, Beratung in schwierigen Lebenslagen sowie im Berufsleben, Zusammenwirken mit amtlichen Dienststellen, Einsatz von Höranlagen in Theatern, Kinos und sonstigen Gemeinschaftsräumen.

Der DSB gründete 1958 ein eigenes Sozialwerk, das im Zusammenwirken mit den örtlichen und überörtlichen Trägern der Sozialhilfe alle Hilfs- und Förderungsmöglichkeiten besonders nach dem BSHG — auch für junge Schwerhörige und Taube — auszuschöpfen sucht. Der DSB gibt eine Monatsschrift („Schwerhörige und Spätertaubte") heraus.

**4. Sprachanbildung bei Gehörlosen:** Das gehörlose Kind kann ohne Hilfen nicht allein sprechen lernen, weil es die Lautsprache nicht wahrnehmen kann. So kann es auch Wort- und Sprachinhalte nicht begreifen, obwohl die eigentliche Intelligenz nicht beeinträchtigt zu sein braucht.

Das altgriechische „Logos" umfaßt Wort und Gedanke, Sprache und Denken. Es ist heute allgemeine Meinung, daß man möglichst schon im 9. Lebensmonat versuchen soll festzustellen, ob ein Hörschaden vorliegt. Sehr einprägsam meint S. KÖRTGE: „Es wird auch in Zukunft trotz Vorsorgemaßnahmen nicht zu verhindern sein, daß taube Kinder geboren werden, aber stumme Kinder darf es in Zukunft nicht mehr geben."

Ohne Hilfe müssen Verhalten und Denk- und Vorstellungswelt des Kindes ungeformt bleiben.

Die Sprachmittel in Form von Zeichen sind zu erlernen, Inhalte der Zeichen müssen bestimmt werden und die Verknüpfung der Inhalte mit den Zeichen sind zu üben. Wenn das erreicht ist, beginnt der Aufbau der Sprache durch fortgesetztes Üben und Korrigieren, Bildung von Sachgruppen, Wortfamilien und Bedeutungsfeldern. Es erfolgt ein planmäßiger und schrittweiser Aufbau des Wortschatzes. (Für besonders Interessierte muß auf das entsprechende Fachschrifttum verwiesen werden.)

**5. Sprachheilpädagogik — Logopädisches Zentrum:** Theorie und Praxis der Erziehung, Bildung und pädagogische Behandlung sprachgestörter Kinder gehören zur Sonderpädagogik (Heilpädagogik).

Sprachheilkurse werden meist 2- bis 3mal wöchentlich durch Sprachheillehrer während oder außerhalb des Schulunterrichtes abgehalten. Zuweilen ist Gruppenbehandlung vorteilhaft. Stationäre Behandlung mit Internat erfolgt in Sprachheilheimen (Sprachkurheimen). Im Anschluß an ein Sprachheilheim kann eine Ambulanz — zusammen bilden sie ein „Logopädisches Zentrum" — eingerichtet werden.

*Hör- und Sprechbehinderte*

Als Mitarbeiter zur Teamarbeit sind notwendig: Heimarzt, Fachärzte (Neurologe, Psychiater, Pädiater, HNO-Facharzt, Kieferorthopäde), Psychologe, Psychagoge, Sprachheilpädagoge, Krankenpflegepersonal, Sozialarbeiter(in). Elternsprechtage müssen regelmäßig durchgeführt werden, die nachgehende Behandlung (ggf. Wiederholungskuren) muß vorgesehen werden.

Auch an den Hals-Nasen-Ohrenkliniken können Stimm- und Sprachabteilungen in Verbindung mit der Pädoaudiologie zusammengefaßt werden, um die fachliche Potenz dieser Kliniken mit zu nutzen. Hier können besonders die Ursachen von Hör-, Stimm- und Sprechstörungen festgestellt und in Verbindung mit Logopäden und Sprachheilpädagogen die Behandlung eingeleitet werden.

6. **Hilfen nach dem BSHG:** Im Rahmen der Eingliederungshilfe nach § 40 BSHG ist die Versorgung mit Hörgeräten (auch doppelseitig) möglich. Methoden und Kosten der Rehabilitation sind nicht beschränkt. Meist handelt es sich bei der Versorgung mit Hörgeräten um alte Menschen. Eine Erweiterung der Hilfsmöglichkeiten ist durch die Verordnung nach § 47 des Bundessozialhilfegesetzes (Eingliederungshilfe-Verordnung i. d. F. vom 28. 5. 1971, BGBl. I S. 371) [3] gegeben. Hilfen sind danach z. B. auch bei erheblichen Stimmstörungen möglich (§ 3 der VO).

## V. Zusammenfassung (Stichworte)

Die Erkenntnis, daß die Taubheit oft die Ursache der Stummheit ist (Taubstummheit) geht bereits auf Cardanus (1501–1576) zurück. Im 16. Jahrhundert wurden schon Versuche eines Lautsprache- und Absehunterrichts unternommen. Die erste private Taubstummenanstalt Deutschlands, die nach den Grundsätzen der Lautsprache-Methode arbeitet, wurde 1778 in Leipzig von Heinicke gegründet. Die erste „öffentliche" deutsche Bildungseinrichtung für Schwerhörige wurde 1902 in Berlin eingerichtet. – In der Bundesrepublik Deutschland (BRD) wird mit 0,25–0,5% hörbehinderter Kinder und Jugendlicher gerechnet. Gehörlose 0,09%, Sprechbehinderte 1,5%. Im Durchschnitt besucht in der BRD nur etwa jedes zwanzigste schwerhörige Schulkind eine seiner Behinderung angepaßte Sonderschule. (In den Großstädten ist das Verhältnis günstiger.) „Gehörgestörte" sind Taube und Schwerhörige zusammen. „Schwerhörigkeit" liegt vor, wenn eine dauernde oder vorübergehende Einschränkung des Hörvermögens eine Auffassung von Sprache über das Gehör nicht gestattet. – Wichtig ist der psychologische und kommunikative Aspekt, denn bei frühem Eintritt der Schwerhörigkeit ist die psychische und geistige Entwicklung beeinträchtigt. Arbeitsfähig-

---

3 Abgedruckt oben S. 20.

## Gesundheitshilfe für Behindertengruppen

keit, Berufsfähigkeit und seine soziale und soziologische Stellung in der Gesellschaft sind beeinflußt. – Bei einer Minderung der Erwerbsfähigkeit (M. d. E.) von 20 v. H. besteht Entschädigungspflicht (Verständnis für Umgangssprache bei weniger als 4,0 m bds.).
Einseitige hochgradige Schwerhörigkeit – 10% M. d. E.
Doppelseitige hochgradige Schwerhörigkeit – 40% M. d. E.
Einseitige Taubheit – 10–15% M. d. E.
Doppelseitige Taubheit – 50–60% M. d. E.

Der Otologe entscheidet, ob und wann ein individuell angepaßtes Hörhilfegerät eingesetzt werden soll. Bei Schwerhörigkeit beider Ohren sollte auch eine doppelseitige Hörgerätversorgung erfolgen (stereophones Hören).

Bei 65 bis 75% aller Schwerhörigen besteht nach S. KÖRTGE auf beiden Ohren ein Hörverlust.

Zur Beratung und Untersuchung sollten – besonders für Kinder – „Audiologische Zentren" möglichst in Verbindung mit Hals-Nasen-Ohrenkliniken eingerichtet werden. Die Haussprecherziehung, das Haushörtraining und die Elternschulung können von hier aus eingeleitet und gesteuert werden.

Der „Deutsche Schwerhörigenbund" (DSB) wahrt in der BRD die Belange der Schwerhörigen und Tauben in der Öffentlichkeit. Die praktische Arbeit (Hilfe, Beratung, Abseh- und Sprachpflegekurse) findet meist in örtlichen Vereinigungen statt (Beratungsstellen der Ortsvereine des DSB). Folgende Lebenserleichterungen werden angestrebt: Beschaffung von Hörgeräten, Beratung in schwierigen Lebenslagen sowie im Berufsleben, Zusammenwirken mit Behörden, Einsatz von Höranlagen in Gemeinschaftsräumen (Theater, Kinos).

**Sprachheilpädagogik:** Theorie und Praxis der Erziehung, Bildung und pädagogische Behandlung sprachgestörter Kinder gehören zur Sonderpädagogik (Heilpädagogik). Als Mitarbeiter zur Teamarbeit sind notwendig: Heimarzt, Fachärzte (Neurologe, Psychiater, Pädiater, HNO-Facharzt, Kieferorthopäde), Psychologe, Psychagoge, Sprachheilpädagoge, Sozialarbeiter(in). Im Anschluß an ein Sprachheilheim kann eine Ambulanz eingerichtet werden. Alles zusammen bildet ein „Logopädisches Zentrum". Zu unterscheiden sind Sprachstörungen, Redestörungen, Sprechstörungen, Stimmstörungen. Die wichtigsten Sprachstörungen wie Stammeln, Poltern und Stottern treten oft in Verbindung mit Veränderungen der Psyche und des Gesamtverhaltens (Grundhaltungen) auf.

Hilfsmöglichkeiten bestehen nach dem Bundessozialhilfegesetz (BSHG) im Rahmen der Eingliederungshilfe gem. § 40 BSHG. Kosten und Methoden der Rehabilitation oder Habilitation sind gesetzlich nicht beschränkt.

## VI. Schrifttum

1. Beckmann, G. — Hörtraining, Handbuch der Hals-Nasen-Ohrenheilkunde, Bd. III S. 1929 Thieme-Verlag, Stuttgart (1966)
2. Heese, G. — Geschichte der Schwerhörigenbildung. Enzyklopädisches Handbuch der Sonderpädagogik Carl Marhold Verlagsbuchhandlung Berlin-Charlottenburg (1969) 3103
3. Höfler, F. — Schularzt in der Gehörlosenschule. Enzyklopädisches Handbuch der Sonderpädagogik. Carl Marhold Verlagsbuchhandlung Berlin-Charlottenburg (1969) 2926
4. Jacobs, V. — Biologische, psychodynamische und sozialdynamische Aspekte in der Stotterbehandlung. Vortrag in Münster/Westf. Arbeitstagung 3.–5. 10. 1963
5. Körtge, S. —
   a) Bedeutung der Schwerhörigkeit unter besonderer Berücksichtigung der Verhältnisse in der Kriegsopferversorgung KOV-Mitteilungen des Landesversorgungsamtes Berlin 20 (1970) 33
   b) Zum Thema: Gesundheitsfürsorge für Hörgeschädigte. Bundesgesundheitsblatt Nr. 5 (1968) 65
6. Kolibius, W. — Die Rehabilitation Sprachgeschädigter. Das öffentliche Gesundheitswesen 32 (1970) 283
7. Langenbeck, B. — Hörkorrekturversuche. Z. Hals-Nasen-Ohrenheilkunde 18 (1927) 356
8. Maier, E. — Schularzt in der Sprachheilschule. Enzyklopädisches Handbuch der Sonderpädagogik Carl Marhold Verlagsbuchhandlung Berlin-Charlottenburg (1969) 2930
9. Möthlow, A. — Was kann der öffentl. Gesundheitsdienst für die Verbesserung der Eingliederung und Wiedereingliederung Gehörgestörter beitragen. Akademie für Staatsmedizin Düsseldorf (1970) Amtsarztarbeit
10. Schlorhaufer, W. — Gehörlose und schwerhörige Kinder. Handbuch der Hals-Nasen-Ohrenheilkunde Bd. III S. 1958, Thieme-Verlag, Stuttgart 1966

*Gesundheitshilfe für Behindertengruppen*

## Anlage
## Hinweise für den Umgang mit Schwerhörigen [4]

Der Schwerhörige versucht bewußt oder unbewußt, dem mangelhaften Gehör mit den Augen nachzuhelfen. Das Gesprochene vom Munde abzulesen, statt es zu hören, ist jedoch außerordentlich schwierig. Es ist nur möglich bei guter Mundstellung des Sprechenden, deutlichem, ruhigem Reden und genügender Beleuchtung.
Aus diesen Erwägungen heraus hat die Deutsche Gesellschaft zur Förderung der Hör-Sprach-Geschädigten folgende Hinweise gegeben:
– Schreie den Schwerhörigen nicht an. Sprich mit natürlicher Lautstärke!
– Sprich etwas langsamer und deutlicher, aber nicht mit übertriebenen Mundbewegungen. Nur gute Mundstellungen des Redenden helfen dem Schwerhörigen, wenn er die Sprache vom Munde absehen will.
– Sieh den Schwerhörigen beim Sprechen an und halte den Kopf ruhig. Es nützt ihm nichts, wenn Du mit abgewandtem Gesicht sprichst. Der Schwerhörige braucht zum Absehen der Sprache von Deinem Munde guten Blickkontakt.
– Nimm beim Sprechen die Zigarette aus dem Mund. Auch von einem lachenden oder kauenden Mund kann der Schwerhörige nicht absehen, er braucht dazu gute Sichtverhältnisse.
– Liest Du in der Zeitung, so nimm sie beim Sprechen mit einem Schwerhörigen herunter.
– Stütze Deinen Kopf während des Sprechens nicht am Kinn oder an der Wange auf, das gibt verzerrte Mundbewegungen.
– Bilde nicht zu kurze oder zu lange Sätze! Beides ist schwer ablesbar. Wähle schlichten Ausdruck in überschaubarem Umfang.
– Wiederhole freundlich und geduldig noch einmal, wenn der Schwerhörige nicht gleich verstanden hat. Warte aber lieber einen Augenblick, denn das Absehen erfordert oftmals eine gewisse Zeit zum Ausdeuten der flüchtigen Lippenbewegungen. Eine weitere Wiederholung desselben Wortlautes ist nicht ratsam, sondern eine Umschreibung desselben Gedankens mit anderen Worten.
– In Gesellschaft, im Gruppengespräch verliert der Schwerhörige beim Durcheinanderreden leicht den „roten Faden". Orientiere ihn über das Gesprächsthema durch ein Stichwort. Wenn der Schwerhörige weiß, wovon gesprochen wird, versteht er leichter.
– Absehen der Sprache vom Mund des Partners erfordert gute Lichtverhältnisse: Sorge für gute Beleuchtung! Stelle Dich möglichst so zum Schwerhörigen (optimale Entfernung etwa 1 m), daß Dein Gesicht dem Licht zugekehrt bzw. gut beleuchtet ist.
– Mache den Schwerhörigen auf seine Sprechungenauigkeiten aufmerksam und hilf ihm, die richtige Lautstärke zu finden.
– Laß Dich bei der Beurteilung eines Schwerhörigen durch sein mangelhaftes Hörvermögen nicht irreleiten. Nichtverstehen (geistig nicht folgen können oder nicht richtig hören können) kann unterschiedliche Ursachen haben.

4  DMI 1/71, S. 6.

# F) Krebskranke

Früherkennung – Krebsregister – Zum Ist-Zustand – Krebserkrankungen des Mannes – Krebserkrankungen der Frau – Zunahme des Lungenkrebses – Erfolgsaussichten bei Frühdiagnose – Sieben Warnzeichen – Die Krebsberatungsstelle (Konsiliarstelle) – Röntgenreihenuntersuchungen und Bronchialkrebs – Sozialhilfe für Krebskranke.

## I. Zum Ist-Zustand

1. Obwohl Krebserkrankungen nicht zentral registriert werden, besteht z. Z. die Möglichkeit, zahlenmäßige Einblicke zu erhalten:
a) Die Arbeit der Krebsberatungsstellen wird statistisch ausgewertet.
b) Die Träger der gesetzlichen Krankenversicherung und Rentenversicherung führen eine Statistik.
c) Die zytologischen Untersuchungsstellen werten ihre Untersuchungsergebnisse aus.
d) Die allgemeine amtliche Todesursachenstatistik zeigt, daß der Krebs in der Häufigkeitsverteilung der Todesursachen von der siebenten Stelle im Jahre 1900, der vierten Stelle im Jahre 1923 bis zur zweiten Stelle heute vorgerückt ist.

(Erste Stelle Herz-Kreislauf-Erkrankungen)
Die absoluten Zahlen der Krebstodesfälle haben in den letzten Jahrzehnten wesentlich zugenommen. Der prozentuale Anteil an der Gesamtsterblichkeit ist von 13,5% im Jahre 1914 auf über 21% angestiegen; z. Z. stirbt demnach fast jeder fünfte Mensch an Krebs!

Dieser Anschein des Ansteigens der Krebskrankheiten wird jedoch durch sog. standardisierte Sterbeziffern korrigiert! Die zunehmende Lebenserwartung der Menschen läßt mehr Menschen ihren Krebs „erleben" als in früheren Jahrzehnten. (Es handelt sich um eine Erkrankung, die vorwiegend im höheren Lebensalter auftritt.)

Im internationalen Vergleich steht (nach Mitteilung der Bundesregierung) die BRD in Europa im Jahre 1967 mit einer Krebssterbeziffer von 230 auf 100 000 Einwohner nach Belgien (239), Luxemburg (246), Österreich (262) an 4. Stelle (BRD) 1968 – 234:100 000 E.).

2. Echt zugenommen hat der **Lungenkrebs**! Nach einer Veröffentlichung des Londoner „Economist" stieg die Zahl der an Lungenkrebs Verstorbenen, bezogen auf 100 000 Personen der Bevölkerung, von 1950 bis 1965 von knapp 30 auf 52 Todesfälle, in der Bundesrepublik von 18 auf 30, in den Vereinigten Staaten von 15 auf 25 und in Japan von 2 auf 7. Altersmäßig drängen sich die Todesfälle in Großbritannien auf die Altersgruppe der 65- bis 74jährigen zusammen. Männer werden in dieser Gruppe etwa fünfmal häufiger befallen als Frauen.

## Gesundheitshilfe für Behindertengruppen

**Vermutliche Ursachen der Zunahme des Lungenkrebses:** Namhafte Wissenschaftler sehen die Ursache in der Verunreinigung der Atemluft mit Benzpyren, besonders in Verbindung mit dem Rauchen. Die Produktionssteigerung bestimmter Industriegüter korreliert mit der Produktionssteigerung carcinogener Substanzen, die in Kohle, Brikett, Petroleum, Asphalt, Teer, Asbest enthalten sind.

Wenn auch der letzte zwingende Beweis noch fehlt, so muß doch angenommen werden, daß nach heutigem Wissen ein großer Teil der Todesfälle an Lungenkrebs nicht auftreten würde, wenn der Betroffene nicht auch noch zusätzlich geraucht hätte. Die Zahl der vermeidbaren Todesfälle an Lungenkrebs wird von KOLLER mit 5000 bis 10 000 pro Jahr in der Bundesrepublik Deutschland geschätzt. Der Krebs ist kein unabwendbares Schicksal!

**3. Krebserkrankungen des Mannes und der Frau:** Beim **Manne** steht an erster Stelle das Bronchialkarzinom, dann folgen bösartige Neubildungen des Magens und der Prostata.

Die erste Stelle bei der **Frau** nehmen bösartige Neubildungen der Genitalorgane ein, es folgen wie beim Mann die Magenkarzinome und dann das Brustdrüsen Ca. Auch Karzinome des Dickdarmes nehmen zu.

Besonders krebsgefährdete Organe beim Mann und bei der Frau

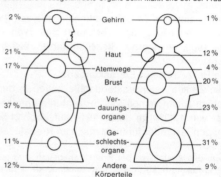

## II. Früherkennung

Die Bemühungen zur möglichst frühzeitigen Diagnose der Krebserkrankung einerseits und die eigentliche Hilfe für Krebskranke als sozialmedizinische Aufgabe andererseits sind voneinander zu trennen.

**1. Frühdiagnose:** Der Früherkennung maligner Tumoren dienen die aufklärenden Bemühungen im Rahmen der Gesundheitserziehung und die sogenannten Krebsberatungs- oder Konsiliarstellen. Die Heilungsaussichten sind bekanntlich von der Frühdiagnose abhängig. Die Frühdiagnose wiederum ist nur möglich, wenn
1) die Bevölkerung entsprechend aufgeklärt wird,
2) die Indolenz der Patienten durchbrochen wird,
3) Sitz und Symptomatik das Leiden erkennen lassen,

4) die Unterweisung der Ärzte in den frühdiagnostischen Methoden erfolgreich ist.

Um folgerichtig, gezielt und zeitgerecht helfen zu können und auch aus wissenschaftlichem Interesse wurde wiederholt vorgeschlagen, sog. **Krebsregister** anzulegen.

Bisher jedoch scheiterten generelle Bemühungen an dem Argument, daß die Krebserkrankung nach heutigem Wissen nicht ansteckend im Sinne der Seuchen-Epidemiologie sei. Es bestand daher kein Interesse der Allgemeinheit daran, daß Krebserkrankungen gemeldet und registriert würden. Die Krebserkrankung sei eine rein persönliche Angelegenheit. Wie bereits in anderem Zusammenhang ausgeführt, sollte diese Argumentation dann ihre Grenze finden, wenn soziale Hilfen (hier wirtschaftlich gemeint) erwartet werden. Örtlicher Einsicht ist es zu verdanken, daß regionale Krebsregister bestehen (z. B. in Hamburg) und daß über Häufigkeitsverteilung und Krebssterblichkeit Angaben nicht nur aus der amtlichen Todesursachenstatistik vorhanden sind.

## 2. Untersuchung [1]:

| Portio verändert | Inspektion | Portio unverändert |
|---|---|---|
| Ulkus, exophytischer Tumor | | |
| Erythroplakie | | |
| Leukoplakie | | |
| Blutspur aus dem Muttermund | | Blutung aus dem Muttermund |
| Vergrößerung der Portiooberfläche, wobei etwa 85% der Untersuchten als unverdächtig ausgeschlossen werden können, Intrazervikale Veränderungen können der Kolposkopie entgehen | Kolposkopie | Blutspur aus dem Muttermund gelegentlich vorhanden, sonst unauffällig |
| Entnahme eines Abstrichs der Portiooberfläche, eines weiteren aus dem Zervikalkanal, Fixierung Übersendung an ein Labor | Zytologie | unzuverlässig, da die Zellen aus dem Corpus uteri meist weitgehend verändert (Sicherheit unter 50%), auffällig: Erythrozyten, Leukozyten, Zelldetritus |
| Auftreibung des Kollum und seitliches Infiltrat geben evtl. Hinweis auf tiefen Zervixknoten | Palpation | unauffällig |

1 Nach P. STOLL und G. DALLENBACH-HELLWEGE.

*Gesundheitshilfe für Behindertengruppen*

    Probeentnahme        Definitive        Probeabrasio
                                     Klärung

**3. Mögliche Erfolge:** Die Voraussetzungen zur Frühdiagnose sind für die Körperregionen besonders günstig, die einer Untersuchung leicht zugänglich sind. Ein Beispiel hierfür ist der Gebärmutterhalskrebs; die Heilungsaussichten liegen im Anfangsstadium (Stadium I) bei 80%, im Stadium II bei 45%, im schweren Stadium III bei 23%. (Im schwersten Stadium IV bei 0%!). Die Kosten für eine Vorsorgeuntersuchung betragen etwa 30,— DM. Die Frühbehandlung des Gebärmutterkrebses etwa 300,— DM. Liegt die Behandlung im fortgeschrittenen Stadium: etwa bei 30 000,— DM.

Nachdem das zweite Krankenversicherungsänderungsgesetz am 1. 7. 1971 in Kraft getreten ist, haben Frauen vom Beginn des 30. Lebensjahres und Männer vom Beginn des 45. Lebensjahres an einmal jährlich Anspruch auf eine Untersuchung zur Früherkennung von Krebserkrankungen.

Die Beurteilung der Heilaussichten ist nach STOLL abhängig
1) vom Zeitpunkt der Diagnosestellung,
2) vom Beginn einer sachgemäßen Behandlung
    (Operation oder Bestrahlung),
3) vom Sitz des Karzinoms,
4) vom Charakter des Karzinoms,
5) von individueller Abwehrreaktion.

Da die Mitwirkung der potentiellen Patienten wesentlich ist, muß die Bevölkerung mit der Frühsymptomatik vertraut gemacht und jedermann von der Bedeutung der Vorsorgeuntersuchungen in regelmäßigen Abständen überzeugt werden.

Von K. H. BAUER werden für die folgend genannten Geschwülste die nachstehenden Heilungsziffern (über 5 Jahre) angegeben.

| | |
|---|---|
| Magenkrebs | 25% |
| Mastdarmkrebs | 60% |
| Gebärmutterkrebs | 60% |
| Brustkrebs | 65% |
| (Brustkrebs im Anfangsstadium | 98%) |
| Hautkrebs | 98% |

Der Bronchialkrebs hat bisher eine Heilungsaussicht (über 5 Jahre) von etwa 25–30%.

Leitsatz muß sein: **Der Krebs ist heilbar, wenn rechtzeitig erkannt!**

**4. Sieben Warnzeichen:**
1) Jede nicht heilende Wunde – jedes nicht heilende Geschwür;
2) Knoten oder Verdickung in oder unter der Haut, auch im Bereich der Brustdrüsen, auffällige Lymphknotenschwellungen am Halse, in der Achsel und in der Leistengegend;

3) jede Veränderung an einem warzenähnlichen Gebilde oder einem Muttermal;
4) anhaltende Darm-, Magen- oder Schluckbeschwerden;
5) anhaltender Husten oder anhaltende Heiserkeit;
6) ungewöhnliche blutige oder andere Absonderungen aus Körperöffnungen;
7) bei der Frau unregelmäßige Monatsblutungen, Ausfluß aus der Scheide mit Blutbeimischung und besonders Blutungen und blutige Absonderungen in den Wechseljahren, nachdem die Monatsblutungen bereits einmal aufgehört haben.

Die Frühdiagnose ist heute mit Kolposkopie und zytologischem Abstrich zu stellen.

Zellabstriche werden an entsprechende zytologische Laboratorien geschickt. Die Gesellschaft zur Bekämpfung der Krebskrankheiten in Nordrhein-Westfalen (GBK) organisiert diese Zentralstellen und die Gesundheitserziehung z. B. durch Bereitstellung von Schriften und Diapositivreihen. Auch Vortragstexte für Ärzte, die selbstverständlich individuell variiert werden müssen, sind erarbeitet und werden zur Verfügung gestellt.

### III. Die Krebsberatungsstellen (Konsiliarstellen) und andere Einrichtungen

Grundsätzlich sollte **jede Arztpraxis eine Krebsberatungsstelle** sein! Noch sind jedoch nicht überall die fachlichen und gerätemäßigen Voraussetzungen vorhanden. Kenntnisse in der Zytologie und Kolposkopie sind notwendig. Der öffentliche Gesundheitsdienst hat auch auf diesem Fachgebiet eine Aufgabe.

**1. Aufgaben der Konsiliarstellen:** Krebsberatungsstellen sind in der Früherkennung bzw. Aufklärung der verlängerte Arm des praktizierenden Arztes. Der Tumor steht bei allen Untersuchungen im Mittelpunkt.
**Unterbringung der Konsiliarstellen:** Möglichst in Krankenhäusern, Gesundheitsämtern oder auch in Praxisräumen.
**Besetzung der Konsiliarstellen:** Mit Fachärzten für Gynäkologie.
**Ausrüstung der Konsiliarstellen:** Neben den üblichen sonstigen Voraussetzungen wie Waschbecken, Desinfektionsmöglichkeiten, Handschuhen usw. wird folgende Spezialausrüstung benötigt: Kolposkop, Untersuchungsbank, Spekula, Tupferzangen, Ausrüstung zum Portio-Zellabstrich (zur Übersendung an ein Speziallaboratorium), Kartei. Nicht notwendig sind: Mikroskop und Instrumente zur Probeexision, weil beide Untersuchungsmethoden nicht in eine „Beratungsstelle" gehören.

## Gesundheitshilfe für Behindertengruppen

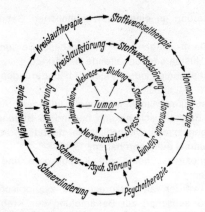

Abb. 4: Schema nach KARITZKY/Bremen (D. Ä. 10/11. 3. 67, S. 507).

Zu erwartende Durchschnittsergebnisse:
1% bis 4% Ca.
1% bis 4% Verdachtsdiagnosen
etwa 10% atypisches Epithel
etwa 30% andere Erkrankungen
etwa 55% ohne Befund.

Über die Nachsorge für Krebskranke wurden im Rahmen des Abschnitts „Sozialmedizin" Ausführungen gemacht (S. 100, Bd. 1 S. 96).
Krebsberatungsstellen für Männer werden bei der Zunahme des Prostatacarcinoms vermehrt notwendig.

**2. Röntgen-Reihen-Untersuchungen zur Frühdiagnose des Lungenkrebses:** Die Röntgen-Reihen-Untersuchungen wurden in der Tuberkulose-Fürsorge entwickelt. Im Röntgen-Schirmbildverfahren ist ein Weg gefunden worden, mit einem Minimum an Kosten und Zeit die fürsorgerische Maximalforderung zur Erfassung aller Tuberkulosekranken anzustreben. Diese Methode kann auch die Aufdeckung des Lungenkrebses verbessern.

Wesentlich ist es, ein beschleunigtes Meldeverfahren zu entwickeln und zu praktizieren, um im Tumor-Verdachtsfall umgehend eine gezielte Nachuntersuchung veranlassen zu können. Tomographie, Bronchographie, zytologische Untersuchungen und die Bronchoskopie ermöglichen dann die Diagnose.

**3. Deutsche Krebsgesellschaft:** Eine nationale deutsche Krebsgesellschaft hat sich Mitte Dezember 1970 in Darmstadt konstituiert. Diese Gründung ist das Hauptergebnis der Jahrestagung 1970 der deutschen Ländergesellschaften zur Krebsbekämpfung und Krebsforschung. Die Gesellschaft will die bisher nicht koordinierten Bemühungen der Krebsforschung und Krebsbekämpfung intensivieren. Breiten Raum soll in der Arbeit die als besonders notwendig erkannte Aufklärung der Bevölkerung sowie die Vertretung von Wissenschaft, Forschung und Klinik einnehmen. In den meisten größeren Staaten gibt es seit langem solche nationalen Gesellschaften, die sich direkt an die Bevölkerung wenden und dabei eine erstaunliche Private Spendenfreudigkeit bewirken (Z. M. 3/1971).

Damit die Aufklärung erfolgen kann, wurden Diapositiv-Serien und Vertragstexte für Ärzte, die selbstverständlich individuell variiert werden können, erarbeitet und zur Verfügung gestellt (z. B. von der Gesellschaft zur Bekämpfung der Krebskrankheiten in Nordrhein-Westfalen – GBK –). Männer und Frauen sollten an solchen Aufklärungsveranstaltungen teilnehmen, auch wenn zunächst – wegen der bisherigen guten Erfolgsaussichten – meist das gynäkologische Karzinom gemeint ist.

Jede Darstellung, die eine „Krebsangst" hervorrufen könnte, muß vermieden werden.

## IV. Sozialhilfe für Krebskranke [2]

Die Ausführung des Bundessozialhilfegesetzes (BSHG) vom 30. 6. 1961 ist durch Ländergesetze und sie ergänzende Rechtsverordnungen geregelt. Daraus ergeben sich meist folgende Zuständigkeiten und Verfahren:

I. Der **überörtliche Träger** der Sozialhilfe (z. B. Landschaftsverband) ist zuständig für:
1) Vorbeugende Gesundheitshilfe (§ 36 BSHG),
2) Krankenhilfe (§ 37 BSHG) und
3) Hilfe zur Pflege (§ 68 BSHG),

soweit diese Hilfen Krebskranken in einer Anstalt, einem Heim oder einer gleichartigen Einrichtung gewährt werden. Die Hilfe wird unter Beteiligung der örtlichen Träger der Sozialhilfe gewährt.

II. Verfahren für die **örtlichen Träger der Sozialhilfe:**
1) Den örtlichen Trägern der Sozialhilfe obliegen folgende Aufgaben:
   a) Entscheidung über die Gewährung von Sozialhilfe vorzubereiten;
   b) Hilfesuchende den Anstalten, Heimen oder Einrichtungen zuzuführen;
   c) Ansprüche gegen nach bürgerlichem Recht Unterhaltspflichtige geltend zu machen und durchzusetzen (§§ 90/91 BSHG).

Die mit der Zuführung in die Einrichtung verbundenen Kosten (Kosten für Einweisungsberichte, Transportkosten) können vom überörtlichen Träger nicht übernommen werden.

2) Soll Hilfe zur Pflege gewährt werden, ist die Pflegebedürftigkeit durch die Vorlage eines amtsärztlichen Zeugnisses nachzuweisen. Aus diesem Zeugnis muß eindeutig hervorgehen, daß Pflegebedürftigkeit überwiegend auf der Krebserkrankung beruht. Die genaue Diagnose ist in der ärztlichen Fachsprache anzugeben (z. B. metastasierendes Magencarcinom).

2 Beispiel aus Nordrhein-Westfalen (RdSchr. des Landschaftsverbandes Westfalen-Lippe vom 28. 8. 1967).

## Gesundheitshilfe für Behindertengruppen

In den Fällen von erhöhter und schwerer Pflegebedürftigkeit wird auf Antrag der höhere Pflegesatz übernommen, wenn die Voraussetzungen durch ein ärztliches Zeugnis nachgewiesen werden.

3) Handelt es sich bei dem Krebskranken um einen Versicherten oder dessen anspruchsberechtigten Familienangehörigen und hat eine gesetzliche Versicherung (Krankenkasse, Rentenversicherungsanstalt) Leistungen erbracht, und stellt diese Versicherung ihre Leistungen ein, so übersendet der überörtliche Träger der Sozialhilfe (Landschaftsverband) einen Fragebogen für die Ermittlung der persönlichen Verhältnisse.
In allen übrigen Fällen ist der Grundantrag zu verwenden.

4) Wird in dem eingereichten Kostenübernahmeantrag als Diagnose „Verdacht auf eine Krebserkrankung" angegeben, ist die Zuständigkeit des überörtlichen Trägers nicht gegeben. Erst wenn eindeutig feststeht, daß eine Krebserkrankung vorliegt, kann die Übernahme der stationären Behandlungskosten beantragt werden.

5) Zählt ein Patient zu dem Personenkreis der Versorgungsberechtigten nach dem BVG, ist der Antrag an die örtliche Fürsorgestelle für Kriegsopfer abzugeben, soweit Hilfe zur Pflege bzw. eine Nachkur beantragt wird.

### III. Anleitung für die Krankenhäuser, Heime usw. und Ärzte:

1) Befindet sich ein Krebskranker zur stationären Behandlung in einem Krankenhaus, so ist zunächst zu prüfen, ob
   a) Ansprüche gegen eine gesetzliche Krankenkasse;
   b) Ansprüche gegen eine private Krankenkasse gegeben sind oder ob
   c) der Patient selbst in der Lage ist, die Kosten zu tragen;
   d) Unterhaltspflichtige zum Tragen der Kosten verpflichtet sind.
   Lassen sich diese Ansprüche vom Krankenhaus/Heim nicht so realisieren, daß die in der niedrigsten Pflegeklasse entstehenden Kosten voll gedeckt werden können, ist ein Kostenübernahmeantrag dem **örtlichen Träger der Sozialhilfe**, in dessen Bereich sich der Hilfesuchende vor der Aufnahme in das Krankenhaus aufgehalten hat oder wo er sich tatsächlich aufhält (Sozialamt des Anstaltsortes) zuzuleiten.
   Die Stellungnahme der Krankenkassen usw. sind dem Kostenübernahmeantrag beizufügen.

2) Die Krankenhäuser werden gebeten, falls die Ansprüche nicht in voller Höhe zu verwirklichen sind, den Patienten selbst oder irgendwelchen privaten Krankenversicherungen keine Rechnungen auszustellen.

3) Wählt ein Krebskranker die 2. Pflegeklasse, übernimmt die Sozialhilfe grundsätzlich keine Kosten. In diesem Fall kann von vornherein von der Einreichung eines Kostenübernahmeantrages abgesehen werden.

4) Anträge auf Nachkuren sind in aller Regel von den Krankenhäusern oder von den behandelnden Ärzten zu stellen. Der Antrag ist an den örtlichen Träger der Sozialhilfe (Sozialamt) zu richten. Die Gewährung einer Nachkur setzt Kurfähigkeit voraus. Der Kurpatient muß in der Lage sein, allein mit einem öffentlichen Verkehrsmittel zu reisen und sich ohne fremde Hilfe an- und auskleiden zu können. Für pflegebedürftige und bettlägerige Kranke kommt eine Nachkur nicht in Betracht. Die Nachkur dauert 6 Wochen; sie kann auf begründeten Antrag des Kurarztes verlängert werden. Eine Nachkur kann in der Regel bis zu dreimal aufeinanderfolgend (eine Kur im Jahr) gewährt werden. Für jede Kur sind die medizinischen und sozialhilferechtlichen Voraussetzungen gesondert zu prüfen. Ob die medizinischen Voraussetzungen für eine Nachkur vorliegen, entscheidet ein ärztlicher Berater. Er wählt auch das geeignete Kurheim bzw. Sanatorium aus.
   Zur Nachkur einberufen wird der Patient unmittelbar durch das Kurheim.

5) Nach Beendigung der Behandlung ist ein ärztlicher Entlassungsbericht zu übersenden.

## V. Zusammenfassung (Stichworte)

Der Früherkennung maligner Tumoren dienen zunächst aufklärende Bemühungen im Rahmen der Gesundheitserziehung. Die Heilungsaussichten sind bekanntlich von der Frühdiagnose abhängig. Die Frühdiagnose wiederum ist nur möglich, wenn
1) die Bevölkerung entsprechend aufgeklärt wird,
2) die Indolenz der Patienten durchbrochen wird,
3) Sitz und Symptomatik das Leiden erkennen lassen,
4) die Unterweisung der Ärzte in den frühdiagnostischen Methoden erfolgreich ist.

Aus wissenschaftlichen Gründen, um gezielt und zeitgerecht helfen zu können, wurde wiederholt gefordert, ein sog. Krebsregister anzulegen. Bisher scheiterten generelle Bemühungen an dem Argument, daß die Krebserkrankung nach heutigem Wissen nicht ansteckend sei. Die Krebserkrankungen seien private Angelegenheit. An einer Meldung als Voraussetzung eines Registers bestehe deshalb kein öffentliches Interesse. Es gibt regionale Krebsregister (z. B. in Hamburg). Informationen sind dennoch möglich:
1) Die Arbeit der Krebsberatungsstellen wird statistisch ausgewertet,
2) die Träger der gesetzlichen Krankenversicherung und Rentenversicherung führen eine Statistik,
3) die zytologischen Untersuchungsstellen werten ihr Untersuchungsergebnisse aus,
4) die allgemeine amtliche Todesursachenstatistik zeigt, daß der Krebs in der Häufigkeitsverteilung der Todesursachen von der 7. Stelle im Jahre 1900, der 4. Stelle im Jahre 1923 bis zur 2. Stelle heute vorgerückt ist (1. Stelle Herz-Kreislauf-Erkrankungen).

Der prozentuale Anteil an der Gesamtsterblichkeit ist von 13,5% im Jahre 1914 auf über 21,5% angestiegen. Zur Zeit stirbt demnach fast jeder fünfte Mensch an Krebs! Dieser Anschein des Ansteigens der Krebskrankheiten wird jedoch durch sogenannte standardisierte Sterbeziffern korrigiert! Die zunehmende Lebenserwartung der Menschen läßt mehr Menschen ihren Krebs „erleben" als in früheren Jahrzehnten.

**Echt zugenommen hat der Lungenkrebs!** Namhafte Wissenschaftler sehen die Ursache in der Verunreinigung der Atemluft mit Benzpyren, besonders in Verbindung mit dem Rauchen. Die Produktionssteigerung bestimmter Industriegüter korreliert mit der Produktionssteigerung carzinogener Substanzen, die in Kohle, Brikett, Petroleum, Asphalt, Teer und Asbest enthalten sind. Die Zahl der vermeidbaren Todesfälle an Lungenkrebs wird von Koller mit 5000 bis 10 000 pro Jahr für die Bundesrepublik Deutschland geschätzt.

**Der Krebs ist kein unabwendbares Schicksal!**

Die Beurteilung der Heilaussichten ist nach STOLL abhängig von
1) Zeitpunkt der Diagnosestellung,

2) Beginn einer sachgemäßen Behandlung,
3) Sitz des Carzinoms,
4) Charakter des Carzinoms,
5) individueller Abwehrreaktion.

Da die Mitwirkung des potentiellen Patienten wesentlich ist, muß die Bevölkerung mit der Frühsymptomatik vertraut gemacht werden. Leitsatz muß sein: **Der Krebs ist heilbar, wenn rechtzeitig erkannt!**
Sieben Warnzeichen:
1) Jede nicht heilende Wunde – jedes nicht heilende Geschwür.
2) Knoten oder Verdickung in oder unter der Haut, auch im Bereich der Brustdrüsen, auffällige Lymphknotenschwellungen am Halse, in der Achsel und in der Leistengegend.
3) Jede Veränderung an einem warzenähnlichen Gebilde oder einem Muttermal.
4) Anhaltende Darm-, Magen- oder Schluckbeschwerden.
5) Anhaltender Husten oder anhaltende Heiserkeit.
6) Ungewöhnliche blutige oder andere Absonderungen aus Körperöffnungen.
7) Bei der Frau unregelmäßige Monatsblutungen, Ausfluß aus der Scheide mit Blutbeimischung und besonders Blutungen und blutige Absonderungen in den Wechseljahren, nachdem die Monatsblutungen bereits einmal aufgehört haben.

Die Frühdiagnose ist heute mit Kolposkopie und zytologischem Abstrich zu stellen. **Jede Arztpraxis kann eine Krebsberatungsstelle sein**, wenn diese Voraussetzungen erfüllt sind.

Zellabstriche werden an entsprechende zytologische Laboratorien geschickt. Die Gesellschaft zur Bekämpfung der Krebskrankheiten in Nordrhein-Westfalen (GBK) organisiert diese Zentralstellen und die Gesundheitserziehung z. B. durch Bereitstellung von Schriften und Diapositivreihen. Auch Vortragstexte für Ärzte, die selbstverständlich individuell variiert werden müssen, sind erarbeitet und werden zur Verfügung gestellt.

## VI. Schrifttum

| | |
|---|---|
| Bauer, K. H. | Krebsverhütung – Möglichkeiten gesundheitspolitischer Maßnahmen. Informationsdienst für Gesundheitserziehung in Niedersachsen Nr. 33 (1970) 7 |
| Bundesregierung | Gesundheitsbericht Deutscher Bundestag 6. Wahlperiode, Drucksache VI/1667, Sachgebiet 212, Ziff. 73, 149 ff. 411 |
| Flaskamp, W. | Die Krebskrankheiten. Franz Steiner Verlag, Wiesbaden, 1963 |
| Gesundheitspolitik | Sterblichkeit an Lungenkrebs. Gesundheitspolitik 8 (1966) 121 |

*Krebskranke*

| | |
|---|---|
| Koller, S. | Zigarettenrauchen und Lungenkrebs. Motiv und Wissenschaft Nr. 154, S. 9 vom 7. 7. 1964 |
| Landschaftsverband Westfalen-Lippe | Beilage zur Frankfurter Allgemeine Zeitung Sozialhilfe für Krebskranke. Rundschreiben Abt. Sozialhilfe v. 28. 8. 1967 |
| Stoll, P. | a: Krebsfrüherkennung in der Frauenheilkunde. Ärztliche Mitteilungen 61, 12 und 13 (1964) b: Zur Früherkennung der gynäkologischen Krebserkrankungen. Informationsdienst für Gesundheitserziehung in Niedersachsen Nr. 33 (1970) 25 |
| Schmidt, C. G. | Ist Krebs heilbar? Informationsdienst für Gesundheitserziehung in Niedersachsen Nr. 33 (1970) 13 |

### G) Multiple Sklerose-Kranke und Querschnittsgelähmte

Krankheitsbilder – Krankheitsursache – Zum Ist-Zustand – Die Behandlung – Aufgaben der Deutschen MS-Gesellschaft e. V. – Hilfe nach dem BSHG – Hilfe für Querschnittsgelähmte.

#### I. Multiple Sklerose (MS)

1. **Krankheitsbild und Ist-Zustand: a)** Als Folge einer chronisch verlaufenden entzündlichen Erkrankung des Rückenmarkes und des Gehirnes treten Lähmungen, Gefühlsstörungen, Ataxie, Sprechstörungen und im fortgeschrittenen Stadium Blasen- und Mastdarmlähmungen auf. Die Erkrankung kann bereits im Jugendalter beginnen. Es kommt auch zu psychopathologischen Veränderungen in Form von Kritikschwäche, Unbekümmertheit, „Zwangslachen und -weinen" bei vorwiegend euphorischer Grundstimmung. Der Krankheitsverlauf ist durch lange Remissionen gekennzeichnet.

Zu unterscheiden sind 3 große Verlaufsformen:
1) Die schubförmigen Verläufe klingen nach kurzer oder längerer Zeit mit unterschiedlichen Behinderungsresten wieder ab und können über Monate bis Jahre oder sogar zeitlebens nicht wieder auftreten.
2) Die geschilderte Verlaufsform kann sich in eine chronisch fortschreitende Form wandeln.
3) Bei etwa einem Drittel aller Erkrankten ist das Leiden von Anfang an chronisch fortschreitend. Es kann jedoch zu vieljährigem Stillstand der Erkrankung kommen.

Ohne entsprechende Maßnahmen waren (nach W. BLUMENTHAL) 70% der Erkrankten nach 5jähriger Krankheitsdauer noch arbeitsfähig. Nach 10 Jahren waren es noch 50%, später etwa noch ein Drittel. Schubförmige oder schubförmig-progredierte Verläufe sind in dieser Hinsicht besonders günstig. Selbst bei von Anfang an fortschreitenden Krankheitsformen sind nach über 20 Jahren Krankheitsdauer noch fast 20% arbeitsfähig.

Bei den Hilfsmaßnahmen gilt der allgemeine Grundsatz für fast alle Behindertenformen, daß Heilverfahren, Kuren und Berufsförderungsmaßnahmen **vor** der Rentengewährung Vorrang haben müssen [1].

**b)** Wegen des Fehlens eines zentralen Registers in der Bundesrepublik Deutschland (BRD) sind nur örtliche Einzelangaben vorhanden, die für ein Gesamtbild nicht zu verwerten sind. Weil die Diagnose problematisch ist, schwanken die Zahlenangaben sehr stark. Die Deutsche Multiple Sklerose-Gesellschaft gibt die Gesamtzahl der MS-Kranken in der BRD mit 70 000–100 000 an.

## Multiple Sklerose-Kranke und Querschnittsgelähmte

Vorwiegend häufig befallen werden Frauen zwischen dem 20. und 40. Lebensjahr, also in einem Alter, in dem sie meist noch ihren hausfraulichen Verpflichtungen nachkommen müssen.

**2. Behandlung: a)** Weil die eigentliche Ursache der MS noch unbekannt ist, wurde die Therapie nicht ursächlich, sondern symptomatisch und aus der Erfahrung heraus entwickelt. Mit psychologischem Geschick muß das geradezu pathognomonisch bestehende Euphoriegefühl genutzt werden, um den Neuerkrankten die vermutete Diagnose mitzuteilen. Die früher übliche Kortisonbehandlung gilt bereits als überholt. Es gibt z. Z. keine gezielte, spezifische medikamentöse Behandlung! Die bekannt gewordene Therapie mit bestimmten Diätformen hält wissenschaftlicher Kritik nicht stand. Im Mittelpunkt steht die Behandlung der spastischen Tonuserhöhung mit spasmolytisch wirkenden Medikamenten und physikalischer Therapie.

Auch bei der Betreuung und Behandlung der MS-Kranken wird der Mangel an entsprechenden Rehabilitationseinrichtungen und speziell durchdachten Wohnmöglichkeiten deutlich.

**b)** Das Hauptgewicht der Behandlung ist auf die Beseitigung oder Milderung des spastisch-paretischen Krankheitsbildes zu legen. Muskelverspannungen und Muskelschwäche werden durch zunehmend selbständige Übungen zur Besserung der Beweglichkeit und Kraft gemildert. Selbst wenn ein Rollstuhl notwendig wird, sollte der Behinderte sich möglichst selbständig fortbewegen.

Selbstbeweglichkeit, Kreislauftraining, von Fremdhilfe unabhängig bleiben, Selbstentfaltung im Rahmen der verbliebenen Möglichkeiten müssen das Ziel sein und nicht möglichst bequeme Motorisierung im Alltagsleben. Das schließt nicht aus, daß schwer Gehbehinderte noch berufstätig vom Rentenversicherungsträger, von der Bundesanstalt für Arbeitsbeschaffung oder sogar vom Sozialhilfeträger eine Hilfe für die Beschaffung eines Kraftfahrzeuges erhalten können.

Schwerer werden die Rehabilitationsbemühungen, wenn das Bewegungszusammenspiel durch eine Störung der Kleinhirnbahnen beeinträchtigt ist (cerebellare Ataxie). Hier können nur ständige Übungen von Bewegungen und Sprache helfen.

Bei vielen MS-Kranken kommt es zur Störung der Blasenentleerung. In vielen Fällen ist eine geordnete Blasenentleerung durch mechanische Reizung der Blasenmuskulatur im Sinne eines sogenannten Blasentrainings möglich. Bei Männern ist es leichter durch zweckentsprechende Auffangvorrichtungen, den unwillkürlich abgehenden Urin abzuleiten. Anatomisch bedingt gibt es für Frauen noch keine befriedigende Lösung*.

* Die oben geschilderten Behandlungs- und Rehabilitationsbemühungen gelten genauso für Querschnittsgelähmte und Cerebral-Paretiker (s. dort).

*Gesundheitshilfe für Behindertengruppen*

**3. MS-Gesellschaft (DMGS):** Zur Verbesserung der allgemeinen Betreuung der MS-Kranken und zur Erweiterung der Behandlungsmöglichkeiten wurde die Deutsche Multiple Sklerose-Gesellschaft e. V. und ihr „Sozialwerk" gegründet.

„Verbesserung der Kenntnis in der Öffentlichkeit über die MS-Erkrankung und Förderung der wissenschaftlichen Forschung über die Natur der MS-Erkrankungen" sind ihre Aufgabe. Es soll erreicht werden, daß ein an MS Erkrankter den gleichen oder ähnlichen Schutz erhält wie ein an Tuberkulose Leidender. Es wird darauf verwiesen, daß viele MS-Kranke in „sozialer Not" leben. (Ob das bei Ausschöpfung der im BSHG liegenden Möglichkeiten zutrifft, bedarf eingehender Prüfung.)

Die DMGS gibt vierteljährlich ein Mitteilungsblatt an alle Mitglieder, Förderer, interessierte Behörden und Körperschaften kostenlos heraus.

Als Träger der fürsorgerischen Betreuungsarbeit in den Zweigstellen wurde ein „Sozialwerk" gegründet, dem nur Förderer als Mitglieder angehören. Das Sozialwerk soll bei Inanspruchnahme des Bundessozialhilfegesetzes (BSHG), bei Anträgen an die zuständigen Behörden, bei der Vermittlung sozialer, gesundheitspflegerischer und persönlicher Hilfe, sowie in der individuellen Betreuung Hilfeleistung anbieten.

## II. Querschnittslähmung

**1. Krankheitsbild und Ist-Zustand: a)** Die Querschnittsmyelitis tritt nach luetischer Meningitis, durch tuberkulöse Infektion, Typhus und sonstige bakterielle oder Virus-Infektionen auf. Je nach Höhe der Querschnittsläsion (WS-Segment) kommt es zu verschiedenen klinischen Krankheitsbildern wie z. B. schlaffer Lähmung beider Arme und (oder) Beine, zu spastischer Lähmung der oberen und schlaffer Lähmung der unteren Gliedmaßen usw., Muskelschwund, Sensibilitätsstörungen und Blasen-Darmstörungen gehören zum Krankheitsbild im fortgeschrittenen Stadium (Brown-Séquardsche Lähmung halbseitige Lähmung bei halbseitiger Schädigung des Rückenmarkes).

Die Hauptursache für die Zunahme der Querschnittslähmungen in den letzten Jahrzehnten ist jedoch die ständig wachsende Zahl der Arbeits- und Verkehrsunfälle.

**b)** Auch für die Anzahl der Querschnittsgelähmten und über die jährlich neu eintretenden Querschnittslähmungen liegen statistisch gesicherte Unterlagen nicht vor. Aufgrund internationaler Erfahrungen wird damit gerechnet, daß pro Jahr auf 1 Million Einwohner mehr als 10 neue Lähmungsfälle zu erwarten sind.

Für die BRD sind das 550–600 Neuerkrankungen pro Jahr (einschließlich der Unfallfolgen). Von PAESLACK wurde 1968 eine Gesamtzahl von 1000 neuen Patienten pro Jahr genannt. Die Berufsgenossenschaften betreuen etwa jährlich 150 Unfallverletzte. In der BRD leben etwa 10 000 Querschnittsgelähmte insgesamt.

## Multiple Sklerose-Kranke und Querschnittsgelähmte

Nach §§ 124–126 BSHG ist ein größerer Personenkreis verpflichtet, unter bestimmten Voraussetzungen dem Gesundheitsamt Mitteilung über Behinderungen zu machen (BSHG § 124 bis 126). Die so erhaltenen Zahlenangaben sollen für Planungsvorhaben und wissenschaftlich ausgewertet werden. Es ist somit begründet zu hoffen, daß künftig genauere Kenntnis über Erkrankungszahlen und den Bettenbedarf vorhanden sind.

**2. Behandlung, Resozialisierung:** Aus der Praxis ist bekannt, daß für Wiederaufnahmen von Querschnittsgelähmten, deren Verletzungen länger zurückliegen, zur Behandlung aufgetretener Komplikationen, zur Nachuntersuchung und Überwachung etwa die doppelte Bettenzahl benötigt wird, die zur Aufnahme von Frischverletzten notwendig ist. Das sind etwa für die BRD 1600 Betten. Die Zahl der Neuzugänge dazu gerechnet, ergibt einen Bedarf von etwa 2400 Betten in Spezialkrankenhäusern bzw. -abteilungen. Vornehmlich in berufsgenossenschaftlichen Krankenhäusern und in Sonderabteilungen stehen etwa 500 Betten zur Verfügung – das Defizit beträgt demnach etwa 1900–2000 Betten (Quelle: F. W. MEINECKE, Bochum).

Die Wiedereingliederung in das soziale und berufliche Leben ist Ziel der Behandlung. Hierzu sind notwendig: Klinische Behandlung, körperliche Wiederaufschulung, Arbeitserprobung, Berufsfindung, berufliche Ausbildung, Wiedereingliederung in die Familie, soziale Sicherung.

Wichtig für das spätere Schicksal der Querschnittsgelähmten ist die fachlich richtige Erstversorgung nach dem Unfall. Meist sind die Reflexmechanismen der Blase und des Mastdarms funktionsfähig zu erhalten. (Die spinalen Zentren liegen im Lumbal- und Sakralmark.) Notwendig sind Blasen- und Mastdarmtraining. Auch ein komplett Querschnittsgelähmter hat heute Aussichten, sozial und beruflich rehabilitiert zu werden. Die Voraussetzung hierfür sind optimal qualifizierte Rehabilitationseinrichtungen (H. RIESSER).

Die Behandlungsdauer eines durch Unfall Frischverletzten mit Querschnittslähmung dauert je nach Art der Verletzung fünf bis zwölf Monate.

Schulbildung bis zum Hochschulstudium erfolgt wie bei anderen Körperbehinderten (s. entspr. Abschnitte).

An der Universität Marburg wurde in vorbildlicher Weise der Versuch unternommen, ein Internat mit den Behinderten angepaßten Räumen und Einrichtungen zu schaffen (78 Plätze). Als Fachstudium werden Jura, Volkswirtschaft, Naturwissenschaften, Philologie und Theologie angeboten (F.-W. MEINECKE).

### III. Hilfen nach dem BSHG

Die Hilfe erfolgt nach denselben Grundsätzen wie bei allen Körperbehinderten (s. Abschnitt über „Allgem. Gesichtspunkte zur Hilfe für Behinderte" S. 1).

Über die **Regelsätze** hinaus können gem. § 23 und § 41 Abs. 2 BSHG erhöhte Sätze zugebilligt werden, um die allgemeine Hilfebedürftigkeit der Kranken in bezug auf Diät, erhöhter Wäscheverbrauch usw. zu berücksichtigen (Individualhilfe).

*Gesundheitshilfe für Behindertengruppen*

Die Anträge auf z. B. orthopädische Hilfsmittel, Nachtstühle, Bettschüsseln, Sitzbadewannen, Luftkissen usw., für stationäre oder ambulante Heilbehandlung – soweit nicht Versicherungsträger dafür aufkommen – müssen beim örtlichen Träger der Sozialhilfe (Sozialamt) gestellt werden. Soweit die Zuständigkeit des überörtlichen Trägers der Sozialhilfe gegeben ist, werden die Anträge dorthin abgegeben (Landesarzt für Körperbehinderte). Zuschüsse für größere Hilfsmittel wie Faltrollstühle, Selbstfahrer, Personenwagen (bei Berufstätigen) können von diesem gewährt werden.

Auch **Heilverfahren** können nach dem BSHG ermöglicht werden, wenn der Kranke bereits von der Krankenkasse „ausgesteuert" ist. Die Anträge hierfür sind mit hausärztlichem Attest und Ablehnungsbescheid der Krankenkasse beim Sozialamt einzureichen. Der Amtsarzt und der Landesarzt können eingeschaltet werden. Die Bewilligung solcher Heilverfahren richtet sich nach den jeweils geltenden Einkommensgrenzen: Werden entsprechende Leistungen durch den zuständigen Träger der Sozialhilfe gewährt, sind sie rückzahlungsfrei. Sog. „häusliche Einsparungen" werden jedoch als Gegenleistung eingezogen.

Nach dem BSHG besteht außerdem ein Rechtsanspruch auf **Pflege**. Ein höheres Einkommen schließt die Gewährung der Hilfe keineswegs aus. Der Kranke muß sich mit dem Einkommensbetrag, der über der Einkommensgrenze liegt, „angemessen" beteiligen [1].

## IV. Zusammenfassung (Stichworte)

**Multiple Sklerose:** Als Folge einer chronisch verlaufenden entzündlichen Erkrankung des Rückenmarkes und des Gehirnes treten Lähmungen (mit Remissionen), Gefühlsstörungen, Ataxie, Sprechstörungen und im fortgeschrittenen Stadium Blasen- und Mastdarmlähmungen auf. Die Grundstimmung ist trotz der Schwere des Krankheitsbildes oft euphorisch. Die eigentliche Krankheitsursache ist noch unbekannt. Die Therapie ist deshalb symptomatisch und aus der Erfahrung entwickelt; vielfach spekulativ. Wegen des Fehlens eines zentralen Registers für MS-Kranke und Querschnittsgelähmte können zum „Ist-Zustand" nur unverbindliche Einzelangaben gemacht werden. Die Deutsche MS-Gesellschaft gibt die Gesamtzahl für die BRD mit 70 000 bis 100 000 an.

Die Behandlung muß mit psychologischem Geschick das bestehende Euphoriegefühl nutzen. Es gibt z. Z. keine gezielte medikamentöse Therapie. Im Mittelpunkt steht die Behandlung mit spasmolytisch wirkenden Medikamenten und physikalische Therapie. Auch bei der Betreuung und Behandlung der MS-Kranken wird der Mangel an entsprechenden Rehabilitationseinrichtungen deutlich. Um die allgemeine Betreuung der MS-Kranken zu verbessern, wurde die Deutsche Multiple Sklerose-Gesell-

---

1 s. Abschn. „BSHG" Band 1.

schaft e. V. und ihr „Sozialwerk" gegründet. Hilfe für MS-Kranke nach dem BSHG erfolgt nach denselben Grundsätzen wie bei allen Körperbehinderten. – Individualhilfe und Heilverfahren, Hilfe zur Pflege und Eingliederungshilfe können gewährt werden (siehe Abschnitt: „Das Bundessozialhilfegesetz Bd. I).

Die **Querschnittslähmung** kann nach Infektionen (luetische Meningitis, Tuberkulose und sonstige bakterielle oder Virus-Infektion) auftreten. Die Hauptursache jedoch sind Arbeits- und Verkehrsunfälle. Aufgrund internationaler Erfahrung wird damit gerechnet, daß pro Jahr auf 1 Million Einwohner wenigstens 10 neue Querschnitts-Lähmungsfälle zu erwarten sind. Für die BRD sind das etwa 600 Neuerkrankungen pro Jahr. In der BRD leben insgesamt etwa 10 000 Querschnittsgelähmte.

Nach F. W. MEINECKE/Bochum besteht zur fachgerechten Behandlung z. Z. in der BRD ein Betten-Defizit von 1900–2000 Betten.

Die fachlich richtige Erstversorgung ist bei Querschnittslähmungen nach Unfällen der wichtigste Teil der Therapie und für das spätere Schicksal von entscheidender Bedeutung. Auch ein Querschnittsgelähmter hat heute Aussichten, sozial und beruflich rehabilitiert zu werden. Die Voraussetzung hierfür sind qualifizierte Rehabilitationseinrichtungen.

## V. Schrifttum

1. Blumenthal, W. — Rehabilitation bei Multipler Sklerose. Mitteilungsblatt der Deutschen Multiple Sklerose-Gesellschaft Nr. 77 (1972/73) 103
2. Deutsche Multiple Sklerose Gesellschaft e. V. — Aufgaben und Ziele des Sozialwerkes. Rundschreiben im Juli 1964 Frankfurt/M.
3. Meinecke, E.-W. — Behandlungsmöglichkeiten für Querschnittsgelähmte in der Bundesrepublik Deutschland. Deutsches Ärzteblatt H. 6 (1970) 413
4. Opitz, E. — Multiple Sklerose. Beitrag im Enzyklopädischen Handbuch der Sonderpädagogik Band 2/3 S. 2215/2690 Carl Marhold Verlagsbuchhandlung Berlin-Charlottenburg (1969)
5. Riesser, H. — Querschnittslähmungen. Deutsches Ärzteblatt H. 5 (1970) 352

## H) Psychisch Kranke und Neurotiker (einschließlich der Selbstmordprophylaxe)

Die Psychiatrie im Wandel – Disposition zur Erkrankung – Exposition zur Erkrankung – Zum Ist-Zustand – Bettenbedarf – Der psychisch Kranke in seinem Krankenhaus – Die Beschäftigungs- und Arbeitstherapie – Der psychisch Kranke in seiner Umwelt – Zum Begriff „Anti-Psychiatrie" – Rechtsgrundlagen für die Unterbringung – Zur Typologie der Triebtäter – Die Soziotherapeutische Anstalt – Der Sozialarbeiter im psychiatrischen Krankenhaus – Zunahme der Neurosen – Hilfe nach dem BSHG – Zur Selbstmordprophylaxe – Das Selbstmordvorbeugungszentrum (zugleich Vergiftungszentralen) – Die psychiatrische Außenfürsorge.

### I. Allgemeiner Überblick

**1. Die Psychiatrie im Wandel: a)** In den letzten Jahrzehnten haben sich die Kenntnisse über soziale und soziologische Einflüsse auf das jeweilige Erscheinungsbild der Geisteskrankheiten verdichtet. Sie führten zu der Erkenntnis, daß sich die Einstellung der Gesellschaft zu ihren psychisch Kranken ändern muß, wenn durch die Erfolge ärztlich-medikamentöser Behandlung eine Rehabilitation ermöglicht werden soll.

Das sozialpsychiatrische Denken in der Psychiatrie hat eine Umorientierung der Krankheitsauffassung bewirkt.

Durch die Einführung hochwirksamer und dabei relativ ungefährlicher sog. Psychopharmaka hat die Behandlung der Geistes- und Gemütskranken erhebliche Fortschritte gemacht. Erregungen werden gedämpft, gesenkte Stimmungslagen angehoben, ohne daß dabei das Bewußtsein wesentlich getrübt und die gesamte seelische Regsamkeit beeinträchtigt würde. Mit Hilfe dieser Medikamente ist die zeitweilige seelisch-soziale Wiederherstellung vieler Kranker wenige Wochen bzw. Monate nach ihrer Krankenhauseinweisung möglich.

Die Folge ist eine gesteigerte Fluktuation zwischen Krankenhaus und Leben außerhalb des Krankenhauses und damit verbunden eine vermehrte Zahl von Wiederaufnahmen (sog. Drehtürpsychiatrie). Hierdurch wiederum bedingt, mußte sich die innere Struktur der Landeskrankenhäuser ändern. Aufnahmeabteilungen für Akutkranke mit intensiver personeller Besetzung und klinisch diagnostische Abteilungen wurden notwendig, ergänzt durch sog. Sozialzentren mit Aufenthaltsräumen, Bibliothek, Räumen für Festveranstaltungen, für gemeinsame Beratungen verschiedenster Art, Verkaufsstand für Zeitschriften und Zeitungen, Tabakwaren usw., Frisör.

Die sog. Psychopharmaka haben es möglich gemacht, das äußere Bild psychiatrischer Krankenstationen dem der Stationen anderer Krankenhäuser anzugleichen. Die äußeren Erscheinungsformen des „Irreseins" wurden durch sie entschärft und entdramatisiert.

Die Disposition zur Wiedererkrankung bzw. zum Neuaufflackern chronischer Psychosen wird durch Medikamente jedoch genauso wenig beseitigt wie die Exposition der Erkrankten in einer ihnen unverständlich gegenüberstehenden Gesellschaft. Die Hilfe der „Gesellschaft" und auch die Hilfe von Mensch zu Mensch sind durch Psychopharmaka nicht zu ersetzen. Positive menschliche Beziehungen in Familie und Gesellschaft herzustellen, zu fördern und aufrecht zu erhalten, ist die Zielsetzung der modernen Sozialpsychiatrie.

**b) Entwicklung der Krankenhauspsychiatrie in der Bundesrepublik Deutschland:** Nachdem es besonders im westlichen Ausland zu Reformen der Krankenhauspsychiatrie gekommen war, folgten in den letzten Jahren auch in der Bundesrepublik Deutschland vorwiegend zielplanerische Konzeptionen zur Verbesserung der Unterbringung und Behandlung psychisch Kranker und Schwachsinniger.

**Grundlagen – Westliches Ausland**
**Schweden:** 1951 Auftrag des Reichsinnenministeriums an das Kommitee für den Ausbau psychiatrischer Krankenhäuser. Seit 1956 psychiatrische Abteilungen an allen Regionalkrankenhäusern.
**Dänemark:** 1952 Bildung einer Staatlichen Kommission. Die Bemühungen dieser Kommission führten 1956 zu einem Generalplan zur Verbesserung der psychiatrischen Versorgung.
**Niederlande:** Seit etwa 1957 regionale sozialpsychiatrische Vor- und Nachsorgedienste.
**Großbritannien:** 1953 Gründung einer Kommission zur Vorbereitung des 1959 in Kraft getretenen Mental Health Act und Planung der „gemeindenahen Psychiatrie".
**Norwegen:** 1961 Gesetz für psychische Gesundheitsfürsorge. In diesem Gesetz wird die ambulante Nachsorge auch für psychisch Behinderte eingeschlossen.

**Bundesrepublik Deutschland:** Der „Aktionsausschuß zur Verbesserung der Hilfe für psychisch Kranke" beim Deutschen Verein für öffentliche und private Fürsorge in Frankfurt/Main legte im März 1964 Empfehlungen und Forderungen zur Strukturänderung der psychiatrischen Versorgung der Bevölkerung vor.

Am 9. Okt. 1964 befaßte sich in Lübeck die Konferenz der Gesundheitsminister mit Themen zur Modernisierung des psychiatrischen Krankenhauswesens. Gefordert werden eine bessere ortsnahe Versorgung durch halboffene Einrichtungen und sozialpsychiatrische Bemühungen.

Eine Kommission der Arbeitsgemeinschaft der Bayerischen Bezirkstagspräsidenten erarbeitete 1966 auf der Grundlage eines vom Max-Planck-Institutes für Psychiatrie erstellten Entwurfes eine Planung zur Besserung der psychiatrischen Krankenhausversorgung.

Die Novelle zum BSHG vom Oktober 1969 bezieht den Personenkreis der „seelisch wesentlich Behinderten" in die Eingliederungshilfe für Behinderte mit ein (s. Band 1 S. 166 und § 6 oben S. 21).
Der Deutsche Bundestag beschloß am 23. Juni 1971, eine Enquête über die Situation der Psychiatrie in der Bundesrepublik Deutschland zu erstellen (Bundesdrucksache VI/2322). Die entsprechend gebildete „Enquête-Kommission" hat ihre Arbeit aufgenommen.
Die genannten Aktivitäten werden von Abgeordneten des Deutschen Bundestages und sonstige Sachverständige in der „Aktion psychisch Kranke" unterstützt, die sich am 18. Jan. 1971 konstituierte.

## Gesundheitshilfe für Behindertengruppen

Inzwischen befassen sich viele Gremien, soweit sie sich mit dem Problem „psychisch Kranke und Gesellschaft" konfrontiert sehen, mit entsprechenden Reformplanungen.

Im Mittelpunkt aller Erwägungen müssen die z. Z. realisierbaren Hilfsmöglichkeiten für die Patienten stehen. Richtungsweisende politische Konzeptionen mit Bestandserhebungen und Bestandsanalysen sind zu begrüßen. Die Zielsetzung – nämlich die Gleichstellung unserer psychisch Kranken mit Kranken in anderen Fachdisziplinen – ist unbestritten. Es müssen jedoch auch praktikable, finanzierbare und personell zu verwirklichende Sofortprogramme zur Beseitigung gröbster Mißstände und zur Sanierung der vorhandenen Einrichtungen und zur Verbesserung sozialpsychiatrischer Bemühungen erstellt werden. Besonders auch die langfristig stationär zu Behandelnden benötigen zunächst menschenwürdige Unterbringungsverhältnisse, Übergangseinrichtungen, Wohnheime, Sozialzentren und ambulante Einrichtungen. Die notwendigen Reformen dürfen nicht allein zugunsten ideologischer Zielvorstellungen, die im wesentlichen akut kranken Patienten zugute kommen würden, einseitig vorangetrieben werden. Das Potential der niedergelassenen Ärzte für Psychiatrie ist ein wesentlicher Faktor, der bei allen Reformplänen zu berücksichtigen ist.

2. **Zum Ist-Zustand: a)** In der Bundesrepublik Deutschland leiden etwa 5–6 Millionen Menschen, 10–12 v. H., an Psychosen und Neurosen und benötigen psychiatrische Hilfe. Etwa 200 000 bedürfen der stationären klinischen Behandlung (H. W. MÜLLER, Köln).

An Schizophrenie leiden etwa 1% der Bevölkerung, am manisch-depressiven Formenkreis (Zyklothymie) bis 0,5%. Ein Drittel gehören dem männlichen und zwei Drittel dem weiblichen Geschlecht an. Wieviel von den klinisch behandlungsbedürftigen auch ambulant behandelt werden könnten, wenn die dazu notwendigen Einrichtungen in ausreichender Zahl vorhanden wären, wird unterschiedlich beurteilt. 8% der Bevölkerung leidet an Psychoneurosen (s. d.) dazu Charakterstörungen, Alkoholismus, Sucht. 2–3% sind entwicklungsgestört bzw. schwachsinnig.

Für die 5–6 Millionen in der BRD psychisch kranken Patienten gibt es in 59 Fachkrankenhäusern für Psychiatrie etwa 100 000 Betten (Plätze). Das sind etwa 1,7–1,9 : 1000 der Bevölkerung.

**b) Vergleichszahlen des Auslandes:** Pro 1000 der Bevölkerung gibt es in den USA 4,5 Betten für psychiatrische Fachkrankenhäuser

| | | |
|---|---|---|
| Schweden | 4,2 : 1000 | |
| Groß-Britannien | 3,5 : 1000 | Relation zu |
| Dänemark | 3,5 : 1000 | Akut-Krankenhäusern: |
| Schweiz | 3,5 : 1000 | 8–10 : 1000 der |
| BRD | 1,8 : 1000 | Bevölkerung. |
| Westf.-Lippe | 2,7 : 1000 | |
| Norwegen | 2,4 | (kürzlich gesenkt von 5,0 : 1000)! |

## Psychisch Kranke und Neurotiker

Weitere Angaben für Norwegen:
1,5 pro 1000 sind Plätze in Pflegeheimen für Langzeitpatienten
0,4 pro 1000 in den psych. Abteilungen in Zentralkrankenhäusern
Jugendpsychiatrie (Norwegen)
Kliniken: für 3,7 Mill. Einwohner  200 Betten  0,054 auf 1000
Heilpädagogische Heime:  300 Betten  0,081 auf 1000
5% der Anstaltsinsassen psych. Krankenhäuser sind im Durchschnitt auf geschlossenen Abteilungen (bei 1000 Patienten 2 geschlossene Stationen zu 25 Patienten).

Epileptiker (Norwegen)
3,5 bis 5% von 1000 der Bevölkerung

**c) Zum Bettenbedarf:** Die Bedarfsberechnung an Behandlungseinrichtungen für psychisch Kranke orientiert sich nach internationalen Erfahrungen. Danach benötigen von 100 psychisch auffälligen Personen 40 eine ambulante hausärztliche Behandlung, 50 eine gezielte psychische Fachbehandlung und 10 eine psychiatrische Klinikbehandlung.

Nach Erfahrungssätzen bedürfen 10 bis 12 vom Hundert der Gesamtbevölkerung — d. h. etwa 6 Millionen Menschen in der BRD — wegen psychischer Störungen wenigstens einmal im Leben einer ärztlichen Betreuung bzw. Versorgung.

Es wird mit 600 000 Menschen gerechnet, die an schweren seelischen Erkrankungen leiden. Unter Zugrundelegung der genannten internationalen Erfahrungssätze müßte die Zahl von fast 100 000 Betten in der BRD ausreichen. In der Praxis jedoch sind unsere Landeskrankenhäuser ständig überfüllt! Hier den Gründen nachzugehen ist eine notwendige Aufgabe.

Ein Teil der Betten wird von Schwachsinnigen und sog. „Alterspflegefällen" belegt. Die Zahl der psychiatrischen Betten in allgemeinen Krankenhäusern ist verhältnismäßig gering.

Während einerseits in der Bundesrepublik Deutschland nicht alle psychisch Kranken zweckdienlich behandelt werden können, weil die entsprechenden Einrichtungen, wie Tages- oder Nachtkliniken in Nähe der Großstädte fehlen, ist andererseits ein Teil der vorhandenen Betten durch Alterskranke unzweckmäßig belegt.

Hier ist grundsätzlicher Wandel notwendig, wenn der erwünschte Sollzustand einer frühzeitigen, fachgerechten Behandlung zur beruflichen und sozialen Rehabilitation erreicht werden soll. Dieser Wandel bezieht sich 1. auf die psychiatrischen Institutionen und 2. auf die Gesellschaft, in der psychisch Kranke soweit irgend möglich integriert bleiben sollen.

**d) Der psychisch Kranke in seinem Krankenhaus:** Da es nicht nur an psychiatrischen Krankenbetten, sondern auch an Arztstellen bzw. Ärzten und Pflegepersonal fehlt, sollten die Kliniken so konzipiert werden, daß die Wirkungen moderner Psychopharmaka auch in dieser Hinsicht genutzt werden. Halboffene Einrichtungen mit Ambulanzcharakter in Form von Aufnahmekliniken oder -stationen mit kurzer Verweildauer für akute Psychosen, Tages- bzw. Nachtkliniken bieten sich zur Lösung des Problems an.

## Gesundheitshilfe für Behindertengruppen

Die bisherigen Landeskrankenhäuser sind mit über 1000 Betten meist viel zu groß und zu weit abgelegen von Wohn- und Arbeitsgebieten konzipiert worden. Das war richtig, solange vorwiegend „verwahrt" werden sollte, weil die Möglichkeit der Rehabilitation auf medikamentösem Wege s. Z. unbekannt war.

In den Landeskrankenhäusern muß oft ein zahlenmäßiges Verhältnis Arzt-Patient zwischen 100 bis 200 Patienten je Arzt zugrunde gelegt werden (Pflegekräfte 1 : 5). Eine moderne Therapie bzw. Rehabilitation erfordert jedoch z. B. in psychiatrischen Universitätskliniken eine Relation von etwa 1 : 10 (1 Arzt für 10 Patienten).

In psychiatrischen Krankenhäusern, ohne Forschungsaufgaben, sollte nach einer Empfehlung der WHO ein Arzt für 30 Kranke zur Verfügung stehen (Pfleger 1 :2).

**3. Die Klassifikation der psychiatrischen Krankheiten (Diagnosenschlüssel [1]:** Definition und Klassifikation sind Voraussetzungen, um vergleichbare Zahlenangaben zu erhalten. Die WHO hat sich dieses Problemes angenommen und zwischen Nr. 290–315 der „International Classification of Disenses" (ICD) psychiatrische Erkrankungen klassifiziert. Der Vorstand der Deutschen Gesellschaft für Psychiatrie hat die Einführung des Diagnosenschlüssels an allen psychiatrischen Einrichtungen der Bundesrepublik empfohlen; s. hierzu Anlage 3 unten S. 143. Damit wird das bisher benutzte „Würzburger Schema" augelöst.

**4. Zur Typologie der Triebtäter [2]:**

astheniscchher Typ
(mit Gewaltanwendung)

| Polytroper Krimineller | 2 | 1 | Homotroper Triebtäter |
|---|---|---|---|
| Bindungsloser Schwachsinniger | 4 | 3 | Sexuelle Triebanomalie |

asthenischer Typ
(ohne Gewaltanwendung)

Erläuterung: 1 – 3 geeignet zur Kastration in der Reihenfolge 1 – 3
              2   Exhibitionist
              4   nicht zur Kastration geeignet.

**5. Zunahme der Neurosen:** Nach übereinstimmenden Berichten der Psychiater haben psychische Fehlentwicklungen – besonders die Neurosen – bei Adoleszenten und alten Menschen zugenommen.

Hier spiegelt sich die interessante These, daß sich die Gesellschaft selbst ihre Neurotiker schafft! Bei Abnahme der körperlichen Leistungsfähigkeit ist eine Zunahme intellektueller Funktionen verbunden mit der Reizüberflutung – von De RUDDER „Urbanisierungstrauma" genannt – zu beobachten.

1 s. Revision 1967.
2 Nach MITTER, Homburg/Saar.

*Psychisch Kranke und Neurotiker*

Es ist ein Teufelskreis in Gang gekommen, wie er aus der Zeit der Jahrhundertwende als
Armut – Krankheit – Krankheit – Armut
bekannt ist. Im Sinne dieses Funktionskreises kann der Ablauf für viele der Anfälligen wie folgt dargestellt werden:

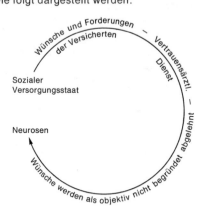

Dieser unerwünschten Folge sozialer Leistungen kann durch Psychohygiene entgegengewirkt werden und durch Gewährung der Leistung der RVO als Rechtsanspruch im Sinne der bekannten Ohlstadtkuren als psychoprophylaktische Leistung ohne vertrauensärztliche Kontrolle [3]!
Durch Konfliktsituationen des Entwicklungsalters und andere zeitlich begrenzte Konflikte entstandene Neurosen können sich spontan zurückbilden. Zuweilen werden die „Erfolge" mancher Resozialisierungsbemühung überbewertet. Die Neuroseprophylaxe ist die Voraussetzung, um die sonst notwendigen sozio-therapeutischen Bemühungen zu reduzieren.

**b) Zum Begriff „Anti-Psychiatrie":** Die Entwicklung der Psychiatrie vollzog sich bisher in drei entscheidenden Phasen. Die erste „sozialpsychiatrische Revolution" leitete PHILIPPE PINEL (1745–1826) ein, als er die Geisteskranken von ihren Ketten befreite. SIEGMUND FREUD (1856–1939) leitete mit seiner Tiefenpsychologie die zweite Wandlung ein. In der dritten Phase befinden wir uns jetzt.
WINKLER, Gütersloh, hat die Psychiatrie als „sozialen Prozeß" beschrieben. Der englische Psychiater RONALD D. LAING u. a. m. haben auf eine neue Zielsetzung verwiesen: Als therapeutisches Ziel steht nicht mehr der Patient im Mittelpunkt, sondern die Umwandlung der Gesellschaft. Nicht der Patient soll der Gesellschaft angepaßt werden, sondern umgekehrt, die gesellschaftlichen Verhältnisse dem Kranken. Die

---

3 s. oben Abschn. „Herz- und Kreislaufkranke".

## Gesundheitshilfe für Behindertengruppen

Umwandlung der Gesellschaft steht also anstelle der Behandlung der Geisteskranken. Dieser Betrachtungsweise wurde die Bezeichnung „Anti-Psychiatrie" gegeben.

Dieser Begriff ist im angelsächsischen und französischen Kulturraum nicht mehr aus der Diskussion über eine neuzeitliche Psychiatrie wegzudenken. Auch in der Bundesrepublik Deutschland findet er vermehrt Beachtung. Es ist die Bewegung derjenigen meist junger Psychiater, die nicht an eine Reformfähigkeit unserer heutigen Psychiatrie glauben und die meinen, von Grund auf neu beginnen zu müssen. Die Anhänger dieses Begriffs meinen, daß es psychische Krankheiten für sich überhaupt nicht gibt. Sie sehen die Symptome der Kranken als Folge der Isolierung von Menschen über Jahre und Jahrzehnte. Sie sehen nur die Formen abweichenden Sozialverhaltens, deren Kennzeichnung als **Geisteskrankheit** nichts anderes sei, als eine Neuauflage der mittelalterlichen Hexenverfolgung. (A. Finzen in der Frankfurter Allgemeinen Zeitung Nr. 120 [1973] 8.)

Dem Kranken soll das bewußtgemacht werden, indem er gegen die Gesellschaft gekehrt wird, die sich angeblich an ihm schuldig gemacht habe. Er soll auf diese Weise von der Gewalt befreit werden, die unsere Leistungsgesellschaft angeblich unzulässigerweise gegen ihn anwendet.

Soweit es darum geht, den Geisteskranken einen ihrem Leiden besser als bisher angepaßten Lebensraum zu gestalten, kann diese Entwicklung begrüßt werden.

**7. Die Jugendpsychiatrie** befaßt sich mit der Behandlung von Psychosekranken, akut reaktiv Verhaltensgestörten und reaktiv oder hirnorganisch Leistungsgeminderten bis hin zu jugendlichen Siechen. Die Aufgabenstellung läßt sich in drei große Bereiche teilen:
Klinischer, mit Diagnostik, Therapie und ambulanter Behandlung,
Pädagogisch-rehabilitativer, mit Langzeitbehandlung, Beschulung, beruflicher Förderung,
Pflegerisch betreuender, mit körperlicher Betreuung und kleinschrittiger Förderung.
Diese drei Grobbereiche haben sehr differente Aufgaben, die sich bei optimaler Gestaltung auch in der baulichen Gliederung niederschlagen müßten.

Für die Aussicht auf erfolgreiche Behandlung ist von hervorragender Bedeutung die Größe der jugendpsychiatrischen Gruppe, weil im wesentlichen dadurch die Höhe der Forderungen im Sozial- und Leistungsbezug wie auch in der räumlichen Orientierung für den Einzelpatienten festgelegt wird. Die Gruppenstärke sollte 16 bis 18 Patienten nicht übersteigen. Sie muß aber noch unterteilbar sein, da nicht ständig ein gleich hohes Niveau bzgl. Anpassung und Leistung gefordert werden kann. Diesen Forderungen darf nicht dadurch ausgewichen werden, daß man homogene Gruppen zusammenstellt, weil in solchen der gegenseitige Leistungs- und Orientierungsansporn weitgehend wegfallen würde.

**Raumprogramm:** Im Tagesbereich einer jeden Gruppe sollten 3 Räume vorhanden sein:

## Psychisch Kranke und Neurotiker

1 Eßraum
1 Tagesraum für die ganze Gruppe
(gleichzeitig Ausweichschulraum)
1 Gruppenraum für 8–10 Personen.

Auch bei der Zentralisierung von Spiel- und Beschäftigungsräumen für mehrere Gruppen muß ein großer Tagesraum je Gruppe geplant werden, der die Funktionen eines Wohnzimmers, einer „Fluchtburg" und eines unantastbaren eigenen Bereiches hat, der also das „Zuhause" darstellt.

Die Forderung einer Idealnorm an baulicher Gestaltung im Hinblick auf die Aufgabenweise der Jugendpsychiatrie wird grundsätzlich nur schwer erreichbar sein, weil einmal die Krankenhausbauvorschriften unausweichliche Auflagen beinhalten und weil bei Häusern mit Aufnahmezwang die Verteilung der Patienten auf die verschiedenen Bereiche nicht auszusteuernden Schwankungen unterliegt.

## II. Therapeutische Möglichkeiten

**1. Beschäftigungs- und Arbeitstherapie:** Von „Arbeitstherapie" wird gesprochen, nachdem im 18. Jahrhundert Geisteskranke vorwiegend zur Feldbestellung herangezogen wurden (Schottland) und die günstige Auswirkung dieser Tätigkeit auf die seelisch-körperliche Regsamkeit und Leistung festgestellt wurde.

Ob die Bezeichnung „Arbeitstherapie" glücklich gewählt ist, kann bezweifelt werden. Sie nährt bei Laien immer wieder den Gedanken, daß Geisteskranke als billige Arbeitskräfte ausgenutzt werden. „Aktive Beschäftigungstherapie" träfe den Sachverhalt besser.

Die sog. Arbeitstherapie ist eine ärztlich verordnete Behandlung, die einen wesentlichen Teil der Gesamtbehandlung ausmacht und die in erster Linie dem Wohle des Patienten dient. Kein Patient wird jedoch dazu gezwungen.

Im Sinne HERMANN SIMONs hat sie die Aufgabe, durch konsequente Anregung und Beanspruchung der gesunden Funktionen der kranken Persönlichkeit diese zur Ignorierung ihrer psychotischen Inhalte zu veranlassen, statt diese immer neu durch Nichtstun zum Wuchern zu bringen. Zwangsmaßnahmen auf einer geschlossenen Abteilung und Arzneimittelverbrauch können dadurch wesentlich reduziert werden. Die Arbeitstherapie führt darüber hinaus zu einer Veränderung der Grundeinstellung des seelisch Kranken zu seiner Umwelt. Die Arbeitstherapie führt zur Entwicklung weitgehender Selbstverantwortlichkeit und Selbständigkeit. Der Kranke lernt durch die Arbeitstherapie, sein Schicksal und die Verantwortung für sein Wohlergehen wieder selbst in die Hand zu nehmen.

Für die Arbeitstherapie werden alle im Landeskrankenhaus anfallenden Arbeitsvorgänge, angefangen von den landwirtschaftlichen Arbeiten auf dem Gutshof, den gärtnerischen Arbeiten in der Gärtnerei und im Park, Arbeiten in den einzelnen technischen Betrieben wie Werkstätten, Kochküche, Waschhaus, alle Transporte wie Essentransporte, Möbeltransporte usw. bis zu den Hilfsarbeiten in den Büros durchgeführt.

Der arbeitstherapeutische Einsatz erfolgt nach einem individuell zu bestimmenden therapeutischen Konzept, das eine stufenweise Förderung jedes einzelnen Patienten vorsieht. Der Abteilungsarzt entscheidet darüber, wann und zu welchen Arbeiten ein Patient eingesetzt werden kann und soll. Entscheidend ist die beste Förderungsmöglichkeit für den Patienten. Wird die Arbeitsleistung eines Patienten für die Institution benötigt, dann muß sie entsprechend bezahlt werden.

Akut psychotische Patienten werden zunächst in einer sog. Doppelkolonne (10 bis 12 Patienten), die durch 2 Pfleger betreut wird, eingesetzt. Mit zunehmender Besserung des Krankheitsbildes erfolgt dann die Versetzung in eine Arbeitsgruppe, die nur von einem Pfleger betreut wird. Eine weitere Stufe führt zu kleineren Arbeitsgruppen von 2 bis 3 Patienten, die auf Anweisung von Fachkräften in Garten, Küche, Handwerksstuben, Wäscherei usw. eingesetzt werden. Schließlich erfolgt der Einsatz als Einzelperson mit besonderer Verantwortung, jedoch unter Anleitung hauptberuflich bediensteter Fachkräfte. Jedes Landeskrankenhaus variiert diesen Stufenplan je nach Anzahl geeigneter Patienten und nach vorhandenen Arbeitsmöglichkeiten.

In den letzten Jahren ist zu der oben dargestellten Arbeitstherapie die **Werktherapie** einerseits und die **Industriearbeit** andererseits hinzugekommen. Bei der Werktherapie (Beschäftigungstherapie in Werkräumen) liegt der Akzent weniger auf dem praktischen Nutzeffekt für die Anstalt als auf dem ästhetischen Sinngehalt. Sie dient weniger dem Sachtrieb als dem Formtrieb.

**Das Vermächtnis HERMANN SIMONS:** Aus einem Brief HERMANN SIMONS an den Landeshauptmann von Westfalen vom 27. März 1942:
„Für unsere Krankenbehandlung entscheidend wurde bald die Erkenntnis, daß alle Kräfte im lebenden Organismus (kleinster und größter Ordnung) erhalten, gefördert und entwickelt werden nur durch den angestrengten Gebrauch der bereits oder noch vorhandenen Kräfte, also durch ‚Arbeit' aller Art; noch so reichlich zur Verfügung gestellte Ernährung, alle ‚Kräftigungsmittel' usw. sind lediglich Bausteine; aus der Ruhe (Bettbehandlung der Geisteskranken!) allein entwickelte sich **niemals** Kraft, sondern es geht bei ihr nur Kraft verloren; und der Arzt kann nur raten, führen, Schaden verhüten, Anweisung für den Aufbau geben; der Aufbau der Kräfte selbst vollzieht sich aber nur in der Tätigkeit, Anstrengung der Kraft – **nicht** Überanstrengung! Sie zu verhüten, die jeweilige Leistungsfähigkeit jeweils abzuschätzen ist ärztliche Aufgabe –. Die Klarheit dieser Erkenntnis ist um so wichtiger für unsere Heilanstalten, als es sich hier meist um lang dauernde, chronisch verlaufende Krankheitszustände handelt, während bei akuten, kurz dauernden Krankheitszuständen im Vordergrund der Behandlung immer der Versuch stehen wird, der Krankheit selbst in ihren Grundlagen (Infektion, toxische Zustände, Gehirnerkrankung usw.) beizukommen. So entwickelte sich unsere ‚Arbeitstherapie', dabei aber auch das Bestreben, alle Kranke möglichst wieder zu selbständig und **aus eigener Kraft** geordnet und nützlich lebenden und handelnden Mitgliedern der sozialen Gemeinschaft zu machen. Letztes Ziel der Krankenversorgung war für uns immer: Stärkere Entwicklung und Beanspruchung der eigenen Kraft auch in dem Kranken und Schwächeren und Zurückdrängung und allmähliche Ausschaltung der ‚Befürsorgung' von außen.

Denn auch der durch Krankheit Schwächere kann sich noch geordnet verhalten und etwas leisten, wenn er sich mehr zusammennimmt und etwas mehr anstrengt. Alle Befürsorgung von außen wirkt aber unfehlbar auf die eigene Kraft schwächend und zerstörend.

Gewiß stellten unsere Grundsätze an die Behandelten wie an die Behandelnden wesentlich erhöhte Anforderungen. Beide mußten sich mehr anstrengen, hatten größere Verantwortung. Diese Tatsache hat uns große Kämpfe gebracht, Kämpfe im Kreise der Berufskollegen, der politischen Organisationen des Pflegepersonals (**nicht** aber bei der übergroßen Mehrzahl unseres eigenen Personals!)."

**2. Der psychisch Kranke in seiner Umwelt:** Zur Rehabilitation eines psychisch Kranken gehört es auch, ihm nach seiner Entlassung die weiter benötigte Hilfe zu gewähren. Während in den USA eine große Anzahl psychiatrischer Sozialarbeiter zur Verfügung steht – als Richtzahl gilt etwa 1 auf 80 psychiatrische Patienten –, waren es nach einer Angabe von PANSE in der Bundesrepublik Deutschland 1963 nur etwa 40 Spezialfürsorgerinnen. Bei etwa 150 000 psychiatrischen Krankenhausaufnahmen pro Jahr wären jedoch etwa 2000 erforderlich [4].

Noch wesentlicher ist es jedoch, der gesellschaftlichen Abwertung seelischen Krankseins durch entsprechende Aufklärung und Erziehung der Mitmenschen entgegenzuwirken. Vielfach erschweren Unverständnis oder gar Spott der Gesellschaft die Rehabilitation und soziologische Integration seelisch kranker Menschen.

Die Krankensymptome am Patienten wurden in ihren Variationsformen vielfach als Epiphänomene erkannt. Die Systeme der Kommunikationen **psychisch Kranker mit „ihrer" Gesellschaft wie Spannungen, Fehlreaktionen und Fehlverhalten wurden nosologisch führende Erscheinungen, die von den Toleranzgrenzen der Gesellschaft abhängen.**

Die offene, ambulante Gesundheitshilfe für psychisch Kranke ist zur Ergänzung der Klinikbehandlung notwendig, weil
1) die stationäre Behandlung, solange wie nötig, jedoch so kurz wie möglich sein soll,
2) ein Krankenhaus beziehungsärmer ist als das Leben in der gewohnten Umgebung,
3) die Gesellschaft durch die ständige Fluktuation allmählich eine andere Einstellung zu ihren psychisch Kranken erhält.

Ist das Leiden erst chronisch geworden, ist der Effekt der vorher genannten medikamentösen Maßnahmen viel problematischer.

Die genannten Methoden – psychopharmakologische und sozialpsychiatrische Behandlung – machen die Anwendung äußeren Zwanges bei einer ständig wachsenden Zahl psychisch Kranker entbehrlich. Die stationäre Aufnahme ist in manchen Fällen nur noch zur Entlastung der Familie oder der übrigen Umwelt notwendig. Hier hat eine dritte Hilfsmöglichkeit einzusetzen! Die verständnisvolle Haltung der Umwelt,

---

4 s. hierzu unten S. 127 „Der Sozialarbeiter im psychiatrischen Krankenhaus".

besonders in Familie und Beruf, kann in vielen Fällen eine Vollhospitalisierung überflüssig machen. Die Förderung des wachsenden Verständnisses der Gesellschaft ihren psychisch Kranken gegenüber ist daher eine entscheidend wichtige Aufgabe.

Werden die genannten drei Möglichkeiten der Behandlung voll ausgeschöpft, können nach Literaturangaben (HÄFNER, v. BAYER, KIESKER) rund 60–80% der z. B. unter der Diagnose „Schizophrenie" stationär aufgenommenen Kranken in etwa 4–12 Wochen wieder aus stationärer Behandlung entlassen werden.

Zu den notwendigen äußeren Strukturänderungen gehört es, soziotherapeutische Institutionen als „Satelliten" der Landeskrankenhäuser in Nähe der Wohn- und Arbeitszentren der Bevölkerung zu schaffen. Hier müssen diejenigen neuropsychisch Gestörten aufgenommen werden, die durch intensive medikamentöse und soziotherapeutische Behandlung in relativ kurzer Zeit rehabilitiert werden können. Solchen „Satelliten" können Tages- und Nachtkliniken (also halb offene Einrichtungen) und Patientenklubs angeschlossen werden.

Das Großkrankenhaus in entlegener Gegend, so wie es in Form der „Landesheilanstalten" um die Jahrhundertwende konzipiert wurde, entspricht nicht mehr den heutigen Erfordernissen.

Zur äußeren Umstrukturierung gehört es weiterhin, die psychiatrischen Fachkrankenhäuser von reinen Pflegeabteilungen für Alterskranke zu entlasten. Es müssen vermehrt Alterspflegeabteilungen ebenfalls als Außenstellen der Landeskrankenhäuser in Nähe der Wohngebiete eingerichtet werden, um die mit Defekten teilrehabilitierten, jedoch meist aus familiären Gründen nicht entlassungsfähigen Alten unterbringen, pflegen und überwachen zu können. In diesen Altenpflegeabteilungen wäre ein wesentlich geringerer Arzt- und Pflegerschlüssel notwendig als in den eigentlichen psychiatrischen Fachkrankenhäusern.

Da aus der Bevölkerungsstatistik zu entnehmen ist, daß die Zahl der Alten durch die höhere Lebenserwartung der Menschen laufend zunimmt, sollten auch für Alterskranke außerhalb der Landeskrankenhäuser von freien Trägern vermehrt Pflegeheime geschaffen werden. Durch die Perfektion der Therapie auch der psychischen Störungen werden immer mehr Menschen ihre Krankheiten mit Defektheilungen überleben und somit unterbringungsbedürftig werden. Solche Altenpflegeheime sollten zweckmäßigerweise im Anschluß an jedes große Akutkrankenhaus errichtet werden, weil die ärztliche Versorgung dieser Patienten auf diesem Wege ambulant leichter sicherzustellen ist [5].

Werden die aufgezeigten Möglichkeiten der Therapie ausgenutzt und die damit notwendigen inneren und äußeren Umstrukturierungsmaßnahmen der psychiatrischen Einrichtungen durchgeführt, wird die Bevölkerung erkennen, daß auch für ihre psychisch Kranken in gleicher Weise gesorgt wird wie für alle anderen kranken Menschen.

5 s. unten S. 236 „Gesundheitshilfe für Alte und Alterskranke".

3. **Zur Hilfe nach dem BSHG:** Auch auf diesem Gebiet der Gesundheitshilfe bietet das Bundessozialhilfegesetz (BSHG) – insbesondere nach dem 2. Änderungsgesetz vom 14. 8. 1969 – neue Ansatzpunkte.

Auf der Grundlage des sog. Halbierungserlasses des Reichsministers des Innern vom 5. 9. 1942 wurde zunächst die Hälfte der Behandlungskosten vom zuständigen Fürsorgeverband übernommen. Später wurde dieser Erlaß durch sog. „Geisteskrankenabkommen" zwischen Krankenkassen und Fürsorgeverbänden abgelöst.

Nach dem BSHG geleistete Zahlungen des Sozialhilfeträgers können jedoch aus den Einkommen oder dem Vermögen des Kranken oder seiner sorgeverpflichteten Familienangehörigen zurückgefordert werden. Somit ist die „soziale Sicherheit" der Familie eines seelisch Kranken in höherem Maße gefährdet als eines anderen Kranken. Zumindest besteht ein Ermessensspielraum der Beamten des Sozialhilfeträgers, wenn er „Hilfe in besonderen Lebenslagen" nach dem BSHG gewährt. Diese Sachlage ist bei Berücksichtigung der Entwicklung der therapeutischen Möglichkeiten der heutigen Psychiatrie nicht mehr gerechtfertigt! Seelische Leiden sind jetzt zu einem höheren Anteil der Heilung oder Besserung zugänglich als bisher.

In jüngster Zeit zahlen deshalb die Krankenkassen die Unterbringungs- und Behandlungskosten. Geht die Geisteskrankheit in ein chronisches Stadium über, so daß die Unterbringung über viele Jahre, eventuell sogar bis zum Lebensende notwendig wird, dann werden Unterbringungs- bzw. Behandlungskosten vom Sozialhilfeträger bzw. der Krankenkasse getragen.

4. **Die „Außenfürsorge" für psychisch Kranke** [6]: a) Die Außenfürsorge wurde bisher nach **2 verschiedenen Systemen** durchgeführt.

Das „Erlanger System" wurde von KOLP und FALTHAUSER eingeführt. Nach diesem System wurde Aufbau und Dienst der Außenfürsorge vorwiegend vom Blickwinkel einer Anstaltsbetreuung psychisch Kranker aus gesehen. Die Fürsorge wurde daher von der Anstalt aus betrieben.

Das andere, „Gelsenkirchener System" genannt, wurde von WENDELBURG vertreten. Hiernach wurde die psychiatrische Außenfürsorge als kreisärztliche Aufgabe angesehen, die vom Gesundheitsamt geplant und durchgeführt werden sollte. Hier ergeben sich Parallelen zu den anderen Fürsorgebereichen, wie etwa Tbc-Fürsorge, Mütterberatung, Säuglingsfürsorge, Geschlechtskrankenfürsorge usw.

In der Praxis wurden diese beiden Systeme häufig kombiniert und vielerorts modifiziert.

b) **Zur Organisation:** Wird ein Patient aus einem Landeskrankenhaus entlassen, ist die Krankengeschichte wie üblich abzuschließen und die sog. Außenakte, mit einem Durchschlag des neuesten Außenfürsorge-

---

6 Nach H. R. RAETHER.

krankenblattes versehen, zum Außenarchiv und damit in den Bereich der Außenfürsorge zu geben. Dieses Archiv stellt inhaltlich ein wertvolles Doppel aller Außenfürsorgekrankenblätter dar. Durchschläge davon sind an die einzelnen Gesundheitsämter abzugeben.

Die Außenfürsorgeblätter sind wertvolle klinische, biologische, soziale und soziologische Dokumente. Der Inhalt unterliegt wie die stationären Krankenblätter der ärztlichen Schweigepflicht.

Alle Institutionen (auch private und freie karitative Einrichtungen), die sich mit der Erfassung, Behandlung und Sorge um die geistig-seelisch Erkrankten bemühen, haben ähnliche Außenkrankenblätter anzulegen und den Gesundheitsämtern zuzuleiten. Hierdurch muß sichergestellt werden, daß die Außenfürsorgeakten immer komplett auch bei Verlegung einzelner Patienten vorgelegt werden können.

c) Die Landeskrankenhäuser stellen ihren Außenbezirken zu **regelmäßigen Sprechtagen** einen erfahrenen Psychiater zur Verfügung. Der Arzt des Landeskrankenhauses wird noch von einer fürsorgerisch ausgebildeten Kraft begleitet, die ihm hilft, in prägnanter Kürze Krankenblätter an Ort und Stelle anzulegen bzw. weiterzuführen. Mit Spezialfürsorgekräften des betreffenden Gesundheitsamtes werden diese Sprechtage technisch vorbereitet und der Psychiater am Sprechtag selbst, z. B. bei der Schreibarbeit, unterstützt.

An diesen Sprechtagen im Rahmen der Außenfürsorge wird nur beraten, niemals behandelt.

d) In den Anfangszeiten der sog. Außenfürsorge waren von seiten der amtlichen Stellen wie auch seitens der Publikums Enthusiasmus am Neuen die Triebfeder des Handelns und des Erfolges.

e) Die „gemischte Form" der Außenfürsorge hat sich bewährt. Das sog. Erlanger System hat heute zu wenig echte Resonanz, da in der Volksmeinung bez. des Psychischkrankseins noch immer die Erfahrungen des sog. Dritten Reiches in der Bevölkerung nachwirken. Auch das reine Gelsenkirchener System kann nicht recht zur Wirkung kommen, da es zu amtlich und zu theoretisch ist und des primär notwendigen Kontaktes Patient/Landeskrankenhaus entbehrt.

f) Nur ein erfahrener Facharzt (fachlich und Lebenserfahrung) sollte in der psychiatrischen Außenfürsorge tätig werden. Er hat sich über folgende Fragenkomplexe ein Urteil zu bilden:

1) Ist der Patient süchtig oder wieder süchtig, kann er freiwillig oder muß er zwangsweise einer Behandlung zugeführt werden?
2) Ist der Patient geschäftsfähig bzw. voll verantwortlich?
3) Sind die Voraussetzungen zu einer Entmündigung gegeben oder ist eine ausgesprochene Entmündigung wieder aufzuheben?
4) Muß eine Pflegschaft eingerichtet oder aufgehoben werden?
5) Ist ein Führerschein zu belassen oder zu entziehen?
6) Sind die Aussagen des Patienten glaubwürdig oder nicht?
7) Ist der Patient arbeitsfähig oder berufsfähig, muß ihm eine Sozial-

rente gegeben oder entzogen werden?
8) Welche Arbeiten können einem Vorgestellten noch zugemutet werden?
9) Kann der Patient als Untermieter wohnen bleiben bzw. wie wirkt sich ein Wohnungswechsel auf ihn aus?
10) Muß ein vorgestellter Jugendlicher in Fürsorgeerziehung gebracht (Freiwillige Erziehungshilfe) oder unter Amtspflegschaft (-vormundschaft) gestellt werden?
11) Kann der Vorgestellte an einer Erholungsverschickung teilnehmen?
12) Soll Eltern oder sonstigen Sorgeverpflichteten das Sorgerecht entzogen werden?
13) Welche Ursache hat die Erziehungsschwierigkeit vorgestellter Kinder, liegt hier ein „Elternversagen" vor?
14) Im Zusammenwirken mit dem Schularzt ist zur Frage der Schulfähigkeit Stellung zu nehmen.
15) Ist das Kind einer Sonderschule zuzuführen?
16) Entlassene, ehemals nach § 42 b oder c StGB untergebrachte Patienten sind im Sinne einer Prophylaxe des Verbrechens zu betreuen.
17) Wann soll ein Patient, der bisher in der Außenfürsorge betreut wurde, in die geschlossene Anstalt überführt werden?

Vom „Außenfürsorgearzt" ist zu erwarten, daß er topographisch orientiert ist. Er muß Bescheid wissen, wo sich diese und jene Art von Anstalten, Kliniken, Sanatorien, Fachabteilungen, Heimen, Kureinrichtungen, Spezialabteilungen besonderer Art usw. befinden.

## III. Unterbringung in Fachkrankenhäusern für Psychiatrie (Landeskrankenhäusern) und sozialtherapeutischen Anstalten

**1. Rechtsgründe der Unterbringung:** Als Rechtsgründe für eine Unterbringung sind zu nennen
a) die Erklärung des Kranken, sich freiwillig unterbringen zu lassen;
b) die Weisung des Personensorgeberechtigten, dem das Aufenthaltsbestimmungsrecht zusteht (Eltern oder Vormund oder Pfleger);
c) die Bestimmungen des jeweiligen Landesunterbringungsgesetzes (LUG) [7] in Verbindung mit dem Bundesgesetz über das gerichtliche Verfahren bei Freiheitsentziehung vom 29. 6. 1956 mit Änderungen;
d) spezielle Rechtsvorschriften in allgemeinen Gesetzen:
1) §§ 81, 126 a StPO

---

7 Baden-Württemberg: 16. 5. 1955 (GesBl. S. 87) mit Änderungen; Bayern: 30. 4. 1952 (GVBl. S. 163) mit Änderungen; Berlin: 5. 6. 1958 (GVBl. S. 521); Bremen: 16. 10. 1962 (GBl. S. 203); Hamburg: 19. 8. 1949 (GVBl. S. 177); Hessen: 19. 5. 1952 (GVBl. S. 111) mit Änderungen; Niedersachsen: 21. 3. 1951 (GVBl. S. 79); Nordrhein-Westfalen: 2. 12. 1969 (GV. NW. S. 872); Rheinland-Pfalz: 19. 2. 1959

2) §§ 20, 21, 63, 64 StGB [8]
3) §§ 7 JGG, 656 ZPO.
Im einzelnen vgl. hierzu Anlage 1 unten S. 140.

**2. Zu den Landesunterbringungsgesetzen: a)** Die geltenden Landesunterbringungsgesetze (LUG) werden vielfach kritisiert, da sie zu wenig dem fürsorgerischen Gedanken für den Kranken Rechnung tragen. Die LUG sind zu sehr darauf abgestellt, den Patienten vor einer ungerechtfertigten Krankenhauseinweisung zu bewahren.

Das LUG von Baden-Württemberg und auch das Gesetz über die Unterbringung von psychisch Kranken in Schleswig-Holstein werden oft als vorbildlich genannt. Hiernach kann die Unterbringung angeordnet werden, wenn der Kranke sich oder andere gefährdet, für die öffentliche Sittlichkeit anstößig oder der Gefahr der Verwahrlosung oder ernster Gesundheitsschädigung ausgesetzt ist. Im schleswig-holsteinischen LUG heißt es, daß geisteskranke, geistesschwache, rauschgift- oder alkoholsüchtige Personen ohne ihren Willen untergebracht werden können, wenn von ihnen ein durch ihren Zustand bedingtes Verhalten zu erwarten ist, das ihr Leben oder ihre Gesundheit oder Rechtsgüter anderer ernstlich gefährdet.

Die LUG in der Bundesrepublik erfüllen eine Doppelfunktion: Sie sollen die bestmögliche Hilfe für den Kranken und den Schutz der Öffentlichkeit vor krankheitsbedingten Gefahrenmomenten zugleich gewährleisten. Sie bilden eine „Ersatzlösung" für die Entmündigung nach § 6 Abs. 1 BGB. Die Entmündigung wird ausnahmslos ins Strafregister eingetragen und ist später nur schwer, wenn überhaupt, wieder zu löschen. Daß Rehabilitationsbemühungen daher erschwert werden, liegt auf der Hand.

Da die neuzeitlichen Psychopharmaka die Krankheitssymptome oft recht schnell beseitigen, wirken die Patienten bald wieder geordnet und unauffällig, ohne daß ihre Grunderkrankung ausgeheilt ist. „Die gegenwärtige Gefahr für die öffentliche Sicherheit und Ordnung" ist somit nicht mehr vorhanden, und dennoch kann unvermittelt und unerwartet eine Aggressionshandlung erfolgen oder Suicid begangen werden.

**b) Das Gesetz über Hilfen und Schutzmaßnahmen bei psychischen Krankheiten (PsychKG) in Nordrhein-Westfalen im besonderen:** Unter den sog. Unterbringungsgesetzen der Länder nimmt das PsychKG vom 2. 12. 1969 einen besonderen Platz ein. Es ist das fortschrittlichste Gesetz auf dem Gebiet der Unterbringung und Betreuung psychisch Kranker in der Bundesrepublik Deutschland. Die wichtigsten Bestimmungen seien deshalb kurz skizziert.

---

(GVBl. S. 91); Saarland: 10. 12. 1969 (ABl. 1970 S. 22); Schleswig-Holstein: 26. 8. 1958 (GVOBl. S. 271).

8 I. d. F. des am 1. 1. 1975 in Kraft tretenden Zweiten Gesetzes zur Reform des Strafrechts (2. StrRG) vom 4. 7. 1969 (BGBl. I S. 717). Bis zum 31. 12. 1974 gelten die §§ 42 b und 42 c StGB (neu: §§ 63, 64) und § 51 StGB (neu: §§ 20, 21).

Bisher beschränkten sich die Landesunterbringungsgesetze der Länder auf das Verfahren zur Unterbringung von Geisteskranken. Unter ärztlichem Blickwinkel ist besonders zu begrüßen, daß das neue Gesetz Vorschriften über die **vorbeugende und nachgehende Hilfe** für psychisch Kranke enthält. Es kommt darauf an, die gesundheitliche Hilfe möglichst früh einsetzen zu lassen. Ihre Inanspruchnahme steht allen Personen frei, bei denen Anzeichen eines psychischen Leidens auftreten. Im weiten Sinne dieses Gesetzes gehört zu der vorbeugenden Hilfe die vorgesehene Möglichkeit der Unterbringung durch das Gesundheitsamt. Die Regelung bezieht sich auf Menschen, die im geistig-seelischen Bereich gestört oder erkrankt sind und denen eine natürliche Krankheitseinsicht nicht ohne weiteres unterstellt werden kann. Die Untersuchung, zu der notfalls auch zwangsweise vorgeführt werden kann, dient dazu festzustellen, ob und gegebenenfalls welche Maßnahmen zum Wohl des Betroffenen oder zum Schutz anderer Personen angezeigt sind.

Diese Bestimmungen erweckten selbstverständlich das Mißtrauen derjenigen, die fürchteten, daß hier mit Hilfe eines Gesetzes Denunzianten Tor und Tür geöffnet werden könnten und auch die persönliche Freiheit unter dem Vorwand des Vorliegens einer psychischen Erkrankung eingeschränkt werden könnte. Vor allem umstritten war der § 11, in dem diese Voraussetzung der Unterbringung angesprochen wird. Bisher hieß es im Landesunterbringungsgesetz, daß eine gegenwärtige Gefahr für die öffentliche Sicherheit und Ordnung bestehen müsse, die nicht anders abgewehrt werden kann (§ 2 LUG). Über den Begriff „gegenwärtige Gefahr" konnte man sich nicht einigen. Die bloße Drohung, z. B. jemanden umzubringen, wurde vielfach noch nicht als gegenwärtige Gefahr angesehen. Es hat sich aber herausgestellt, daß man einen wesentlich passenderen Wortlaut nicht finden kann, um das zu bezeichnen, was man meinte, und so verlagerte sich die Diskussion auf die Beschreibung des Personenkreises, der eben eine gegenwärtige Gefahr bedeuten könnte. Versuche, die Bezeichnung „innewohnende Gefahr" oder „potentielle Gefahr" zu verwenden, wurden nicht akzeptiert. Auch die Bezeichnung „Personen, die an schweren psychischen Störungen leiden", war nicht genau genug umrissen. Was kann alles unter psychischer Störung verstanden werden und was ist dabei schwer, was leicht?

Auf WINKLER, Gütersloh, geht die Formulierung des § 11 zurück:

„Personen, die an einer Psychose, einer psychischen Störung, die in ihrer Auswirkung einer Psychose gleichkommt, einer Suchtkrankheit oder an Schwachsinn leiden, wenn und solange durch das krankhafte Verhalten gegen sich und andere eine gegenwärtige Gefahr für die öffentliche Sicherheit und Ordnung besteht, die nicht anders abgewendet werden kann."

2 Komponenten müssen also zusammenfallen:
1) „Psychose gleichkommt"
2) Es muß eine „gegenwärtige Gefahr" sein.

Damit ist zum Ausdruck gebracht, daß die psychische Störung eben einer echten Psychose in ihrem Krankheitswert gleich sein muß.

Auch die freipraktizierende Ärzteschaft ist mit dieser Formulierung einverstanden. Die Schwierigkeit, was nun unter psychischer „Störung" oder „Erkrankung" definiert werden könne, bleibt natürlich in Grenzfällen weiterhin bestehen, deswegen die Umschreibung. Das Wort „schwer" wurde in diesem Zusammenhang gestrichen, weil das oft von der öffentlichen oder persönlichen Meinung abhängen könnte.

Das Gesetz sieht im § 28 eine **staatliche Besuchskommission** vor. Durch das Gesetz wird bestimmt, daß der Innenminister diese Besuchskommissionen zu berufen hat, die in Zeitabständen von längstens 1 Jahr die Krankenhäuser und Anstalten, in denen Personen nach diesem Gesetz untergebracht sind, besucht, um den Betreffenden Gelegenheit zu geben, Wünsche oder Beschwerden vorzutragen.

Dieser Besuchskommission müssen angehören:
1) 1 staatlicher Medizinalbeamter,
2) 1 in der Psychiatrie erfahrener Arzt,
3) 1 Beamter, der die Befähigung zum Richteramt oder zum höheren Verwaltungsdienst hat.

In dem Gesetz werden erstmals anstelle der juristischen Begriffe der „Geistesschwäche" und der „Geisteskrankheit" die medizinischen Bezeichnungen „psychische Störung", „Psychose" und „Schwachsinn" verwendet. Der Gesetzgeber bekundete hiermit, daß die Aufgaben nach diesem Gesetz nicht mehr nur unter juristischen Aspekten gesehen werden sollen. Das Gesetz ermöglicht die „sofortige Unterbringung" (§ 17), die „einstweilige Unterbringung" (§ 18) und die „sonstige Unterbringung".

Die Unterbringung ist möglich, wenn ein ärztliches Zeugnis über einen Befund vorliegt, der nicht älter als vom Vortage ist. Für alle Personen, die im medizinischen Dienst tätig sind (auch Sozialarbeiter), ist es wichtig zu wissen, daß die sofortige Einweisung ohne vorherige gerichtliche Entscheidung auf Grund einer ärztlichen (nicht nur fachärztlichen) Bescheinigung durch die Ortspolizeibehörde möglich ist.

**3. Die sozialtherapeutischen Anstalten** [9]: a) Neben die Unterbringung gem. §§ 63, 64 StGB n. F. (vgl. Anlage 1) exkulpierter Straftäter in einer psychiatrischen Krankenanstalt oder Entziehungsanstalt tritt ab 1. 1. 1978 die Einweisung in eine sozialtherapeutische Anstalt. Auf folgende Merkmale ist hinzuweisen:
1) Die sozialtherapeutischen Anstalten stellen einen Brückenschlag zwischen kranken Patienten und gesunden Straftätern dar.
2) Der Aufenthalt in den sozialtherapeutischen Anstalten soll möglichst 5 Jahre nicht überschreiten.
3) Die Täter sollen behandlungsfähig sein und behandelt werden.

9 Eingeführt durch das Zweite Strafrechtsreformgesetz vom 4. 7. 1969.

4) Die Maßregel der Unterbringung soll vor die Strafe gestellt werden. Bei erfolgreicher Sozialtherapie wird die Strafe mit der Maßregel verrechnet.
5) „Bedingte" Entlassung aus der sozialtherapeutischen Anstalt ist möglich.

**b) 4 Tätergruppen** werden unterschieden:
1) Die Rezidivisten mit schweren Persönlichkeitsstörungen. Es müssen mehrere einschlägige Vorstrafen vorhanden sein und ohne Behandlung Rückfallgefahr bestehen. Die Schwierigkeiten bei der sozialen Eingliederung müssen im Zusammenhang mit der Therapierbarkeit stehen. Die Problematik dieser Tätergruppe hat nichts mit dem Begriff der „Zurechnungsfähigkeit" zu tun.
2) Triebtäter [10]
Bei sadistischen Taten auch schon ohne Vorstrafen.
3) Angehende Frühkriminelle
(Jugendliche bis 25 Jahre) – sog. Hangtäter
4) Sog. exkulpierte Rechtsbrecher (42 b'er), die bisher in psychiatrischen Fachkrankenhäusern untergebracht waren (z. B. Epileptiker), „wenn die Behandlung mit sozialtherapeutischen Mitteln erreichbar scheint".
Die Frage der schwachsinnigen Psychopathen wird nicht geregelt.

**c)** Die Planung sieht vor, 30 Anstalten, die der Justizverwaltung direkt unterstellt sind, in der Bundesrepublik zu errichten. Personelle Besetzung: 1 Leiter und 5 Psychiater. Man rechnet mit jährlich 1000 einschlägigen Delinquenten in der Bundesrepublik Deutschland.

Im Grundsatz ist diese Neuregelung sehr zu begrüßen. Eine bessere Differenzierung ist von vornherein möglich. Die Gutachter werden nicht alle Straftäter, die exkulpiert werden, in die Landeskrankenhäuser einweisen, sondern haben ein größeres spezifisches Angebot an Unterbringungsmöglichkeiten. Zunächst ist jedoch der Plan nur ein Anfang, denn das volle Programm wird im nächsten Jahrzehnt nicht durchführbar sein – Ärztemangel – Pflegermangel!
Die zeitliche Berechnung auf 5 Jahre und das Verlangen der Therapierbarkeit in dieser Zeit führt zu der Gefahr, daß die Patienten dann als besonderer „Bodensatz" wieder in Fachkrankenhäusern für Psychiatrie landen.

**4. Der Sozialarbeiter im psychiatrischen Krankenhaus:** Ob und in welchem Umfang der (die) Sozialarbeiter(in) von der Ausbildung und dem Berufsbild her Gebiete der sich ständig ausweitenden therapeutischen Möglichkeiten im psychiatrischen Krankenhaus zu übernehmen vermag, wird z. Z. lebhaft erörtert. Es wuchs die Erkenntnis, daß nur dann therapeutische Erfolge von Dauer erwartet werden können, wenn der unmittelbare Kontakt zwischen psychisch Kranken und ihrer Umwelt

10 Vgl. oben S. 114.

## Gesundheitshilfe für Behindertengruppen

intensiviert wird. Die Kooperation zwischen Ärzten, Psychologen, Pflegepersonal und Sozialarbeitern(innen) bietet sich geradezu an.

Zum Berufsbild des (der) Sozialarbeiters(in) im psychiatrischen Krankenhaus gehören (nach einer Ausarbeitung von Sozialarbeitern(innen) und Dozenten ehemaliger Höherer Fachschulen in Westfalen):

1. **Mitarbeit im diagnostisch-therapeutischen Team**
   (Arzt, Psychologe, Pflegepersonal) mit den Schwerpunkten
   Sozialanamnese,
   psychosoziale Hilfe (Orientierungs- und Anpassungshilfe im psychiatrischen Krankenhaus, Hilfe zur Bewältigung von Konfliktsituationen im persönlichen Bereich),
   soziale Einzelhilfe,
   soziale Gruppenarbeit.
2. **Koordinierung und Erschließung der materiell sozialen Hilfen für den Patienten**
   Sicherstellung des persönlichen Eigentums,
   Bearbeitung von Renten- und Steuerangelegenheiten,
   Beratung in der familienrechtlichen Situation.
3. **Aufrechterhaltung, evtl. Wiederherstellung des Kontaktes zur Familie und zum bisherigen Arbeitsplatz.**
4. **Familientherapie**
   Förderung des Verständnisses für krankheitsbedingte Fehlverhaltensweisen des Patienten, seiner möglicherweise verminderten Leistungsfähigkeit,
   Notwendigkeit in ambulanter Weiterbehandlung,
   indirekte Beeinflussung der Familie durch Aufklärung und Zusammenarbeit mit örtlichen Behörden und karitativen Einrichtungen.
5. **Mitarbeit bei allen Formen der Gruppenaktivitäten.**
6. **Rehabilitation**
   Vorschläge für arbeitstherapeutischen Einsatz im Hinblick auf den zukünftigen Arbeitsplatz,
   Vermittlung eines geeigneten Arbeitsplatzes und Ermöglichung etwa erforderlicher Umschulung,
   Wohnraum-, evtl. Heimplatzbeschaffung und sozialpsychiatrische Aufklärung der zukünftigen Umwelt,
   Beschaffung von finanziellen Übergangsbeihilfen nach dem AFG oder BSHG.
7. **Öffentlichkeitsarbeit**
   Förderung des Kontaktes zwischen Krankenhaus und Umwelt mit Abbau gesellschaftlicher Vorurteile gegenüber dem psychisch Kranken,
   Vorbereitung des Patienten auf die Gesellschaft außerhalb des Krankenhauses.

Eine Schlüsselzahl von 250–300 Betten pro Sozialarbeiter würde den gegenwärtigen Anforderungen in etwa entsprechen.

## IV. Zur Selbstmordprophylaxe im besonderen

„Es gibt nur ein wirklich ernstes
philosophisches Problem:
Den Selbstmord"
(Albert Camus, 1950)

Es ist nicht neu, den Ausweg aus den echten oder vermeintlichen Schwierigkeiten des Lebens im Suizid zu suchen. Vom König SAUL über den Römer CATO bis zu HEMMINGWAY ist dieser Weg über Jahrtausende hin beschritten worden. Es hat jedoch den Anschein, als würde dieser vermeintliche Ausweg aus den Schwierigkeiten heute häufiger gegangen.

**1. Zum Ist-Zustand: a)** Pro Jahr nehmen sich in der Welt etwa eine halbe bis eine Million Menschen das Leben. Täglich unternehmen 8000 Menschen Selbstmordversuche, stellt ein WHO-Bericht über Selbstmord in der Zeit von 1955–1966 fest. Danach steht bei 15- bis 45jährigen Menschen der Selbstmord in acht Industrieländern (darunter die BRD) an dritter Stelle der Todesursachen. In acht weiteren Ländern nimmt er die vierte Stelle ein. In Japan, Dänemark sowie in der Schweiz nahm die Zahl der Selbstmorde ab. Eine Zunahme verzeichnen Ungarn, Australien sowie Kolumbien. 1961–1963 hatte Ungarn mit 33,9 Selbstmorden auf 100 000 Einwohner die höchste, Italien mit 7,1 Fällen die niedrigste Quote.

Männer begehen häufiger Selbstmord als Frauen. Besonders gefährdet sind alte Menschen über 75 Jahre, Nervenkranke, Geschiedene, Arbeitslose, Alkoholiker, Alleinstehende, Einwanderer und Studenten.

Die WHO unterscheidet drei Gruppen von Gefährdeten: Die erste erliegt einem Todestrieb; die zweite befindet sich in einer hilflosen Lage und erwartet Rettung; zur dritten gehören Verstörte und solche, die impulsiv handeln.

Ein hoher Prozentsatz der Selbstmörder kündigt den Schritt an. In einigen Ländern bestehen bereits Dienste zur Verhütung von Selbstmorden.

Die Selbstmorde werden begünstigt durch Verstädterung, abnehmenden Einfluß der Religion, Auflösung von natürlichen sozialen Bindungen, Verlust der Arbeitsstelle, des sozialen Status.

Wieweit wirtschaftliche und politische Faktoren eine Rolle spielen, läßt sich vermuten, wenn die Zahl der Selbstmorde in Deutschland aufgeschlüsselt wird. Zu 100 000 der Bevölkerung nahmen sich das Leben: In Westdeutschland = 19, in Mitteldeutschland = 27, in Berlin-Ost = 31, in Berlin-West = 37. Die Vergleichszahl in Nordrhein-Westfalen hierzu beträgt 17.

In Westdeutschland waren etwa 40 vom Hundert über 70 Jahre alt, in Mitteldeutschland und Ost-Berlin 93%! (Die Reichs-Selbstmordziffer von 1900 betrug 20 : 100 000.)

## Gesundheitshilfe für Behindertengruppen

Zur Ergänzung seien noch einige absolute Zahlen genannt: In der Bundesrepublik schieden in den letzten Jahren pro Jahr etwa 10 000 Menschen „freiwillig" aus dem Leben; in den USA 25 000.

Nur der Mensch kann sich von allen Lebewesen bewußt töten. Es ist notwendig, den Ursachen nachzugehen, die ihn dazu veranlassen. Auch hier ist eine Wandlung eingetreten. Während es – neben endogenen Ursachen – früher übermäßige Not und Elend waren, sind es heute vermehrt, wie aus Abschiedsbriefen Lebensmüder häufig hervorgeht, die Folgen der Bevölkerungsballungen in den Großstädten, des Wirtschaftslebens und des Wohlstandes.

Es ergibt sich die Frage, ob der Selbstmord auch heute wirklich noch Privatsache jedes einzelnen bzw. seiner Familie ist, oder ob zumindest die exogenen Ursachen soziales, also auf die Gemeinschaft bezogenes Interesse haben.

Die Neigung zum Selbstmord ist seltener die Folge einer Psychose, sondern meist die Folge einer Neurose, also einer seelischen Gleichgewichtsstörung, die aus Konflikten mit der Umwelt entstehen.

Die Häufung kann Epidemiecharakter haben wie die klassische „Epidemie" – z. B. der Selbstmord junger Mädchen in Milet, über den PLUTARCH berichtete, oder der „indirekte Suizid" am Ende des 17. Jahrhunderts, als die Kirche vorher Absolution erteilte und man auf diese Weise dem „Höllenfeuer" entging, oder das „Werther-Fieber", das Tausende der Zeitgenossen GOETHES erfaßte, nachdem durch „die Leiden des jungen Werthers" der Freitod nicht mehr als unmoralisch oder sündhaft galt – bewiesen haben.

Die historischen Versuche, den Selbstmord zu verherrlichen (STOIKER, ZENON, CATO, SENECA), zu rechtfertigen (MONTESQUIEU, Aufklärung, Romantik) oder zu verdammen (katholische Kirche, SCHILLER, KANT, KIERKEGAARD), ihn als Höchstmaß der persönlichen Freiheit oder als Verstoß gegen die göttliche Ordnung zu beurteilen, übersehen, daß es immer ein krankhaftes Geschehen ist, daß endogene oder in weitestem Sinne gefaßt „soziale" Ursachen hat.

**b)** Soziale Ursachen jedoch können auch mit sozialen Möglichkeiten ausgeschaltet werden!

Die Statistik liefert zunächst das Wissen und die Ansatzpunkte zur Hilfe und Prophylaxe.
1. Anstieg von 1850 bis zur Gegenwart in Schwankungen von z. B. 4,5 auf 30 : 100 000 Einwohner (örtlich oft sehr unterschiedlich).
2. Der Anteil weiblicher Personen wuchs schneller als der Anteil der Männer. Bei Selbstmordversuch beträgt er weit über 50%.
3. Betont katholische Staaten haben eine geringere Selbstmordziffer (z. B. Spanien 5, Irland 2,7 : 100 000). Hier ist jedoch zu bedenken, daß wegen des religiösen Stigmas die Feststellung „Selbstmord" nur ungern getroffen wird.
4. In der Bundesrepublik beträgt der Anteil der Konfessionen:
   75% Protestanten,
   20% Konfessionslose,
   5% Katholiken.
5. Die Schlußfolgerung hieraus wird kompliziert, da die Tatsache, daß der Unterschied bei gleicher Konfession zwischen Dänemark 21 und Norwegen 8 pro 100 000 beträgt (vorwiegend protestantische Länder). Andererseits Spanien als

rein katholisches Land ebenfalls eine Selbstmordrate von 8 wie das protestantische Norwegen hat.

Es gibt offensichtlich viele soziologische und auch klimatische Faktoren, die den Selbstmord beeinflussen. Föhnwetter z. B. bringt eine höhere Selbstmordrate. Es müssen auch hier zunächst die sog. **Schrittmacher-Faktoren**, wie Armut, Reichtum (nicht Wohlstand), Klimaveränderungen, bestimmte Weltanschauungen, hohe Bevölkerungsdichte, den **Hemmnisfaktoren**, wie christlich-religiöse Weltanschauungen, allgemeine Psychohygiene-Verantwortung für Angehörige, geringe Bevölkerungsdichte usw. entgegengestellt und gegeneinander abgewogen werden. Generell entscheidend für sich allein ist keiner der Faktoren!

Ein hoher Turm wie der Eiffelturm oder eine Brücke, wie z. B. die Isarbrücke bei Großhesselohe, sind nicht Ursache des Selbstmordes, obwohl sich diese dort häufen. Auch der aus der Psychiatrie bekannte sog. „Bilanzselbstmord" ist keine befriedigende Erklärung.

Häufig sind Selbstmordversuche gar nicht ernst gemeint, sondern zuweilen ein Versuch einer moralischen Erpressung. Nach einer dänischen Untersuchung waren bei 500 Selbstmordversuchen nur 4% gut geplant, 58% lebensgefährlich angelegt, 31% erfolglos, da mit untauglichen Mitteln unternommen, und 7% völlig harmlos.

c) Alle bisherigen Einteilungsversuche, wie Bilanztat, Kurzschlußreaktion, Demonstration, sind nicht voll schlüssig. Heute werden deshalb ganz allgemein bestimmte Neurotiker mit potentiellen Selbstmordkranken gleichgesetzt (u. a. RINGEL, Wien). Diese Neurotiker sind durch ein präsuizidales Syndrom gekennzeichnet. Gestörte Umweltbeziehungen, Erlahmung der vitalen Kräfte, gehemmte Aggressivität, Flucht eines Realisten in die Irrealität sind die warnenden Voraussymptome.

Ernstzunehmende Suiziddrohungen, insbesondere bei Jugendlichen (Zusammenstellung nach HÜNNEKENS).
1. Aus dem Gefühl der Vereinsamung oder Isolierung heraus. Z. B. sensible, kontaktschwache „Neue" in Heimen oder Schulen.
2. Stagnation der seelischen Kräfte, z. B. „ich komme nicht weiter" oder „meine Möglichkeiten werden nicht ausgeschöpft". Abbruch der Berufsausbildung und die Unmöglichkeit weitergebildet zu werden.
3. Aus einer Aggressionshemmung heraus. Aggressionen, die gegen andere nicht abreagiert werden können – z. B. in Heimen, Schulen, Gefängnissen, geschlossenen psychiatrischen Abteilungen –, richten sich oft gegen die eigene Person.
4. Selbstbestrafungsvorstellungen aus Schuldgefühlen heraus (z. B. bei religiösem Wahn).
5. Todeswünsche, Selbstmordabsichten besonders bei Jugendlichen in der Pubertät.

**2. Reaktionsversuche auf den Ist-Zustand:** In Los Angeles gibt es ein „Suizid Prevention Center". Anders als mit der kirchlichen Telefonseelsorge soll hier die Problematik mit wissenschaftlicher Methodik gelöst werden. Obwohl anzuerkennen ist, daß der Glaube eine Barriere gegen den Selbstmord bilden kann, ist der Suizid doch primär als ein psychologisches und nicht religiöses Problem zu betrachten.

In den USA, jedoch auch in Berlin und Wien, wird nunmehr versucht, durch psychotherapeutische Bemühungen in Verbindung mit Medikamenten Neurosen, die im Sinne des genannten präsuizidalen Syndroms auftreten, zu behandeln. Darüber hinaus wird die Therapie bei Suizidversuchen mit Tabletten, Gas und sonstigen Giften weiter entwickelt. Es wurden sog. „Vergiftungszentralen" eingerichtet (Kopenhagen, Wien, Berlin, München).

Das Transportproblem – evtl. mit Flugzeug – zu diesen Zentralen ist noch organisatorisch zu lösen, desgleichen der ständige telefonische Auskunftsdienst für Vergiftungen.

Die Rettung eines Vergifteten ohne anschließende psychiatrische und psychische Therapie wird heute (nach DUBLIN, USA) geradezu als Kunstfehler betrachtet, denn 20 vom Hundert aller Suizidalen sind psychisch erkrankt (meist depressiv), etwa 80 vom Hundert sind Neurotiker.

Weil etwa die Hälfte aller vollendeten Selbstmorde erst nach vorausgegangenen Versuchen zum „Erfolg" führen, wird auch hier die Einführung der Meldepflicht für Selbstmordversuche gefordert (z. B. SHNEIDMANN und FARBEROW), um eine nachgehende Gesundheitshilfe für diese Kranken sicherzustellen.

Nicht „nur" ein „gutes Herz" und die Betreuung dieser Gefährdeten im Sinne der Familienfürsorge ist die Voraussetzung des Erfolges zur Verhütung eines Selbstmordes. Linderung wirtschaftlicher Not, Lösung von Wohnungsproblemen und gelegentliche Hausbesuche einer Sozialarbeiterin können die eigentliche Problematik nicht beseitigen, obwohl die Bedeutung auch dieser Bemühungen nicht verkannt werden soll.

Kenntnisse in Psychologie und Sozialpsychiatrie sind die Voraussetzung gezielter Bemühungen, um die besondere Stellung des psychisch verhaltensgestörten Menschen zu erkennen und zu beeinflussen.

Neben die bekannten drei Forschungsrichtungen der „klassischen" Psychiatrie
1) phänomenologische Beschreibung seelischer Störungen mit ihrer Bindung zur Philosophie,
2) Hirnforschung im Sinne PAWLOWS mit neuroanatomischer, bioelektrischer, biochemischer und neuropharmakologischer naturwissenschaftlicher Forschung,
3) dynamische Psychiatrie, abgeleitet im Sinne FREUDs aus der Psychologie des Unbewußten

ist seit einigen Jahren die Sozialpsychiatrie getreten. Sie erhielt ihre Impulse aus den Sozialwissenschaften und hat sich aus der Zusammenarbeit zwischen Psychiatern, Soziologen und Sozialpsychologen bzw. Sozialhygienikern entwickelt (J. HARTMANN).

Auf dem Wege der Gesundheitserziehung soll erreicht werden, daß Psychopathen und Neurotiker, die einen Selbstmordversuch unternommen haben, als Kranke und nicht als „Sünder" oder „Verrufene" angesehen und von der Gesellschaft, trotz der Beeinträchtigung ihrer Anpassungsfähigkeit und des Zusammenbruchs mitmenschlicher Beziehungen, nicht isoliert werden.

## V. Hilfe für Nichtseßhafte [11]

Zu den Minderheiten der sozial Behinderten in unserer Gesellschaft gehören auch die Nichtseßhaften. FRIEDRICH v. BODELSCHWINGH nannte sie „Brüder von der Landstraße". In der Öffentlichkeit werden sie noch allzu häufig als Asoziale abgestempelt. Auch CLEMENS THEODOR PERTHES (1809–1867) nahm sich als „Freund und Vater der Wanderer" dieses Personenkreises besonders an (Perthes Werk), desgleichen ADOLF KOLPING (1813–1865).

Jedes Jahr geraten Tausende von Menschen in der Bundesrepublik in die Gefahrenzone der Nichtseßhaftigkeit. Während der größte Teil von ihnen in eine gesicherte Existenz zurückfindet oder zumindest zeitweise in halbwegs geordneten Verhältnissen lebt, gleitet der andere ab in ein Dasein ohne persönliche Freunde und ohne geregelte Versorgung.

In einer Zeit der Hochkonjunktur und der Vollbeschäftigung nächtigen diese Menschen in Asylen, polizeilichen Unterkünften, Herbergen, Garagen, Scheunen, Bahnhöfen, Neubauten und Ruinen, in der wärmeren Jahreszeit auch im Freien, in Bauschuppen, auf Parkbänken oder unter Brücken.

**1. Ist-Zustand:** Die Bundeszentralkartei für Nichtseßhafte in Bethel gibt nähere Auskunft über diesen Personenkreis. Unter den 300 000 jährlich gezählten Nichtseßhaften befinden sich zu **9% Frauen** und zu 2% Familien. Die der Kartei gemeldeten männlichen Personen waren in den Jahren von 1964–1967 zu 22% im Alter unter 25 Jahren, zu 48% 25 bis 44 Jahre alt und zu 30% 45 Jahre und älter. Der überwiegende Teil der Nichtseßhaften hat nie geheiratet oder eheähnliche Beziehungen aufgenommen. Der Anteil der Ledigen liegt je nach dem untersuchten Personenkreis etwa zwischen 50 und 60%. Die Mehrzahl der übrigen Personen ist entweder geschieden oder verwitwet oder lebt von den Ehegatten und Kindern getrennt. Nur ein kleiner Teil hält noch die Beziehungen zum seßhaften Ehegatten aufrecht oder zieht mit einer Person anderen Geschlechts, verheiratet oder unverheiratet, umher.

In der Zusammensetzung des Personenkreises der Nichtseßhaften nach Berufen ergab die letzte statistische Auswertung: Handwerker 22,4%, kaufmännische Berufe 4,3%, Arbeiter 55,1%, landwirtschaftliche

---

11 Unter Nutzung von Erfahrungen in Bethel bei Bielefeld nach Max HERZEL, v. Bodelschwinghsche Anstalten – Fürsorgeabteilung – 1971.

Berufe 3,6%, sonstige Berufe 8,4%, Rentner 3,6%, ohne Angaben 2,6% (HERZEL).

**2. Erscheinungsbild der Nichtseßhaftigkeit:** Der Großteil der Nichtseßhaften ist heute nicht mehr an ärmlicher Bekleidung zu erkennen. Daneben aber finden wir im Erscheinungsbild vielfältige Abstufungen bis hin zum gänzlich heruntergekommenen, verwahrlosten, trunksüchtigen, völlig hilflosen Menschen.

Jeder zweite, der im Laufe eines Jahres als Nichtseßhafter in Erscheinung tritt, ist Alkoholiker (s. Hilfe für Alkoholkranke S. 189). Diese Gruppe der Nichtseßhaften wiedereinzugliedern in eine immer trinkfreudiger werdende Gesellschaft, ist besonders schwer.

Allzu häufig sieht die Gesellschaft im Nichtseßhaften einen potentiellen Verbrecher. Untersuchungen in Bethel haben jedoch ergeben, daß zwar die Hälfte der erstmalig in die Nichtseßhaftigkeit geratenen Menschen, die später in keine geordneten Lebensverhältnisse zurückfinden, vorbestraft ist, daß jedoch die Zahl derjenigen, die schwere Verbrechen begangen haben, außerordentlich gering ist. Vornehmlich handelt es sich bei den Delikten um sog. Stromerdelikte wie Diebstahl, Hehlerei, Zechprellerei, Landstreicherei, Hausfriedensbruch, Ausweislosigkeit, Bettelei, Unterschlagung, Unterhaltspflichtverletzung, Untreue und Betrug.

Viele verlieren infolge einer Gefängnisstrafe ihre soziale Stellung oder den Kontakt zu ihren Angehörigen, werden bindungslos, finden keine geregelte Arbeit und ziehen darum als Nichtseßhafte umher.

**3. Ursachen der Nichtseßhaftigkeit:** Zu allen Zeiten gab es Menschen, denen es nicht gelang, sich den wirtschaftlichen und gesellschaftlichen Verhältnissen anzupassen. Nicht nur Kriege, Naturkatastrophen und Flüchtlingselend entwurzelten viele, die heute nichtseßhaft leben. Auch Wirtschaftskrisen, in denen immer zuerst die sozial Schwachen ihren Arbeitsplatz verloren, trieben Menschen auf die Landstraße. Heute sind die Ursachen mehr in der Persönlichkeit des Nichtseßhaften zu suchen. Nur der seelisch ausgewogene, gesunde und durchsetzungsfähige Mensch, der sich in seiner Umwelt geborgen fühlt, dessen Selbstwertgefühl sich in früher Kinderheit ungehindert entwickeln konnte, der zur Kontaktfreudigkeit und Gemeinschaftsfähigkeit erzogen wurde, kann (nach M. HERZEL) die belastenden Wechselfälle des Lebens meistern und in ihnen reifen.

So verschieden wie sich der Personenkreis nach Alter, Herkunft, Erscheinungsbild und Dauer der Nichtseßhaftigkeit zusammensetzt, so verschieden sind auch die Hintergründe und Ursachen, die im Einzelfall zur Nichtseßhaftigkeit führen.

Noch ist wissenschaftlich nicht exakt erwiesen, welches Zusammenspiel psychologischer und soziologischer Faktoren Nichtseßhaftigkeit bedingt.

Nichteheliche Abstammung, früher Tod des Vaters oder der Mutter, Scheidung, Zerrüttung der Ehe oder getrenntlebende Eltern, Heim- und Fürsorgeerziehung, Mitverdienen der Mutter, Alkoholismus des Vaters oder eine verwöhnende Erziehung sind Vorbelastungen, die in der Lebensgeschichte des Nichtseßhaften häufiger zu finden sind als bei der seßhaften Bevölkerung.

Auch angeborene und erworbene körperliche Mißbildungen, geistig-seelische Abnormitäten und Krankheiten, wie Intelligenzmängel, Stimmungslabilität, Depressionen, Menschenscheu oder Scheu vor Bindungen und Kontakten, können als Ursache angesehen werden. Manchmal sind es sogar nur scheinbare Kleinigkeiten, ein häßliches Gesicht, eine Schrulle des Wesens, die tragische Wirkungen haben und bis zur Vernichtung der beruflichen Existenz führen können.

So stranden viele, von den Eltern benachteiligt, von den Geschwistern gehänselt, von den Spielkameraden gemieden, von den Mitschülern mit Spitznamen belegt, von Eltern und Vorgesetzten mit Vorurteilen behandelt, von den Arbeitskollegen nicht ernst genommen und von den Vertretern des anderen Geschlechts abgewiesen. Mancher wird auf diese Weise zu einem verbitterten, gehemmten, kontaktscheuen Einzelgänger, wird gemeinschaftsfremd und mitunter asozial und kriminell.

Gelegentlich ist das Fortlaufen von zu Hause das erste Symptom einer beginnenden seelischen oder geistigen Erkrankung.

Sehr viele Nichtseßhafte haben die Familie in einem Alter verlassen oder verlassen müssen, in dem sie noch der Erziehung bedurften. Unter ihnen sind junge Menschen, die sich der Enge des Elternhauses entzogen, das Abenteuer suchten und dabei scheiterten. Andere sind Opfer ihrer Entwicklungsschwierigkeiten, die pubertäts-, anlage- oder milieubedingt sind. Sie äußern sich als innere Unsicherheit, in unstetem Verhalten, leichter Entmutigung, der Bereitschaft, vor Schwierigkeiten zu fliehen, im Erlebnishunger, im Fernweh, im Hang nach ständiger Abwechslung und im Suchtmittelmißbrauch. Oft wissen die Betroffenen nicht, wie sie zu ihrem Verhalten gekommen sind (s. auch Abschnitt über Drogenabhängige, S. 197 und S. 200).

Eine weitere Ursache der Nichtseßhaftigkeit liegt in der Unfähigkeit vieler Menschen, ihre persönliche Freiheit richtig zu gebrauchen, insbesondere ihre Freizeit sinnvoll zu gestalten und sich in ihrem Konsumverhalten der drängenden Werbung zu widersetzen.

Hat ein Mensch erst einmal, aus welchen Gründen auch immer, die Seßhaftigkeit freiwillig oder unfreiwillig aufgegeben, so wächst mit jedem Tag, den er als Nichtseßhafter verbringt, die Gefahr, sozial abzugleiten und zu verwahrlosen.

**4. Hilfen nach dem BSHG: a)** Nach § 100 Abs. 1 Nr. 6 BSHG sind die überörtlichen Träger der Sozialhilfe sachlich zuständig für die Hilfe zum Lebensunterhalt oder in besonderen Lebenslagen in einer Anstalt, einem Heim oder in einer gleichartigen Einrichtung. Die Hilfe muß allerdings dazu bestimmt sein, Nichtseßhafte seßhaft zu machen. Die Art der zu gewährenden Hilfe sowie der Erfolg der Bemühungen sind dabei nicht ausschlaggebend. Entscheidend ist, daß die getroffenen Hilfsmaßnahmen auf das Ziel der Seßhaftmachung ausgerichtet sind. Hierbei ist zu unterscheiden zwischen einer sog. internen Eingliederung in bestimmte Arbeitsgruppen und in externe Eingliederung in das allgemeine Wirtschaftsleben. Eine zeitlich begrenzte interne Eingliederung ist in vielen Fällen leichter zu erreichen als die externe Eingliederung.

Die Erfolgsquote wird mit 1 : 1000 angesetzt, weil das Nichtseßhaftsein oft krankheits- und triebbedingte Hintergründe hat (sog. Wandertrieb, verkappte Epilepsie usw.).

Eine zielgerechte Nichtseßhaften-Hilfe setzt Einrichtungen voraus, die nach Struktur und personeller Besetzung geeignet sind, über die bloße Sicherung des Lebensunterhaltes hinaus Resozialisierungsmaßnahmen durchzuführen. Die reine Hilfe zum Lebensunterhalt ist auch für diesen Personenkreis Aufgabe des örtlichen Trägers der Sozialhilfe und nicht des überörtlichen Trägers.

**b) Das Ziel der Seßhaftmachung** (externe Eingliederung) ist nur dann erkennbar angestrebt, wenn bereits bei der Aufnahme des Nichtseßhaften versucht wird, seine persönliche Lage und die sich daraus ergebenden Schwierigkeiten in einem Gespräch zu ergründen. Die vorhandenen Möglichkeiten der Rückkehr in ein geordnetes Leben (Resozialisierung) müssen verdeutlicht werden. Der Nichtseßhafte ist anzuhalten, von diesen Möglichkeiten Gebrauch zu machen. Das Angebot entsprechender Einrichtungen und die Aufforderung, zum Zwecke seiner Wiedereingliederung im Heim zu bleiben, ist in diesem Zusammenhang bereits ein wichtiger Teil zielgerechter Nichtseßhaften-Hilfe.

Die Gewährung der Nichtseßhaften-Hilfe zu Lasten des **überörtlichen Trägers** der Sozialhilfe erfordert von der Person des Nichtseßhaften, daß er noch zu einem eigenen verantwortlichen Leben außerhalb einer Einrichtung befähigt werden kann. Von der Hilfe gewährenden Einrichtung her ist zu fordern, daß er auch zu einer solchen Lebensführung (externe Eingliederung) befähigt werden soll. Soweit diese beiden genannten Voraussetzungen nicht vorliegen, bleibt auch für die Nichtseßhaften-Hilfe der örtliche Träger der Sozialhilfe zuständig.

**c)** Die Einrichtungen der Nichtseßhaften-Hilfe berücksichtigen nach ihrer Struktur 3 bis 4 Phasen der Rehabilitation:
**Stufe 1:** Aufnahme und Durchgangsabteilung. Sie dient der Kontaktaufnahme mit den einzelnen Seßhaften.
**Stufe 2:** Eingliederungs- und Übergangsabteilung. Hier erfolgt eine intensive und individuelle Beratung, die regelmäßig mit einer zunächst auf längere Sicht vorgesehenen Eingliederung in den Werkstattbereich verbunden ist (interne Eingliederung).
**Stufe 3:** Wohnheim-Abteilung. Hier wird weiter zwischen der internen und externen Eingliederung differenziert. Extern eingegliedert ist ein Nichtseßhafter dann, wenn er außerhalb der Einrichtung im Arbeitspro-

zeß steht, aber noch der Betreuung durch ein auf seine Besonderheiten Rücksicht nehmendes Wohnheim bedarf.

**Stufe 4:** Altersheim- und Pflegeabteilung wird durch den Ablauf des Lebens bedingt, ohne daß sie auf die Wiedereingliederung in ein geordnetes Leben außerhalb der Einrichtung hinzielt.

## VI. Zusammenfassung (Stichworte)

1. **Psychisch Kranke und Neurotiker:** Auch in der Psychiatrie haben sich die Kenntnisse über soziale und soziologische Einflüsse auf das jeweilige Erscheinungsbild der Geisteskrankheiten verdichtet. Das sozialpsychiatrische Denken hat eine Umorientierung in der Krankheitsauffassung bewirkt. Die sogenannten Psychopharmaka haben es ermöglicht, das äußere Bild psychiatrischer Krankenstationen dem der Stationen anderer Krankenhäuser anzugleichen. Ziel der modernen Sozialpsychiatrie ist es, positive menschliche Beziehungen in Familie und Gesellschaft zu erhalten bzw. herzustellen.

In der Bundesrepublik Deutschland (BRD) leiden etwa 5½ bis 6 Millionen Menschen = 10–15% an Psychosen und Neurosen, die psychiatrische Hilfe benötigen. Etwa 200 000 müssen klinisch behandelt werden. Schizophrener Formenkreis etwa 1%; manisch-depressiver Formenkreis etwa 0,5%; Psychoneurosen etwa 8% (einschließlich Charakterstörungen, Alkoholismus, Sucht); schwachsinnig und entwicklungsgestört sind etwa 2–3% der Bevölkerung.

In der BRD gibt es z. Z. 59 Fachkrankenhäuser für Psychiatrie mit etwa 100 000 Plätzen (1,7–1,9 : 1000 der Bevölkerung). Schweden 4,2 – Dänemark 3,5 – Norwegen 2,4 – England 3,5 : 1000. Die Landeskrankenhäuser – Fachkrankenhäuser für Psychiatrie – sind z. Z. meist zu groß und zu weit abgelegen. Angestrebt werden Krankenhäuser mit etwa 400 Plätzen in Nähe der Städte und Abteilungen für psychisch Kranke an allgemeinen Krankenhäusern möglichst nicht unter 200 Plätzen zur Totalversorgung eines Einzugsbereiches (siehe S. 120), ergänzt durch halboffene und offene Einrichtungen wie Tages- und Nachtkliniken, Übergangsheime, Rehabilitationszentren, Patientenklubs, Fördervereine. Zur Zeit muß ein Arzt etwa 100 Patienten betreuen, 1 Pfleger 5–6 Patienten. Angestrebt wird ein Arzt-Patienten-Verhältnis von 1 : 30 (im Durchschnitt) und 1 Pfleger (Schwester) für 2 Patienten. – Zur Rehabilitation eines psychisch Kranken gehört es auch, ihm nach seiner Entlassung die weiter benötigte Hilfe zu gewähren. Sozialarbeiter finden im und außerhalb des Fachkrankenhauses in Kooperation mit Ärzten, Psychologen und dem Pflegepersonal ein befriedigendes Arbeitsfeld. Arbeits- und Beschäftigungstherapie ergänzen die medikamentösen und sonstigen soziotherapeutischen Behandlungsmaßnahmen (Therapeutische Gemeinschaft). Die Behandlungskosten werden bis zu 78 Wochen von den Krankenkassen übernommen, danach gem. BSHG in der Fassung vom 18. Sept. 1969 (BGBl. I S. 1688).

Rechtliche Voraussetzungen zur Unterbringung in einem Landeskrankenhaus sind: Freiwilligkeitserklärung, ordnungsbehördliche Einweisung nach den jeweiligen Landesunterbringungsgesetzen (LUG), auf Weisung eines Personensorgeberechtigten mit Aufenthaltsbestimmungsrecht, nach § 81 StPO, § 126 a StPO, §§ 63, 64 StGB (n. F.) und nach Bestimmungen der ZPO und des J.GG. Ab 1973 tritt nach dem 2. Gesetz zur Reform des Strafrechts neben die Unterbringung exkulpierter Straftäter die mögliche Einweisung auf 5 Jahre in eine sozialtherapeutische Anstalt, die der Justizverwaltung direkt unterstellt ist.

**2. Selbstmordprohylaxe:** Die Problematik des Selbstmordes ist so alt wie die Geschichte der Menschheit. Von König SAUL (um 1000 v. Chr.) über den Römer CATO d. Jüngeren (95–46 v. Chr.) bis zu HEMMINGWAY (1899–1961) ist dieser Weg beschritten worden.

Pro Jahr nehmen sich in der Welt etwa ½–1 Millionen Menschen das Leben. Bei den 15- bis 45jährigen Menschen steht in den wesentlichen Industriestaaten der Selbstmord an dritter Stelle der Todesursachen. Männer begehen häufiger Selbstmord als Frauen. Besonders gefährdet sind alte Menschen, Nerven- und Gemütskranke, Geschiedene, Arbeitslose, Alkoholiker, Alleinstehende, Einwanderer. Die sozialen Bezüge werden bereits hierdurch deutlich.

In der Bundesrepublik Deutschland (BRD) schieden in den letzten Jahren etwa 10 000 Menschen pro Jahr „freiwillig" aus dem Leben (USA 25 000 pro Jahr; 19 pro Jahr auf 100 000 Einwohner).

Die meisten Selbsttötungen entstehen aus den Konflikten einer Neurose heraus, also einer seelischen Gleichgewichtsstörung, die gesellschaftliche Ursachen haben kann und aus Konflikten mit der Umwelt bestehen. Soziale Ursachen jedoch können auch mit sozialen Möglichkeiten ausgeschaltet werden! Armut, Reichtum, Klimaveränderungen, bestimmte Weltanschauungen, hohe Bevölkerungsdichte, Überalterung der Bevölkerung (Berlin) stehen bei entsprechender Grundstruktur des Menschen als sog. Schrittmacherfaktoren den Hemmnisfaktoren wie christlich-religiöse Weltanschauung, allgemeine Psychohygiene, geordnetes Sozialwesen, Verantwortung für Angehörige usw. entgegen.

Reaktionsversuche. – „Suizid Prevention Center" in den USA, kirchliche Telefonseelsorge, Transportsicherung, sogenannte „Vergiftungszentralen", die auch fernmündlich Auskünfte erteilen (Berlin, München, Wien, Kopenhagen).

Die Rettung eines Suizidalen ohne anschließende psychiatrische und psychologische Betreuung ist ein Kunstfehler, denn 20% sind psychisch (meist depressiv) erkrankt, etwa 80% sind Neurotiker. – Nachgehende Fürsorge notwendig – Familienfürsorge!

Durch Gespräche und Unterhaltungen über die Konflikte können diese meist so weit entschärft werden, daß sich der Patient von seinen Selbstmordabsichten abwendet. Auf dem Wege der Psychohygiene (Gesundheitserziehung) soll erreicht werden, daß Psychopathen und Neurotiker, die einen Selbstmordversuch unternommen haben, als „Kranke" betrachtet und nicht als „Sünder" oder „Verrufene" von der Gesellschaft isoliert werden.

## VII. Schrifttum

1. Berufsverband Westf. Krankenhauspsychiater und Psychologen  
   Der Sozialarbeiter im psychiatrischen Krankenhaus.  
   Rd.Schr. v. 18. 2. 1971
2. Conen, J.  
   Formen des Selbstmordes und ihre Bedeutung.  
   Trinngel/Sandoz Bd. VI Nr. 8, 280 (1965)
3. Döhner, W.  
   Sozialpsychiatrie von morgen.  
   Mitteilungsbl. der Deutschen Gesellschaft für Psychiatrie und Nervenheilkunde 6 (1968) 1
4. Ehrhardt, H.  
   Zur Reform von Maßregelrecht und Maßregelvollzug  
   Fortschr. der Neurologie – Psychiatrie 37 (1969) 660
5. Gedicke, K.  
   Zur Notwendigkeit des Strukturwandels der Landeskrankenhäuser und anderer psychiatrischer sowie psychogeriatrischer Dienste.  
   Das Öffentl. Gesundheitswesen 31 (1969) 303  
   Folgerungen aus dem Wandel des Altersaufbaues der Bevölkerung und der Behandlungsmöglichkeiten psychisch Kranker für die Struktur der Landeskrankenhäuser und ambulanter psychogeriatrischer Dienste.  
   Schriftenreihe des Landschaftsverbandes Westf.-Lippe Nr. 3 (1969)
6. Häfner, H.  
   Dringende Reform in der psychiatrischen Krankenversorgung der Bundesrepublik.  
   Helfen und Heilen H 4/5, Okt. 1965
7. Hartmann, J.  
   Die Fürsorge für psychisch Kranke und Suchtgefährdete im Lichte der modernen Psychiatrie.  
   Der öffentliche Gesundheitsdienst 27 (1965) 417
8. Henseler, H.  
   Selbstmord und Selbstmordversuche  
   Vorurteile und Tatsachen.  
   Dt. Ärzteblatt 68 (1971) 789
9. Kisker, K. P.  
   Forderungen der Sozialpsychiatrie.  
   XIX. Gütersloher Fortbildungswoche 4. 10. 1966
10. Kulenkampff, C.  
    Sozialtherapie und Rehabilitation bei Geistes- und Gemütskrankheiten in der Gegenwart.  
    Das ärztliche Gespräch, Psychiatrie und Öffentlichkeit, H. 9 Tropon-Werke (1968)
11. Meyer, J. E.  
    Mitteilung der Kommission für Klassifikation und Diagnoseschema.  
    Der Nervenarzt 41 (1970) 50
12. Müller, H. W.  
    a: Öffentliche Ordnung oder Hilfe für den psychisch kranken Menschen?  
    Das Krankenhaus 12 (1966) 505  
    b: Neue Formen der Wiedereingliederung psychisch Kranker in Beruf und Gesellschaft.  
    Die Rehabilitation 6 (1967) 112

## Gesundheitshilfe für Behindertengruppen

| | |
|---|---|
| 13. Ringel, E. | Der Selbstmord. Wiener Beiträge zur Neurologie und Psychiatrie, Bd. III |
| 14. Schulz, H. E. | Die Verfahren zur Unterbringung von Geisteskranken in den Bundesländern. Der öffentliche Gesundheitsdienst 28 (1966) 131 |
| 15. Schumacher, W. | Wandlungen der psychiatrischen Krankheitsauffassung durch Sozialpsychiatrie. Dynamische Psychiatrie 3 (1970) 127 |
| 16. Simon, H. | Aktivere Krankenbehandlung in der Irrenanstalt. Verlag Walter de Gruyter u. Co (1929) Neuauflage Verlag Fa. Janssen, Düsseldorf (1969) |
| 17. Thomas, K. | Selbstmordprophylaxe als neue Aufgabe der öffentlichen Gesundheitspflege. Bundesgesundheitsblatt 19 (1963) 307 |
| 18. WHO-Press release | Nr. 25 (1968) |
| 19. Winkler, W. Th. | 1. Schizophrenie als sozialer Prozeß. 2. Zum Gesetz über Hilfen und Schutzmaßnahmen bei psychischen Krankheiten. Der Nervenarzt 41 (1970) 548 |

## VIII. Anlagen

### 1. Rechtsgrundlagen für die Unterbringung in Landeskrankenhäusern und für die Eintragung in das Bundeszentralregister

#### § 81 StPO

1) Zur Vorbereitung eines Gutachtens über den Geisteszustand des Beschuldigten kann das Gericht nach Anhörung eines Sachverständigen und des Verteidigers anordnen, daß der Beschuldigte in eine öffentliche Heil- oder Pflegeanstalt gebracht und dort beobachtet wird. Im vorbereitenden Verfahren entscheidet das Gericht, das für die Eröffnung des Hauptverfahrens zuständig wäre.

2) Dem Beschuldigten, der keinen Verteidiger hat, ist ein solcher zu bestellen.

3) Gegen den Beschluß ist sofortige Beschwerde zulässig. Sie hat aufschiebende Wirkung.

4) Die Verwahrung in der Anstalt darf die Dauer von sechs Wochen nicht überschreiten.

#### § 126 a StPO

1) Sind dringende Gründe für die Annahme vorhanden, daß jemand eine mit Strafe bedrohte Handlung im Zustand der Zurechnungsunfähigkeit oder der verminderten Zurechnungsfähigkeit begangen hat und daß seine Unterbringung in einer Heil- und Pflegeanstalt angeordnet werden wird, so kann das Gericht durch Unterbringungsbefehl seine einstweilige Unterbringung anordnen, wenn die öffentliche Sicherheit es erfordert.

2) Für die einstweilige Unterbringung gelten die §§ 114 bis 115 a, 117 bis 119, 125 und 126 entsprechend. Hat der Unterzubringende einen gesetzlichen Vertreter, so ist der Beschluß auch diesem bekanntzugeben.

3) Der Unterbringungsbefehl ist aufzuheben, wenn die Voraussetzungen der einstweiligen Unterbringung nicht mehr vorliegen, oder wenn das Gericht im Urteil die Unterbringung in einer Heil- oder Pflegeanstalt nicht anordnet. Durch die Einlegung eines Rechtsmittels darf die Freilassung nicht aufgehalten werden. § 120 Abs. 3 gilt entsprechend.

## § 20 StGB Schuldunfähigkeit wegen seelischer Störungen

Ohne Schuld handelt, wer bei Begehung der Tat wegen einer krankhaften seelischen Störung, wegen einer tiefgreifenden Bewußtseinsstörung oder wegen Schwachsinns oder einer schweren anderen seelischen Abartigkeit unfähig ist, das Unrecht der Tat einzusehen oder nach dieser Einsicht zu handeln.

## § 21 StGB [12] Verminderte Schuldfähigkeit

Ist die Fähigkeit des Täters, das Unrecht der Tat einzusehen oder nach dieser Einsicht zu handeln, aus einem der in § 20 bezeichneten Gründe bei Begehung der Tat erheblich vermindert, so kann die Strafe nach § 49 Abs. 1 gemildert werden.

## § 63 StGB [12] Unterbringung in einer psychiatrischen Krankenanstalt

(1) Hat jemand eine rechtswidrige Tat im Zustand der Schuldunfähigkeit oder der verminderten Schuldfähigkeit (§ 21) begangen, so ordnet das Gericht die Unterbringung in einer psychiatrischen Krankenanstalt an, wenn die Gesamtwürdigung des Täters und seiner Tat ergibt, daß von ihm infolge seines Zustandes erhebliche rechtswidrige Taten zu erwarten sind und er deshalb für die Allgemeinheit gefährlich ist.

(2) Das Gericht ordnet jedoch die Unterbringung in einer sozialtherapeutischen Anstalt an, wenn die Voraussetzungen des § 65 Abs. 3 vorliegen.

## § 64 StGB [12] Unterbringung in einer Entziehungsanstalt

(1) Hat jemand den Hang, alkoholische Getränke oder andere Rauschmittel im Übermaß zu sich zu nehmen, und wird er wegen einer rechtswidrigen Tat, die er im Rausch begangen hat oder die auf seinen Hang zurückgeht, verurteilt oder nur deshalb nicht verurteilt, weil seine Schuldfähigkeit erwiesen oder nicht auszuschließen ist, so ordnet das Gericht die Unterbringung in einer Entziehungsanstalt an, wenn die Gefahr besteht, daß er infolge seines Hanges erhebliche rechtswidrige Taten begehen wird.

(2) Die Anordnung unterbleibt, wenn eine Entziehungskur von vornherein aussichtslos erscheint.

## § 7 JGG

Als Maßregeln der Sicherung und Besserung im Sinne des allgemeinen Strafrechts können nur die Unterbringung in einer Heil- oder Pflegeanstalt oder die Entziehung der Erlaubnis zum Führen von Kraftfahrzeugen angeordnet werden (§ 42 a Nr. 1 und 7 des Strafgesetzbuches).

## § 656 ZPO

(1) Mit Zustimmung des Antragstellers kann das Gericht anordnen, daß der zu Entmündigende auf die Dauer von höchstens 6 Wochen in eine Heilanstalt gebracht werde, wenn dies nach ärztlichem Gutachten zur Feststellung des Geisteszustandes geboten erscheint und ohne Nachteil für den Gesundheitszustand des zu Entmündigenden ausführbar ist. Vor der Entscheidung sind die im § 646 bezeichneten Personen soweit tunlich zu hören.

(2) Gegen den Beschluß, durch den die Unterbringung angeordnet wird, steht dem zu Entmündigenden, dem Staatsanwalt und binnen der für den zu Entmündigenden laufenden Frist den sonstigen im § 646 bezeichneten Personen die sofortige Beschwerde zu.

## § 12 BZG (Zurechnungsunfähigkeit [13])

(1) In das Register sind einzutragen
1. Verfügungen einer Strafverfolgungsbehörde, durch die ein Strafverfahren wegen

12 n. F.; vgl. Fußn. 8 oben S. 124.
13 Bundeszentralregistergesetz vom 16. 12. 1970.

## Gesundheitshilfe für Behindertengruppen

erwiesener oder nicht auszuschließender Zurechnungsunfähigkeit des Beschuldigten (§ 51 Abs. 1, § 55 Abs. 1 des Strafgesetzbuchs) eingestellt wird,
2. gerichtliche Entscheidungen, durch die wegen erwiesener oder nicht auszuschließender Zurechnungsunfähigkeit
   a) der Beschuldigte außer Verfolgung gesetzt oder freigesprochen wird,
   b) die Eröffnung des Hauptverfahrens gegen den Beschuldigten abgelehnt wird,
3. gerichtliche Entscheidungen, durch die der Antrag der Staatsanwaltschaft, den Beschuldigten in einer Heil- und Pflegeanstalt unterzubringen (§ 429 a der Strafprozeßordnung), mit der Begründung abgelehnt wird, daß die öffentliche Sicherheit die Unterbringung nicht erfordere,
4. gerichtliche Entscheidungen und Verfügungen einer Strafverfolgungsbehörde, durch die ein Strafverfahren eingestellt wird, weil der Beschuldigte nach der Tat in Geisteskrankheit verfallen ist.

(2) Absatz 1 gilt nicht, wenn lediglich die fehlende Verantwortlichkeit eines Jugendlichen (§ 3 des Jugendgerichtsgesetzes) festgestellt wird oder nicht ausgeschlossen werden kann.

### § 13 BZG (Unterbringung [14])

(1) In das Register sind gerichtliche Entscheidungen einzutragen, durch die jemand auf Grund landesrechtlicher Vorschriften wegen Geisteskrankheit, Geistesschwäche, Rauschgift- oder Alkoholsucht nicht nur einstweilig untergebracht wird.

(2) In das Register ist auch der Tag einzutragen, an dem die Unterbringung erledigt ist."

## 2. Aus der Eingliederungshilfe-Verordnung [15]

### § 4 Personen mit Schwäche der geistigen Kräfte

Durch Schwäche ihrer geistigen Kräfte wesentlich behindert im Sinne des § 39 Abs. 1 Satz 1 Nr. 5 des Gesetzes sind Personen, die infolge dieser Schwäche am Leben in der Gemeinschaft, vor allem auf einem angemessenen Platz im Arbeitsleben, nicht oder nur unzureichend teilnehmen können.

### § 5 Von Behinderung Bedrohte

Von Behinderung bedroht im Sinne des § 39 Abs. 1 Satz 1 Nr. 1 bis 5 des Gesetzes sind Personen, bei denen der Eintritt der Behinderung nach allgemeiner ärztlicher oder sonstiger fachlicher Erkenntnis mit hoher Wahrscheinlichkeit zu erwarten ist.

### § 6 Seelisch Behinderte

Seelisch wesentlich behindert im Sinne des § 39 Abs. 1 Satz 1 Nr. 6 des Gesetzes sind Personen, die infolge seelischer Störungen behindert sind, daß sie am Leben in der Gemeinschaft, vor allem auf einem angemessenen Platz im Arbeitsleben, nicht oder nur unzureichend teilnehmen können. Seelische Störungen, die eine Behinderung im Sinne des Satzes 1 zur Folge haben können, sind
1. körperlich nicht begründbare Psychosen,
2. seelische Störungen als Folge von Krankheiten oder Verletzungen des Gehirns, von Anfallsleiden oder von anderen Krankheiten oder körperlichen Beeinträchtigungen,
3. Suchtkrankheiten,
4. Neurosen und Persönlichkeitsstörungen.

---

14 Bundeszentralregistergesetz vom 16. 12. 1970.
15 Verordnung nach § 47 BSHG, Neufassung vom 28. 5. 1971 (BGBl. I S. 731). Der volle Wortlaut ist oben S. 20 abgedruckt.

*Psychisch Kranke und Neurotiker*

## 3. Deutsche Übersetzung der Internationalen Klassifikation der Psychiatrischen Krankheiten (Diagnosenschlüssel der WHO: ICD [16]

ICD-Nr.  Diagnose

Psychosen 290—299

290 Demenzen bei präsenilen und senilen Hirnkrankheiten
.0 Demenzen bei senilen Hirnkrankheiten
.1 Demenzen bei präsenilen Hirnkrankheiten
.9 Andere und nicht näher bezeichnete psychische Störungen bei präsenilen und senilen Hirnkrankheiten (deutscher Zusatz)

291 Alkoholpsychosen
.0 Delirium tremens
.1 Alkoholisches Korsakow-Syndrom (Korsakow-Psychose)
.2 Alkohol-Halluzinose
.3 Eifersuchtswahn
.4 Alkoholrausch (nach dem Schlüssel der WHO eigentlich E 860 und N 980) (deutscher Zusatz)
.5 Pathologischer Rausch (deutscher Zusatz)
.9 Andere und nicht näher bezeichnete Alkoholpsychosen

292 Psychosen bei intrakraniellen Infektionen
.0 Bei progressiver Paralyse
.1 Bei anderen luischen Erkrankungen des ZNS
.2 Bei epidemischer Encephalitis
.3 Bei anderen und nicht näher bezeichneten Encephalitiden
.9 Bei anderen und nicht näher bezeichneten intrakraniellen Infektionen

293 Psychosen bei anderen organischen Hirnstörungen
.0 Bei Hirnarteriosklerose
.1 Bei anderen cerebralen Gefäßkrankheiten
.2 Bei Epilepsie
.3 Bei intrakraniellen Tumoren
.4 Bei degenerativen Erkrankungen des ZNS
.5 Bei Hirntraumen
.9 Bei anderen und nicht näher bezeichneten cerebralen Störungen

294 Psychosen bei anderen körperlichen Krankheiten
.0 Bei endokrinen Störungen
.1 Bei Stoffwechselkrankheiten und Ernährungsstörungen
.2 Bei Allgemeininfektionen
.3 Bei Intoxikationen durch Arzneimittel oder Gifte (ausgenommen Alkoholpsychosen, die unter 291 erfaßt werden)
.4 In der Gravidität und im Puerperium (mit Ausnahme endogener Psychosen, die sich im Puerperium manifestieren, die unter 295—298 erfaßt werden)
.8 Bei anderen körperlichen Krankheiten
.9 Bei nicht bezeichneten körperlichen Krankheiten

295 Schizophrenie
.0 Schizophrenia simplex
.1 Hebephrene Form
.2 Katatone Form
.3 Paranoide Form

16 ICD = International Classification of Diseases.

## Gesundheitshilfe für Behindertengruppen

| ICD-Nr. | Diagnose |
|---|---|
| .4 | Akute schizophrene Episoden, schizophrene Reaktion (mit Ausnahme akuter Schizophrenien, die unter 295.0—295.3 erfaßt werden) |
| .5 | Latente Schizophrenie (pseudoneurotische Sch.) |
| .6 | Schizophrene Rest- und Defektzustände |
| .7 | Schizoaffektive Psychosen (atypische Psychosen, Mischpsychosen) |
| .8 | Andere Schizophrenieformen |
| .9 | Nicht näher bezeichnete Schizophrenieformen |
| 296 | Affektive Psychosen |
| .0 | Involutionsdepression |
| .1 | Manie im Rahmen einer manisch-depressiven Psychose oder periodischen Manie |
| .2 | Depression im Rahmen einer manisch-depressiven Psychose oder einer periodischen Depression |
| .3 | Zirkuläre Verlaufsformen manisch-depressiver Psychosen |
| .8 | Andere affektive Psychosen (nicht 295.7) |
| .9 | Nicht näher bezeichnete affektive Psychosen |
| 297 | Paranoide Syndrome (mit Ausnahme akuter paranoider Reaktionen, die unter 298.3 erfaßt werden) |
| .0 | Paranoia |
| .1 | Paranoide Psychose im Involutionsalter |
| .9 | Andere Wahnsyndrome |
| 298 | Andere Psychosen |
| .0 | Reaktive depressive Psychosen |
| .1 | Reaktiver Erregungszustand |
| .2 | Reaktiver Verwirrtheitszustand |
| .3 | Akute paranoide Reaktion |
| .9 | Nicht näher bezeichnete reaktive Psychosen |
| 299 | Nicht näher bezeichnete Psychosen |
| | Neurosen, Persönlichkeitsstörungen (Psychopathien) und andere nicht psychotische psychische Störungen |
| 300 | Neurosen |
| .0 | Angstneurose |
| .1 | Hysterische Syndrome |
| .2 | Phobie |
| .3 | Zwangsneurose |
| .4 | Depressive Neurose (auch reaktive Depression) |
| .5 | Neurasthenie (neurotische neurasthenische Syndrome) |
| .6 | Neurotisches Depersonalisationssyndrom |
| .7 | Hypochondrische Neurosen |
| .8 | Andere Neurosen |
| .9 | Nicht näher bezeichnete Neurosen |
| 301 | Persönlichkeitsstörungen (Psychopathien, Charakterneurosen) |
| .0 | Paranoide Persönlichkeit |
| .1 | Cyclothyme (thymopathische) Persönlichkeit |
| .2 | Schizoide Persönlichkeit |
| .3 | Erregbare Persönlichkeit |
| .4 | Anankastische Persönlichkeit |
| .5 | Hysterische Persönlichkeit |
| .6 | Asthenische Persönlichkeit |

## Psychisch Kranke und Neurotiker

ICD-Nr. Diagnose
- .7 Antisoziale Persönlichkeit
- .8 Andere Persönlichkeitsstörungen
- .9 Nicht näher bezeichnete Persönlichkeitsstörungen

302 Sexuelle Verhaltensabweichungen („sexuelle Perversionen")
- .0 Homosexualität
- .1 Fetischismus
- .2 Pädophilie
- .3 Transvestitismus
- .4 Exhibitionismus
- .8 Andere sexuelle Verhaltensabweichungen
- .9 Nicht näher bezeichnete sexuelle Verhaltensabweichungen

303 Alkoholismus (mit Ausnahme der Alkoholpsychosen, die unter 291 erfaßt werden und des akuten Alkoholrausches, der unter 291.4 bzw. 291.5 erfaßt wird)
- .0 Episodischer Alkoholmißbrauch
- .1 Gewohnheitsmäßiger Alkoholmißbrauch
- .2 Chronischer Alkoholmißbrauch (Trunksucht)
- .9 Andere und nicht näher bezeichnete Formen des Alkoholismus

304 Medikamentenabhängigkeit (Sucht und Mißbrauch)
- .0 Opium, Opium-Alkaloide und deren Derivate
- .1 Synthetische Analgetika mit morphinähnlicher Wirkung
- .2 Barbiturate
- .3 Andere Schlafmittel und Sedativa oder Psychopharmaka
- .4 Cocain
- .5 Haschisch, Marihuana (Cannabis sativa)
- .6 Andere Stimulantien
- .7 Halluzinogene
- .8 Andere Medikamente
- .9 Nicht näher bezeichnete Medikamente

305 Psychosomatische Störungen (körperliche Störungen wahrscheinlich psychischen Ursprungs)
- .0 Haut
- .1 Muskulatur und Skelettsystem
- .2 Atmungsorgane
- .3 Herz- und Kreislaufsystem
- .4 Blut- und Lymphsystem
- .5 Magen-Darm-Trakt
- .6 Urogenitalsystem
- .7 Endokrines System
- .8 Sinnesorgane
- .9 Andere Organsysteme

306 Besondere Symptome, die nicht anderweitig klassifiziert werden können
- .0 Stammeln und Stottern
- .1 Spezielle Lernstörungen
- .2 Tick
- .3 Andere psychomotorische Störungen
- .4 Schlafstörungen
- .5 Eßstörungen
- .6 Enuresis
- .7 Encopresis

## Gesundheitshilfe für Behindertengruppen

ICD-Nr. Diagnose
- .8 Kopfschmerzen
- .9 Andere Symptome

307 Vorübergehende kurzfristige psychische Auffälligkeiten, die mit situativen Belastungen im Zusammenhang stehen

308 Verhaltensstörungen im Kindesalter (soweit nicht unter 306 oder anderen Kategorien erfaßt)

309 Psychische Störungen, die nicht als Psychosen bezeichnet werden können, jedoch mit körperlichen Krankheiten im Zusammenhang stehen
- .0 Bei intrakraniellen entzündlichen Prozessen
- .1 Bei Intoxikationen durch Pharmaka, Gifte und Intoxikationen bei Infektionskrankheiten (mit Ausnahme von Alkoholismus und Drogenabhängigkeit)
- .2 Bei Hirnverletzungen
- .3 Bei Kreislaufstörungen
- .4 Bei Epilepsie
- .5 Bei Stoffwechsel-, Wachstums- und Ernährungsstörungen
- .6 Bei senilen und präsenilen Hirnkrankheiten
- .7 Bei intrakraniellen Tumoren
- .8 Bei degenerativen Erkrankungen des ZNS
- .9 Bei anderen und nicht näher bezeichneten körperlichen Krankheiten

### Oligophrenien (310—315)

310 Minderbegabung (Grenzfälle) (IQ 68—85)

311 Leichter Schwachsinn (IQ 52–61)

312 Deutlicher Schwachsinn (IQ 36–51)

313 Schwerer Schwachsinn (IQ 20—35)

314 Hochgradiger Schwachsinn (Idiotie) (IQ unter 20)

315 Nicht näher bestimmbarer Schwachsinnsgrad

Die folgenden Unterteilungen sollten benutzt werden mit jeder der unter 310—315 aufgeführten Kategorien und als 4. Stelle der Diagnosen-Nummer angehängt werden
- .0 Als Folge von Infektionskrankheiten oder Intoxikationen
- .1 Als Folge von traumatischen oder anderen pysikalischen Schädigungen
- .2 Im Zusammenhang mit Stoffwechsel-, Ernährungs- oder Wachstumsstörungen
- .3 Im Zusammenhang mit schweren Hirnkrankheiten in der frühen Kindheit
- .4 Im Zusammenhang mit Krankheiten oder Störungen, die nicht näher bekannt sind, jedoch pränatal zur Wirkung kamen
- .5 Bei Chromosomenanomalien
- .6 Nach Frühgeburt
- .7 Als Folgen von schweren psychiatrischen Erkrankungen
- .8 Im Zusammenhang mit Störungen des psychosozialen Milieus
- .9 Andere und nicht näher bezeichnete Ursachen

*Psychisch Kranke und Neurotiker*

**Beispiel für einen Beurteilungsbogen zur Arbeitstherapie (Schleswig)**

Name _____ Vorname _____ geb. _____
Aktenzeichen _____ von Abt. _____
wird seit dem _____ in der _____ beschäftigt.

| | Ausgezeichnet | | Gut | | Genügend | | Ungenügend | | Mangelhaft | |
|---|---|---|---|---|---|---|---|---|---|---|
| Quantität | 14 | | 11 | | 9 | | 3 | | 1 | |
| Qualität | Wenig Fehler oder Ausfall, sehr gute Verarbeitung | 14 | Wenig Fehler gute Arbeit | 11 | Wenig Fehler und Ausfall, genügende Arbeit | 9 | Viel Fehler u. wenig Ausfall nicht gute Arbeit | 3 | Viel Fehler viel Ausfall, schlechte Arbeit | 1 |
| Fleiß Interesse Ausdauer Arbeitsbereitschaft | Viel Interesse, neue Ideen, sehr bereit zum Arbeitswechsel. Sehr fleißig. | 11 | Interessiert, fleißig und stetig. Konzentriert. | 9 | Gelegentlich interessiert, arbeitet nur bei Zuspruch, gelegentlich ablenkbar. | 7 | Ohne Interesse macht nur, was ihm aufgetragen wird, unstetig. | 4 | Keinerlei Interesse und Initiative, stört, völlig negativ. | 3 |
| Führung Verhältnis zu den Mitarbeitern, Arbeitsordnung | Gute Haltung ordnet sich sehr gut ein, ist sehr hilfsbereit. | 13 | Verhält sich zu den Mitarbeitern gut, ist hilfsbereit, ordnet sich gut ein. | 11 | Tut nur was angeordnet wird, ist verträglich, und willig, ordnet sich ein. | 9 | Folgt Anordnungen nur unwillig, verträglich, mangelnde Einordnung. | 3 | Schlechte Führung, unwillig, schlechte Einordnung. | 1 |
| Ordnung Sorge für Material und Arbeitsgerät | Sehr ordentlich, hält Arbeitsplatz und Gerät sehr gut in Ordnung. | 8 | Gute Sorgfalt. Hält Arbeitsplatz und Gerät gut in Ordnung. | 7 | Ordentlich und sorgfältig bei Zuspruch. | 6 | Unordentlich und lässig, geringe Sorgfalt. | 4 | Sehr unordentlich, schlechte Pflege der Geräte, | 3 |
| Pünktlichkeit | immer pünktlich | 8 | in der Regel pünktlich | 7 | nicht immer pünktlich | 6 | öfter unpünktlich | 4 | meistens unpünktlich | 3 |

Gesamtpunkte: _____

Zeit vom _____ bis _____ _____ DM

*Gesundheitshilfe für Behindertengruppen*

4. **Beispiel einer Struktur und Gliederung eines psychiatrischen Fachkrankenhauses, das einem Schwerpunktkrankenhaus angegliedert ist.**
(Landschaftsverband Westf.-Lippe)

Vorbemerkung
Es wird davon ausgegangen, daß die in einem Schwerpunktkrankenhaus integrierte Psychiatrie einen Ausnahmebezirk zugewiesen erhält und eine volle Versorgung der Bevölkerung übernimmt.
Ausgenommen bleibt der Bereich der Kinder- und Jugendpsychiatrie, da die hierfür erforderlichen Sondereinrichtungen (Sonderschulen und Anlernwerkstätten) nur zentral geführt werden können, um eine optimale medizinische und pädagogische Betreuung zu gewährleisten.
Weitere Voraussetzungen für die Konzeption der Struktur und Größe der integrierten Psychiatrie sind:
1. die Behandlung, Pflege und Rehabilitation aller Arten und Grade psychischer Erkrankung,
2. die optimale medizinische und therapeutische Versorgung der Patienten,
3. die volle diagnostisch- und versorgungstechnische Integration in das Schwerpunktkrankenhaus,
4. die wirtschaftliche Größe der Stationen und Betreuungseinrichtungen.

Für die Ermittlung der Patientenstruktur können als Orientierungsdaten die Belegungszahlen der Landeskrankenhäuser dienen. Ausgehend von einer Gesamtbettenzahl = ca. 200 und einer sowohl umfassenden als auch individuellen Behandlung kurz-, mittel- und langfristig psychisch Kranker ist folgende **Gliederung des psychiatrischen Fachkrankenhauses** vorzusehen:

**A. Klinisch-therapeutische Behandlungseinrichtungen**
1. Ambulanz und Aufnahme
2. Extramuraler Sozialdienst
3. Chefarzt, Ärztlicher Dienst, Personaldienstzimmer
4. Hydrotherapie, Bewegungstherapie
5. Elektrotherapie
6. Spezielle Verwaltungsgruppe

Die Einrichtungen für Röntgen, Labor, Apotheke, Konsiliarische Dienste und Sektion sind im SK vorhanden und stehen auch für die Psychiatrie zur Verfügung.

**B. Krankenstationen**
1. Psychisch Akutkranke einschl. Aufnahme mit kurzfristiger Behandlungsdauer
2 Halbstationen á 15 Betten = 30 Betten
2. Psychisch Kranke mit mittelfristiger Behandlungsdauer
3 Stationen mit je
2 Halbstationen á 15 Betten = 90 Betten
3. Psychisch Kranke mit langfristiger Behandlungsdauer
2 Stationen mit je
2 Halbstationen á 15 Betten = 60 Betten

180 Betten

4. Peripher ist eine Tag- und Nachtklinik
in der Größe einer Halbstation
vorzusehen. = 15 Betten

195 Betten

5. Nicht enthalten sind Betten für Pflegefälle der Erkrankung höherer Lebensalter. Die Versorgung dieser Patienten sollte in Pflegeabteilungen des SK mit

## Psychisch Kranke und Neurotiker

vornehmlich somatischer, d. h. intermedizinischer Betreuung erfolgen. Bedarf ca. 30 Betten.
6. Vorzuhalten für die Psychiatrie sind ferner 10 Intensivpflegebetten in der inneren Station des SK.

### C. Beschäftigungs- und Arbeitstherapie
1. Werkhalle (30 Plätze)
2. Beschäftigungsräume (50–60 Plätze)
3. Werkstätten (10–15 Plätze für Polsterer, Dekorateur, Klempner und Elektriker)
4. Gärtnerei mit Gewächshaus (einschl. Außenanlagenpflege)

### D. Sozialzentrum
1. Gemeinschaftsraum (unterteilbar für Gruppentherapie)
2. Spielräume
3. Bücherei mit Leseraum
4. Cafeteria
5. Verkaufsraum
6. Friseur
7. Kegelbahn

### E. Turn- und Schwimmhalle
1. Turnhalle 18,0 × 24,0 m
2. Schwimmhalle mit Becken 8 × $16^2/_3$

### F. Wirtschaftsgebäude
Die technische und wirtschaftliche Versorgung erfolgt vom Schwerpunktkrankenhaus. Die Wäscherei ist auf die Bedürfnisse der Psychiatrie auszulegen. Die aus Gründen der betriebsinternen Versorgung notwendigen eigenen Anlagen sind:
1. Evtl. Verteilerküche mit Zwischenlager für Kühlkost
2. Lager für Wäsche, Bettwerk und Bekleidung einschließlich Änderungsnäherei

### G. Sport- und Außenanlagen
1. Sportplatz
2. Minigolfplatz
3. Parkanlagen

### H. Personalunterkünfte
für ca. 30–40 Schwestern und Pfleger sind bereitzustellen.

### Angaben zur baulichen Konzeption
Es sollte angestrebt werden, die Einrichtungen der Psychiatrie in einem Seitenflügel des SK zu etablieren. Es sprechen dafür:
1. Die Stationsgrößen und insbesondere die räumlichen Anforderungen unterscheiden sich stark von Stationen allgemeiner Krankenhäuser (Tagesbereiche, Stationsgliederung in Halbstationen).
2. Der Tagesablauf in psychiatrischen Abteilungen unterscheidet sich erheblich von dem in normalen Krankenhausstationen und erfordert besondere Rücksichtnahme.
3. Die sozialpsychiatrischen sowie andere rehabilitäre Einrichtungen sollten möglichst räumlich eng mit den Stationen verbunden sein.
4. Eine baulich zu enge Integration in das Schwerpunktkrankenhaus wird dem Anspruch auf genügend große Grün- und Bewegungsflächen nicht gerecht.
5. Die Stationen B 2 und B 3 sollten möglichst in 1–2 geschossigen Gebäuden untergebracht sein.
6. Die Turn- und Schwimmhalle sowie das Sozialzentrum sind so zu plazieren, daß

## Gesundheitshilfe für Behindertengruppen

sie als Bindeglied zum Schwerpunktkrankenhaus von beiden Bereichen in Anspruch genommen werden können.

Der **Mindestgeländebedarf** für eine der vorgenannten Konzeption entsprechende integrierte psychiatrische Einrichtung beträgt ca. 2,5–3,0 ha.

### A. Klinisch-therapeutische Behandlungseinrichtungen
1. Ambulanz und Aufnahme — 128,– qm
2. Extramuraler Sozialdienst — 80,– qm
3. Chefarzt, Ärztl. Dienst, Personaldienstzimmer — 265,– qm
4. Hydrotherapie, Bewegungstherapie — 196,– qm
5. Elektrotherapie — 96,– qm
6. Spezielle Verwaltungsgruppe — 90,– qm

855,– qm

### B. Krankenstationen
1. Psychisch Akutkranke und Aufnahme mit kurzfristiger Behandlungsdauer — 30 Betten — 767,– qm
2. Psychisch Kranke mit mittelfristiger Behandlungsdauer — 90 Betten — 2301,– qm
3. Psychisch Kranke mit langfristiger Behandlungsdauer — 60 Betten — 1534,– qm
4. Periphere Tag- und Nachtklinik — 15 Betten — 413,– qm

5015,– qm

### C. Beschäftigungstherapie
1. Werkhalle (30 Plätze) — 305,– qm
2. Beschäftigungszeiträume — 110,– qm
3. Werkstätten (10–15 Plätze) — 60,– qm
4. Gärtnerei mit Gewächshaus — 180,– qm

655,– qm

### D. Sozialzentrum
1. Gemeinschaftsraum — 120,– qm
2. Spielräume — 40,– qm
3. Bücherei mit Leseraum — 30,– qm
4. Cafeteria — 50,– qm
5. Friseur — 25,– qm
6. Kegelbahn mit Clubraum — 45,– qm

340,– qm

### E. Turn- und Schwimmhalle
1. Turnhalle 12 × 24 m — 300,– qm
2. Schwimmhalle mit Becken 8 × 16$\frac{2}{3}$ m — 250,– qm
3. Umkleide- und Nebenräume — 220,– qm

770,– qm

### F. Wirtschaftsgebäude
1. Verteilerküche mit Lager — 180,– qm
2. Lager für Wäsche, Bettwerk u. Bekleidung — 130,– qm

310,– qm

### Zusammenstellung
A. Klinisch-therapeutische Behandlungseinrichtungen = 855,– qm
B. Krankenstationen = 5015,– qm
C. Beschäftigungstherapie = 655,– qm

D. Sozialzentrum                                   = 340,– qm
E. Turn- und Schwimmhalle                          = 770,– qm
F. Wirtschaftsgebäude                              = 310,– qm

                       Gesamtnutzfläche            = 7945,– qm

Nettonutzfläche pro Krankenbett      = 7945/195    = 40,74 qm/Bett
Nettonutzfläche = 60 % der überbauten Fläche

$$\frac{= 7945 \times 100}{60} = 13\,240,-\text{ qm überbaute Fläche}$$

Umbauter Raum = 13 240,– × 3,50 (mittl. Geschoßhöhe) = 45 340,– cbm

## 5. Beispiel einer Tag-Nacht-Klinik

Aus wirtschaftlichen Gründen können beide Bereiche in einem Gebäude untergebracht werden. Ihre „Funktionskreise" sollten jedoch getrennt sein. In beiden Bereichen geht es um die Rehabilitation vorwiegend psychisch Kranker und auch Anfallskranker (s. Abschnitt A, S. 27, 36) in Richtung Familie, Beruf und Gesellschaft. Ärztlich und therapeutisch soll eine Tag-Nacht-Klinik möglichst selbständig sein; wirtschaftlich kann sie aus verwaltungsökonomischen Gründen einer größeren Institution (allgemeines Krankenhaus oder Landeskrankenhaus) angegliedert werden.

Fachlich sollte eine solche Klinik im Sinne einer therapeutischen Gemeinschaft geführt werden. Neben Ärzten werden Psychologen, Sozialarbeiter, Heilpädagogen und Pflegekräfte, die über psychiatrische Erfahrungen verfügen (sozialpsychiatrische Zusatzausbildung), benötigt.

**Tagesklinik:** Platzzahl etwa 24. Die Patienten wohnen in ihren Familien. Die Fahrzeit soll je 1 Stunde nicht überschreiten. Die Pflegekosten werden von den RVO-Kassen und Ersatzkassen übernommen. (Modifizierte stationäre Behandlung). Neben der medizinischen Versorgung sind im Tagesplan Beschäftigungs- und Arbeitstherapie, Gruppengespräche, Spiel, Sport, Musiktherapie, Hobby-Beschäftigung und Clubabende vorzusehen. Als Arbeits- und Beschäftigungstherapie sind Heimarbeit, Kunsthandwerk, Training in Bürogruppen und Industriearbeit geeignet. Auch neue Berufsfindung (Umschulung) gehört hierzu. Die medizinische Nachsorge ist Aufgabe des Hausarztes oder der sogenannten Außenfürsorge eines Landeskrankenhauses.

**Nachtklinik:** Die hier untergebrachten Patienten gehen einer versicherungspflichtigen Beschäftigung nach. Noch ist die Übernahme der Aufenthalts- und Behandlungskosten durch die Krankenkassen nicht zufriedenstellend geregelt. Bisher wurde den Patienten meist ein geringer Betrag in Höhe von etwa DM 3–4 abverlangt (z. B. Landschaftsverband Westfalen-Lippe). Der Aufenthalt soll 6 Monate nicht überschreiten. Die Patienten kommen unmittelbar nach Arbeitsende für den Feierabend, die Nacht und das Wochenende zur Klinik. Hier erwartet sie ein auf sie abgestelltes therapeutisches Konzept (grafische Darstellung s. Anlagen). Die Teilnahme am Programm ist freiwillig.

Sowohl Tages- als Nachtklinik dürfen sich nicht als Übergangs- oder Wohnheim verstehen. Sie sind Kliniken mit dem gezielten Auftrag der Rehabilitation von Patienten, die nicht mehr der vollstationären Behandlung bedürfen.

## Gesundheitshilfe für Behindertengruppen

**Konzept einer Nachtklinik – Schema**
(In Anlehnung am Beispiel Bethel)

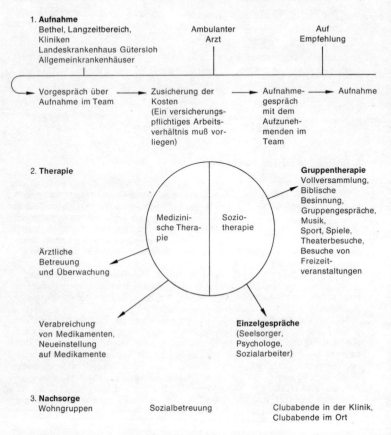

**Raumprogramm für die Tag-Nacht-Klinik**
Beispiel: Bethel b. Bielefeld (1970)

a) **Nachtklinik** (48 Betten)
   **Wohngruppenräume:**

|  |  |  |
|---|---|---|
| 24 Einzelzimmer | à 10 qm | 240 qm |
| 12 Zweibettzimmer | à 16 qm | 192 qm |
| (Die Gesamtbettenzahl aufgeteilt in 6 Gruppen à 8 Betten, die zu Doppelgruppen zusammengefaßt werden können). | | |
| 6 Duschen (auf jede Gruppe 1) | à 4 qm | 24 qm |
| 6 Toiletten (auf jede Gruppe 1) | à 4 qm | 24 qm |

## Psychisch Kranke und Neurotiker

| | | |
|---|---|---|
| 3 Tagesräume, dem Bereich der Doppelzimmergruppen zugeordnet | | 60 qm |
| 2 Therapieräume im gemeinsamen Bereich | | 40 qm |

**Freizeiten und Mahlzeiten:**

1 Speiseraum (Bühne transportabel)     60 qm
1 Anrichte-, Brot- und Spülküche
(mit Anlieferungsrampe)     40 qm
1 Eingangshalle (Größe je nach Bauform)     höchstens 50 qm
Flurerweiterungen mit Sitzecken sind
vorzusehen, insbesondere im Bereich
der Einzelzimmergruppen.
2 Teeküchen     à 8 qm     16 qm

**Hausleitung und Behandlung**

1 Büroraum als Pforte und Telefonzentrale     8 qm
(evtl. so zu legen, daß Pfortendienste auch
vom Schreibdienst übernommen werden können)
1 Schreibzimmer für alle Dienste im Haus     18 qm
1 Arbeitszimmer für den Sozialarbeiter     16—18 qm
1 Arbeitszimmer für den Psychologen     16—18 qm
1 Untersuchungs- und Behandlungsraum     16 qm
1 Arztzimmer     16—18 qm
1 Besucherzimmer     12 qm
1 Besuchertoilette
1 Personaltoilette
1 Toilette
Dienstraum für nachgeordnetes Personal
(Nähe Treppenhaus und Speiseraum im Erdgeschoß)     12 qm
Sollte sich eine Koppelung mit der Pforte
ergeben, so daß von hier aus auch deren
Aufgaben wahrgenommen werden könnten, so kann
die Forderung zu Pos. 1 dieses Bereiches evtl.
vernachlässigt werden.

**Personal-Wohnbereich**

1 Wohnung     80 qm
2 1½-Zimmer-Appartements     à 30 qm     60 qm
1 oder 2 Zimmer zur besonderen Verwendung
(Bereitschaften, Vertretungen etc.)     à 12 qm     12—24 qm

**Nebenraum-Programm** kann mit Ausnahme der beiden
letzten Pos. in einem Kellergeschoß
untergebracht werden)

1 Waschküche     8 qm
1 Bügelstube     12 qm
2 Trockenräume     à 6 qm     12 qm
1 Baderaum mit 1 Wanne und Toilette     6 qm
1 Fahrradkeller     20 qm
1 Kofferraum     24 qm
1 Raum für Reinigungsdienst     12 qm
3 Kellerräume, davon 1 Bastelraum, evtl. Discothek ca.     30 qm
1 Toilettengruppe     8 qm
1 Wäschelager für Haus- und Bettwäsche     12 qm
1 Putz- und Geräteraum je Etage à 7 qm, bei 4 Etagen     16 qm

b) **Tagklinik** (etwa 10 Plätze)
Zusätzlich für Tagklinik werden folgende Räume
benötigt (je nach Eingangssituation könnte ein

## Gesundheitshilfe für Behindertengruppen

separater direkter Eingang funktionell vorteilhaft sein):

**Beschäftigungstherapie**

| | | |
|---|---|---|
| 1 Hobbyküche (muß auch von Nachtklinik nutzbar sein) | | 20 qm |
| 1 Raum für musische Betreuung (muß auch für Nachtklinik nutzbar sein in unmittelbarer Nähe zur Hobby-Küche) | | 24 qm |
| 1 Beschäftigungstherapie-Werkraum, groß | | 30 qm |
| 2 Beschäftigungstherapie-Werkräume, klein | à 20 qm | 40 qm |
| 1 Büro für den Beschäftigungs-Therapeuten | | 12 qm |
| 1 Materialraum, groß | | 16 qm |
| 1 Materialraum, klein, feucht, | | 6 qm |
| 1 Toilettengruppe | | 10 qm |
| 2 Ruheräume für je 5 Liegen | | 24 qm |
| | | 1372 qm |

## 6. Einrichtung und personelle Besetzung einer Abteilung für verhaltensgestörte Kinder [17]

**Bauliche Einrichtungen**
Folgende Mindestforderungen sind zu erfüllen:
   17 Vierbettzimmer für die Kinder, möglichst mit Naßzelle
    3 Einzelzimmer (für Sonderbehandlung)
1— 2 Speiseräume
      Garderobenraum
      Wasch- und Duschräume
    1 Einzelbad
    3 Krankenzimmer
      Labor
    2 ärztliche Räume
    2 Untersuchungszimmer für Psychologen
Bei entsprechender Gruppenarbeit für je 10 Kinder
    1 Gruppenspielraum
      Testraum
      Beschäftigungsraum (Mal- und Werkraum)
      Besuchszimmer
  2 Gymnastikräume (für konzentrative Bewegungsübungen sowie für rhythmische Gymnastik)
      Versorgungsräume (wie Küche, Toiletten, Abstellräume und Lagerräume)
      Personalwohnungen und Hausmeisterwohnung
  Außerdem wird ein Spielgelände benötigt, das 10 000 qm nicht unterschreiten sollte, mit spezieller Spieleinrichtung und eventueller Tierhaltung.

**Personelle Besetzung**
Die Abteilung benötigt in der Form eines Teams:
Arzt
Psychologe
Pädagoge
Außerdem zur speziellen Behandlung:

17 Nach H. Winter, Kinderheilanstalt Bad Sassendorf.

*Psychisch Kranke und Neurotiker*

Spieltherapeut
speziell ausgebildete Gymnastin
Kinderkrankenschwester
sowie zur Einzelbeaufsichtigung und für die Gruppenarbeit:
Kindergärtnerinnen und -pflegerinnen
und übriges Versorgungspersonal
 Da die speziell Tätigen ausgelastet und bezahlt werden müssen, kann die Größe der Abteilung eine bestimmte Kinderzahl nicht unterschreiten. Im einzelnen würden bei einer Größenordnung von etwa 70 Kindern benötigt:
1. Arzt
2. Psychologe BAT I b
3. 1 Jugendleiterin BAT IV a
4. 1 Spieltherapeut oder Heilpädagoge BAT IV—III
5. 1 orthopädische Gymnastin BAT V a
6. 1 Krankenschwester KR V
7. 2 Kindergärtnerinnen BAT VI a
8. 5 Kinderpflegerinnen BAT VII
9. 2 x Hauspersonal
10. 1—2 Nachtwachen
 Hinzu kommt noch: 11. Personal für Küche sowie für eine Wäscherei (besonders hoher Anfall an Schmutzwäsche)
sowie
12. Hausmeister.
 Weiter sind erforderlich, falls eine zusätzliche balneologische Therapie erfolgt:
13. medizinische Bademeisterin
sowie
14. entsprechendes Reinigungs- und Wartungspersonal.
 Zusätzlich wird benötigt:
15. 1 Laborantin
sowie
16. 2 Kräfte für die Verwaltung.
 Es ist zu berücksichtigen, daß der Lohnkostenanteil durch den Pflegesatz aufzubringen ist und mit etwa 65%—70% eingesetzt werden muß.
 Insgesamt umfaßt der Personalbestand ca. 30 Angestellte für 70 Kinder.
Bei 4 Kindern = ca. 2 Angestellte.

# I) Raucher

Zum Ist-Zustand – Die suchtähnliche Abhängigkeit der Raucher vom Nikotin – Rauchen und Bronchitis – Das Krebsproblem des Rauchers – Rauchen und Herzinfarkt – Rauchende Mütter und sterbende Kinder – Die Raucherberatungsstelle.

Das Rauchen führt vielfach zur suchtähnlichen Gewöhnung. Ob es in Extremfällen der echten Sucht zugeordnet werden kann, ist umstritten [1]. Den „Suchtrauchern" ist nach LICKINT ein Mensch zuzuordnen, der täglich, in manchen Fällen nur wenige Zigaretten, meist aber sehr stark raucht und ohne fremde Hilfe gar nicht oder nur mit fast übermenschlicher Anstrengung vom Tabak loskommt. Dieses Faktum rechtfertigt – unter Berücksichtigung der Verbreitung des Rauchens – der Gesundheitshilfe für Raucher einen eigenen Abschnitt zuzuordnen.

## I. Zum Ist-Zustand

**1.** Der Zigarettenkonsum bedeutet für den Staat eine hohe Steuereinnahme und für die Wirtschaft der Bundesrepublik Deutschland (BRD) einen Umsatz von über 10 Milliarden jährlich. Nach S. KOLLER kann in der BRD mit jährlich etwa 50 000 Todesfällen als Folge des Zigarettenrauchens gerechnet werden. (Grundleiden: koronare Herzkrankheiten, chron. Bronchitis, Emphysem).

Das Zigarettenrauchen nimmt unter dem Einfluß der werbenden Reklame in der BRD laufend zu. Besonders der Anteil rauchender Frauen erhöht sich ständig. Bei einer Befragungserhebung in Berlin (1967) über „Rauchgewohnheiten" wurden in Interviews von 7320 Männern und 9867 Frauen interessante Aufschlüsse gewonnen. Die Rauchgewohnheiten der Bevölkerung sind deutlich schichtspezifisch zu differenzieren. Bei den Männern waren 61,7% Raucher und 38,3% Nichtraucher, bei den Frauen 24,6% und 75,4%. Nur Zigaretten rauchen 43,0% der Männer. Mit zunehmendem Alter nimmt der Anteil der Zigaretten am Tabakkonsum stark ab. Unter den Beamten, Angestellten und Nichterwerbstätigen finden sich weniger Raucher als unter den Selbständigen und Arbeitern. Frauen rauchen fast ausschließlich Filterzigaretten. Während unter 30 Jahren 33% der Frauen rauchen, sind es über 60 nur 14%.

**Die Motivation des Rauchers:** Neugier, Nachahmung, Identifikation, Protest, Minderwertigkeitsgefühle, Rauchersitten und Reklame stehen (nach L. SCHMIDT) als Rauchmotive primär im Vordergrund. Später kommen psycho- und pharmakodynamische Wirkungen wie Gewöhnung,

---

1 s. Abschn. „Suchtkranke" unten S. 182.

*Raucher*

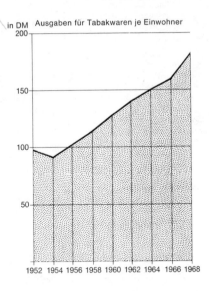

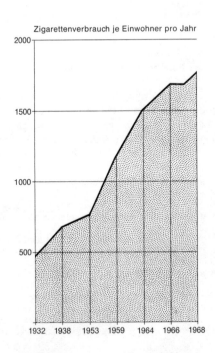

## Gesundheitshilfe für Behindertengruppen

Genuß, Stimmung, Nervosität, Langeweile, Angst, Ersatzbefriedigung, Hunger usw. hinzu.

Folgende Rauchergruppen sollten unterschieden werden [2]:
1. **Gelegenheitsraucher:** Aufgrund von Rauchersitten, die als Stimulanz wirken, rauchen sie gelegentlich, ohne ein Bedürfnis dafür zu haben oder ein solches zu entwickeln. In diese Gruppe gehören auch jene Raucher, bei denen sich wiederholt ein Rauchbedürfnis einstellt, dem sie jedoch aus unterschiedlichen Gründen nur gelegentlich Befriedigung gestatten.
2. **Gewohnheitsraucher:** Es ist zu diskutieren, ob es in Parallelität zum Beta-Alkoholiker JELLINEKS Raucher gibt, die aufgrund von Rauchsitten und Nachahmung gewohnheitsmäßig rauchen, ohne daß die dabei auftretenden psychodynamischen Prozesse so fixiert sind, daß sich eine psychische Abhängigkeit entwickelt.
3. **Raucher mit psychischer Abhängigkeit:** Zu ihnen ist der Genußraucher zu zählen, bei dem der Genuß durch sensomotorische und psychodynamische Vorgänge wie Geruch, Geschmack, Raucherzeremoniell u. a. im Vordergrund steht. In diese Gruppe gehören aber auch Raucher, die infolge erlebter Entspannung, Beruhigung, Beseitigung der Dysphorie und des Leeregefühls motiviert werden. Sie bilden einen Übergang zur 4. Gruppe.
4. **Raucher mit psychischer und physischer Abhängigkeit:** Bei ihnen treten die pharmakodynamischen Wirkungen des Nikotins in den Vordergrund, die der Raucher aufgrund der emotional-vegetativen Erlebnisse immer wieder sucht. Die Hauptursache des entstehenden Rauchzwanges ist in einer Umstimmung der vegetativen Reaktionslage zu suchen. Angaben über Herzklopfen, Schweißausbrüche, Tremor, Unruhe u. a. nach Einstellen des Tabakkonsums weisen auf die körperliche Abhängigkeit. Es wird noch diskutiert, ob die Nikotinentwöhnungssymptome mit dem Entziehungssyndrom der Suchtkranken vergleichbar sind.

## II. Auswirkungen des Rauchens auf die Gesundheit

1. Im Jahre 1964 begann das Ministerium für Gesundheit, Erziehung und Wohlfahrt in den Vereinigten Staaten von Amerika (USA) eine Reihe von Veröffentlichungen, die in den Jahren 1967 und 1969 ergänzt wurde, über das Rauchen – den sog. Terry-Report. Dieser Bericht erregte weltweites Aufsehen. – Die WHO will einen der nächsten Weltgesundheitstage diesem Thema widmen. Weil die Auswirkungen erst nach längerer Zeit des Rauchens auftreten, wird die Schädlichkeit meist übersehen.

Im Gesundheitsbericht der Bundesregierung vom 18. 12. 1970 werden hierzu folgende Auswirkungen genannt:
– Zigarettenraucher sterben im allgemeinen früher und leiden mehr unter Krankheiten als vergleichbare Nichtraucher; dabei nehmen die gesundheitlichen Gefahren mit steigendem Konsum zu.
– Ohne Zigarettenrauchen gäbe es weniger chronische Erkrankungen der Atemwege und Herz-Kreislauf-Störungen
– Die Gefahr des Todes an Lungenkrebs ist bei Zigarettenrauchern etwa zehnmal,

2 Nach SCHMIDT, L., Beziehungen zwischen Rauchen, Alkoholismus und Drogensucht. Informationsdienst des Landes Niedersachsen Nr. 43 (1972) 23—25).

bei starken Rauchern etwa fünfzehn- bis dreißigmal so hoch wie bei Nichtrauchern.
- Die Todesfälle wegen Herzkranzgefäßerkrankungen – eine der hauptsächlichen Todesursachen bei Rauchern ebenso wie bei Nichtrauchern – sind bei Zigarettenrauchern um 70 Prozent häufiger als bei Nichtrauchern.
- Frauen, die während der Schwangerschaft rauchen, gefährden die Gesundheit des ungeborenen Kindes.
- Die gesundheitlichen Gefahren des Rauchers sind größer für diejenigen, die schon im jugendlichen Alter mit dem Rauchen beginnen und die den Rauch inhalieren. Die im Gegensatz zu Zigarettenrauchern vielfach festgestellte geringere Gefährdung von Zigarren- und Pfeifenrauchern erklärt sich möglicherweise aus der Tatsache, daß Zigarren- und Pfeifenraucher meist mäßig rauchen und in der Regel den Rauch nicht inhalieren.
- Die gesundheitlichen Gefahren werden außerdem stärker, je mehr von der Zigarette aufgeraucht wird, durch eine größere Menge von Zügen aus jeder Zigarette, durch das Im-Mund-Behalten der Zigarette zwischen den Zügen und durch das Wiederanzünden halbgerauchter Zigaretten.

Bisher hat sich die Wissenschaft bemüht, die Schädlichkeit des Rauchens nachzuweisen. Trotz der Information der Öffentlichkeit über die gesundheitlichen Gefahren, nimmt das Rauchen ständig zu. Die Verhaltensbeeinflussung der Konsumenten war bisher durch die Zigarettenindustrie nur einseitig. Das Raucher-Image wurde mit modern, jung, männlich, Prestige, Erfolg usw. in Verbindung gebracht.

Künftig müssen die sozialpsychologischen Hintergründe der Verhaltensgewohnheiten beim Rauchen besser erforscht und bei der Verhaltensbeeinflussung genutzt werden. Gesundheitsbildung ist auch hier besser als Verbote! (Durch Gesetz ist Jugendlichen unter 16 Jahren das Rauchen in der Öffentlichkeit untersagt.) Mit der Aufklärung über die Gefahren des Rauchens sollte bei den Jugendlichen begonnen werden. Ohne ein neues „Image" jugendlicher Lebensweisen – ohne Lebensideale – wird auch auf diesem Gebiet wenig zu erreichen sein [3]!

Eine geminderte Einflußnahme der Zigarettenwerbung, besonders auf junge Menschen, sollte leichter möglich und erfolgreicher sein als Ge- und Verbote für den Raucher.

**2. Die suchtähnliche Abhängigkeit der Raucher vom Nikotin und deren Behandlung:** Die Rauchertypen wurden auf S. 158 genannt. Der Gelegenheitsraucher kann jederzeit ohne jegliche Nebenwirkungen das Rauchen beenden. Der Gewohnheitsraucher hat leichte Beschwerden bei der Entwöhnung (30–40% sind Gewohnheitsraucher), kann jedoch gleichwohl von einem Tag zum anderen das Rauchen einstellen. Der Suchtraucher kann das nicht! Diesem letzten Typ gelten die Bemühungen der Raucherberatungsstellen, die z. B. in Stockholm, London, in den Vereinigten Staaten und in der CSSR mit Erfolg arbeiten. In der Bundesrepublik Deutschland (BRD) gibt es praktisch keine Raucherberatungsstellen. Suchtraucher spüren nach entsprechender ärztlicher Information am eigenen

3 s. Bd. 2 S. 136.

Körper die Gesundheitsschädlichkeit. Sie sind dennoch nicht fähig, das Rauchen einzustellen.

Das Nikotin steigert durch Adrenalinausschüttung den Blutdruck und erhöht den Blutzuckerspiegel. Bei 133 Versuchen stellte H. KLENSCH fest, daß sich der Blutdruck beim Rauchen nur einer halben Zigarette durchschnittlich um 5,1 % systolisch und 3,4 % diastolisch erhöht. Die Gesamtdauer der Kreislaufbeeinflussung betrug 20–25 Min., das Maximum der Nikotinwirkung lag bei 5 Min. So ist zu erklären, daß Müdigkeit, mangelnde Konzentration und Hungergefühl kurzfristig beseitigt werden. Wird nun plötzlich nicht mehr geraucht, fällt die Adrenalinwirkung fort. Da jedoch der Organismus sich darauf eingestellt hatte, sinken besonders bei Hypotonikern Blutdruck und Blutzuckerspiegel ab. Der Patient wird unruhig, kann sich nicht mehr konzentrieren, bekommt möglicherweise sogar einen Schweißausbruch und – greift wieder zur Zigarette als einfachste und gewohnte Möglichkeit, diesen Unwohlseinzustand zu beseitigen.

Ohne ärztlich physikalische Therapie – wie z. B. kalte Waschungen, kalte Duschen, Bürstenmassagen, Gymnastik, Atemübungen – bzw. sogar den Kreislauf stützende Medikamente kommt ein „Suchtraucher" tatsächlich in den ersten Wochen der Entwöhnung nicht aus. Auch Obstipation gehört zu den Abstinenzsymptomen.

Therapeutisch bewähren sich vollkornreiche Ernährung, pflanzliche Frischkost, körperliche Bewegung und besonders Wanderungen. So kann auch Fettansatz vermieden werden, der sonst durch vermehrte Insulinausschüttung gegenregulatorisch entstehen kann. Zu achten ist auch auf Übergenuß von Süßigkeiten als „Ersatzbefriedigung". Auftretende Schlafstörungen werden durch naturgemäße Heilmethoden besser beseitigt als durch Medikamente. Wadenwickel und abendliche ansteigende Fußbäder sind indiziert.

Unter ärztlicher Verantwortung hat sich die subkutane Injektion von Lobelinhydrochlorid bewährt (10 Tage lang morgens 20–30 mg). Auch Lobelin-Dragees oder einfach tinctura lobelia zeigen gute Wirkung, weil es beim Rauchen unter Lobelinwirkung meist zu Übelkeit und Erbrechen kommt. Bereits der „schlechte Geschmack" der Zigarette verleidet vielfach das Rauchen.

Als Ersatzhandlung für das Rauchen wird mit Erfolg empfohlen, die destruktive Rauchsucht in konstruktive „Sammelsucht" im Sinne der Hobbygestaltung umzuwandeln. Briefmarkensammeln, Sparbucheinzahlungen für jede **nicht** gerauchte Zigarette usw. haben sich bewährt. (Begleitende Psychotherapie und Psychohygiene notwendig.)

**3. Rauchen und Bronchitis.** Der „Raucherkatarrh" ist eine bekannte Erscheinung. Starke Raucher leiden unter Schleimauswurf, Husten und meist auch Kurzatmigkeit. Oft treten diese Beschwerden jenseits des 60.–65. Lebensjahres verstärkt auf.

Nach Feststellungen die E. JAHN in Berlin treffen konnte, ist die chronische Bronchitis bei Rauchern häufiger als bei Nichtrauchern. Sie steigt mit der Menge der konsumierten Tabakwaren und mit der Rauchdauer. Ähnliche Erhebungen haben nach JAHN in Großbritannien und den USA übereinstimmende Ergebnisse gebracht. Da die chronische Bronchitis auch den Kreislauf zusätzlich belastet, bestehen auch hier Verbindungen zu den Herz-Kreislauferkrankungen (s. d.).

4. **Das Krebsproblem des Rauchers.** Die Frage, ob das Rauchen Krebsfördernd ist, konnte bisher nicht widerspruchslos und beweisend beantwortet werden. Die Aussagen verschiedener Autoren stehen oft gegeneinander. Bei Pfeifenrauchern konnte an der Mundschleimhaut die Leukoplakie und auch das Schleimhautkarzinom vermehrt beobachtet werden. Hier dürfte es sich jedoch um eine direkte Einwirkung von Teersubstanzen handeln, die in Kontakt mit der Mundschleimhaut kommen.

Großes Aufsehen erregte 1964 eine Arbeit von R. POCHE, Düsseldorf. Die retrospektiven Untersuchungen waren in ihrer methodischen Anlage nicht geeignet, zur Ursachenforschung des Lungenkrebses beizutragen. Die Erkenntnismöglichkeiten beruhen auf der Bestimmung von Einflußfaktoren – hier des Zigarettenrauchens – auf eine Rauchergruppe, der zum Vergleich dann eine nichtrauchende Kontrollgruppe, die im übrigen in ihren Merkmalen der ersten Gruppe entspricht, gegenübergestellt wird. Bei den Düsseldorfer Untersuchungen gab es keine solche Vergleichsgruppe. Es wurde ein bestimmter mikroskopisch nachweisbarer Typ des Lungenkrebses – das Plattenepithelkarzinom – mit den Rauchgewohnheiten der Erkrankten nachträglich in Verbindung gebracht, und das Ergebnis mit anderen histologisch zu differenzierenden Typen verglichen. Die Plattenepithelkarzinome gehören zu den Krebsformen, die besonders beteiligt sind [4]. Bei 1200 Lungenkrebskranken konnte von POCHE und Mitarbeitern kein Unterschied in den Rauchgewohnheiten festgestellt werden. Auch die statistische Feststellung einer Korrelation zwischen Zigarettenrauchen und erhöhter Lungenkrebssterblichkeit würde einen kausalen Zusammenhang nicht beweisen können. Derartige Statistiken sind immer nur wichtige Hinweise. Die Folgerung POCHEs: „Zusammenfassend können wir feststellen, daß sich an unserem Beobachtungsgut sowohl durch Bestimmung des Durchschnittsalters als auch durch Korrelationsberechnungen aufgrund der Repräsentationstheorie ein Zusammenhang zwischen der Intensität des Zigarettenrauchens und der Häufigkeit des Bronchialkarzinoms nicht nachweisen läßt.", besagt – wie ausgeführt – nichts über die mögliche und von vielen Autoren angenommene krebsfördernde Wirkung des Zigarettenrauchens.

Neue Untersuchungen besonders in den Vereinigten Staaten, sprechen für eine kanzerogene Wirkung des verbrennenden Zigarettenpapiers.

5. **Rauchen und Herzinfarkt:** Die Koronarsklerose wird bei Männern ohne subjektive Herz-Kreislaufbeschwerden zu 40–70% mehr oder weniger stark ausgeprägt gefunden. Auf dieser Grundlage entwickeln sich die klinisch nachweisbaren Erkrankungen wie Koronarinsuffizienz, Angina pektoris, Myokardinfarkt bis zum plötzlichen Herztod.

Das Auftreten dieser Erkrankungen korreliert mit dem Zigarettenkonsum. In Ländern mit dem höchsten Tabakverbrauch werden auch die

4 s. oben S. 94.

höchsten Zahlen an Koronartoten registriert (TODT zit. n. NÜSSEL). Der Herzinfarkt kommt bei Rauchern etwa zweieinhalbmal so oft vor wie bei Nichtrauchern.

Entscheidende Unterschiede ergeben sich zwischen Inhalation und einfachem Einziehen des Rauches in den Nasen-Rachenraum. Wenn nicht inhaliert wird, ist keine Vermehrung des Herzinfarktes nachzuweisen (Kontrolle der Nikotinausscheidung im Urin). Im Grunde geht es also nicht um die Tatsache des Rauchens (im Gegensatz zum Mundschleimhautkrebs bei Pfeifenrauchern), sondern um inhalierten Tabakrauch und Herzinfarkt!

Raucher mit einem täglichen Konsum bis 20 Zigaretten erkranken etwa doppelt so oft wie Nichtraucher und Raucher mit mehr als 20 Zigaretten etwa dreieinhalbmal so oft (NÜSSEL).

Ähnlich wie bei der suchtähnlichen Abhängigkeit der Hasch-Raucher ist es die pharmakologische Wirkung des Nikotins, – hier auf den Kreislauf – die gesundheitschädigend wirkt. Die Ausschüttung von Substanzen des Nebennierenmarks (Katecholamine) wird durch Nikotin erhöht. Diese führen zu einem Ansteigen der freien Fettsäuren und bewirken einen vermehrten Sauerstoffverbrauch im Herzmuskel. Nikotin verengt jedoch zugleich die Blutgefäße, so daß der vermehrte Sauerstoffbedarf nicht erfüllt werden kann. Kommt nun die fast immer nachzuweisende Verkalkung der Herzkranzgefäße dazu (s. o.), ist die Schädigung des Herzmuskels durch unzureichende Versorgung mit Sauerstoff erklärlich.

Nikotin ist ein sehr komplex wirkendes Pharmakon. Blutdruck, Fett- und Zuckerstoffwechsel, Vitalkapazität der Lungen und der Harnsäurespiegel werden beeinflußt. Das Infarktrisiko wird in Verbindung mit sozialen und soziologischen Risikofaktoren (s. d.) erheblich gestört.

**6. Einfluß des Rauchens auf den weiblichen Organismus:** Mit der Überschrift „Rauchende Mütter – sterbende Kinder" hat der Deutsche Med. Informationsdienst werdende Mütter schockierend vor dem Rauchen gewarnt. Grund: Mehrere Statistiken geben für die Kinder von Raucherinnen eine bis zu 40% höhere Sterblichkeit (unmittelbar vor, während oder nach der Geburt) an als für Kinder von Frauen, die in der Schwangerschaft den Tabakgenuß mieden [5].
Die Wirkung des Nikotins auf die Gefäße und die Eileiter spielt für die Frau eine besondere Rolle. Die Eileiter verengen sich unter Nikotinausfluß. Bei der Schwangeren steigt beim Rauchen (Inhalieren) nur einer Zigarette die Pulszahl (76 auf 90/Min.) und die Herzfrequenz des Keimlings von 140 auf 160/Min. Das Geburtsgewicht der Kinder rauchender Frauen ist höher, der Geburtstermin verfrüht.

Hierzu machte W. CYRAN, Wiesbaden folgende Angaben: Beträgt die normale Schwangerschaftsdauer 40 Wochen, so haben Raucherinnen bis zu 10 Zigaretten täglich eine durchschnittliche Schwangerschadtsdauer von 38,5 Wochen, Rauche-

5 Auszug aus: DMI-Nachrichten vom Februar 1969.

rinnen bis zu 20 Zigaretten täglich eine durchschnittliche Schwangerschaftsdauer von 38 Wochen und Raucherinnen bis zu 30 Zigaretten täglich eine durchschnittliche Schwangerschaftsdauer von 37 Wochen. Die Kinder dieser starken Raucherinnen sind also Frühgeburten, die drei Wochen vor der Zeit geboren werden.

## III. Die Raucherberatungsstelle

Viele Raucher möchten, durch Krankheitssymptome oder rechtzeitige Einsicht veranlaßt, das Rauchen aufgeben. Vorbedingungen der Entwöhnung sind: (nach LICKINT):
– Der feste Entschluß, schlagartig aufzuhören.
– Kenntnisse über die Nikotinwirkungen und Tabakschäden.
– Ein geeigneter Entwöhnungstermin (Urlaub, Erkrankung usw.).
– Mithilfe der Menschen seiner Lebensgemeinschaft.

Die besten Erfolge sind in Gemeinschaft mit Familie, Arbeitskollegen usw. zu erreichen.

Die Raucherberatungsstelle vermittelt die Kenntnisse, die als Voraussetzung einer dauerhaften Entwöhnung gelten. Aus der Psychiatrie ist das Gruppentraining bekannt. Auch bei starken Rauchern kann die Gruppenbehandlung Erfolge bringen.

D. PAUN beschreibt die Arbeit in der Gruppe folgendermaßen: Die Gruppe trifft sich wöchentlich. Bei der zweiten Sitzung berichten die Patienten über ihre Erfolge und Erfahrungen, die der Arzt protokolliert. Die Teilnehmer selbst geben ihren Mitpatienten oftmals gute psychologische Ratschläge. Im einzelnen wird nach dem vorschriftsmäßigen Gebrauch der Medikamente gefragt. Denn manche anfänglichen Versager der Behandlung werden durch unregelmäßige oder unzweckmäßige Verwendung der Entwöhnungshilfen verursacht. Wer noch weiterraucht oder wem das Nichtrauchen schwerfällt, wird nun intensiver auch mit ärztlichen Ratschlägen und gegebenenfalls mit weiteren Medikamenten unter Berücksichtigung der Blutdruckwerte versehen. Dann bemühen sich die Teilnehmer, selbsterlebte Rückfallsituationen zu analysieren, wobei alle etwas lernen. Wer 4mal anwesend war und 3 Wochen lang nicht geraucht hat, braucht dann ein Jahr lang nur noch einmal im Monat zu kommen. Erfahrungsgemäß kommt einem Telefonanruf bei Säumigen großer Wert zu. Manche Patienten sind rasch entmutigt und halten sich für die schlimmsten unheilbaren Suchtraucher, wenn die Kur nicht auf Anhieb einen vollen Erfolg bringt [6].

Als Erfolg der Bemühungen wird von PAUN angegeben, daß ungefähr 20% der Patienten nach 6 Monaten noch immer nicht rauchten, weitere 20% haben das Rauchen mindestens 2 Wochen lang unterlassen und später wieder mit wesentlich verminderter Zigarettenzahl aufgenommen, weitere 20% schränkten ihren Verbrauch ebenfalls wesentlich ein. Einige Zigarettenraucher stellten sich auf Tabakspfeife um.

6 Aus „Erfahrungen einer Raucherberatungsstelle" Poliklinik am Krankenhaus im Friedrichshain, Berlin.

Die Angaben der Literatur – zit. n. PAUN – über Entwöhnungserfolge sind verschiedenartig. KUBIAS, Prag, gibt ein Drittel Totalentwöhnung und ein Drittel wesentliche Verminderung des Zigarettenverbrauchs an, FARAGO, Budapest, nach Spiractin-(=Karion)Injektionen 18,5% Totalentwöhnung, 62% wesentliche Verminderung des Verbrauchs. Mit Lobelin-Dragées erzielten RAPP und ONLEN (USA) bei 80% Totalentwöhnung, BAHRMANN in etwa 50% der kontrollierten 45 Fälle unmittelbare Erfolge. Mit gepufferten Lobelin-Tabletten erreichten JOST (Österreich, jetzt Schweiz) und MYERS (England) rund 70% unmittelbare Teil- und Totalabstinenzen. Nach HENKE, Westberlin, wurden bei Komplexbehandlung 75% Nichtraucher, und 25% schränkten den Zigarettenverbrauch wesentlich ein.

Bezeichnend ist, daß es in der BRD bisher kaum möglich war, ernsthaft etwas gegen die Reklame für das Rauchen zu unternehmen. Selbst das Fernsehen als öffentliche und politisch kontrollierte Körperschaft stellt sich in den Dienst der Reklame. Der Erfolg der Bemühungen, den Nikotinabusus einzuschränken, hängt – wie beim Mißbrauch der Rauschmittel – letztlich von der Einstellung der Gesellschaft zu diesen Problemen ab.

## IV. Zusammenfassung (Stichworte)

Das Rauchen führt vielfach zur suchtähnlichen Gewöhnung (Suchtraucher). In der Bundesrepublik Deutschland (BRD) kann nach S. KOLLER mit jährlich etwa 50 000 Todesfällen als mittelbare Folge des Zigarettenrauchens gerechnet werden. Der Anteil rauchender Frauen erhöht sich ständig. Die Ausgaben für Tabakwaren sind je Einwohner in der BRD von etwa 90,– DM (1954) auf 175,– DM (1968) angestiegen, der Zigarettenverbrauch je Einwohner von etwa 750 pro Jahr (1953) auf 1700 (1968)

Die Bundesregierung hat in ihrem Gesundheitsbericht vom 18. 2. 1970 auf folgende Auswirkungen des Rauchens hingewiesen:
– Zigarettenraucher sterben im allgemeinen früher und leiden mehr unter Krankheiten als vergleichbare Nichtraucher; dabei nehmen die gesundheitlichen Gefahren mit steigendem Konsum zu.
– Ohne Zigarettenrauchen gäbe es weniger chronische Erkrankungen der Atemwege und Herz-Kreislaufstörungen.
– Die Gefahr des Todes an Lungenkrebs ist bei Zigarettenrauchern etwa zehnmal, bei starken Rauchern etwa fünfzehn- bis dreißigmal so hoch wie bei Nichtrauchern.
– Die Todesfälle wegen Herzkranzgefäßerkrankungen – eine der hauptsächlichen Todesursachen bei Rauchern ebenso wie bei Nichtrauchern – sind bei Zigarettenrauchern um 70 Prozent häufiger als bei Nichtrauchern.
– Frauen, die während der Schwangerschaft rauchen, gefährden die Gesundheit des ungeborenen Kindes.
– Die gesundheitlichen Gefahren des Rauchers sind größer für diejenigen, die schon im jugendlichen Alter mit dem Rauchen beginnen und die den Rauch inhalieren. Die im Gegensatz zu Zigarettenrauchern vielfach festgestellte geringere Gefährdung von Zigarren- und Pfeifenrauchern erklärt sich möglicherweise aus der Tatsache, daß Zigarren- und Pfeifenraucher meist mäßig rauchen und in der Regel den Rauch nicht inhalieren.

- Die gesundheitlichen Gefahren werden außerdem stärker, je mehr von der Zigarette aufgeraucht wird, durch eine größere Menge von Zügen aus jeder Zigarette, durch das Im-Mund-Behalten der Zigarette zwischen den Zügen und durch das Wiederanzünden halbgerauchter Zigaretten.

Die sozialpsychologischen Hintergründe der Verhaltensgewohnheiten beim Rauchen müssen besser erforscht werden.

Nikotin bewirkt eine suchtähnliche Abhängigkeit der Raucher, eine Zunahme der Bronchitiden und wirkt zusammen mit anderen Faktoren krebsfördernd.

Herz- und Kreislauf werden durch pharmakologische Wirkung des Nikotins entscheidend geschädigt. Mehrere Statistiken erweisen für die Kinder von Raucherinnen eine bis zu 40% höhere Sterblichkeit vor, während oder nach der Geburt (DMI Febr. 1969).

Ohne ärztlich geleitete medikamentöse (Lobelin) und physikalische Therapie wie kalte Duschen, Waschungen, Bürstenmassage, Gymnastik, Atemübungen usw. kommt ein „Suchtraucher" in den ersten Wochen der Entwöhnung nicht aus.

Raucherberatungsstellen sollten auch in der BRD vermehrt eingerichtet werden (in Anschluß an Krankenhäuser), um ein Gegengewicht zur Reklame der Zigarettenindustrie anzubieten. Voraussetzungen des Erfolges sind: Der feste Entschluß, schlagartig aufzuhören, Kenntnisse über die Nikotinwirkung und Tabakschäden, ein geeigneter Entwöhnungstermin, Mithilfe der Menschen seiner Lebensgemeinschaft und letztlich eine gesundheitsbewußtere Einstellung der Gesellschaft diesem und ähnlichen Problemen gegenüber.

**V. Schrifttum**

| | |
|---|---|
| 1. Bundesregierung (BRD) | Gesundheitsbericht Drucksache VI/1667 Sachgebiet 212 v. 18. 12. 1970 S. 124 |
| 2. Cyran, W. | Der Einfluß des Rauchens auf den weiblichen Organismus. Informationsdienst der Deutschen Hauptstelle gegen die Suchtgefahren 21 (1968) 13 |
| 3. Hahn, P. | Psychologische Aspekte des Nikotinabusus. Informationsdienst der Deutschen Hauptstelle gegen die Suchtgefahren 21 (1968) 4 |
| 4. Jahn, E. | Bronchitishäufigkeit in einer Großstadtbevölkerung bei Rauchern und Nichtrauchern. Arbeitsmedizin – Sozialmedizin – Arbeitshygiene Nr. 9 (1968) 229 |
| 5. Klensch, H. | Arch. für Kreislaufforschung 44 (1964) 1 |
| 6. Koller, S. | Erhöhung der Sterblichkeit durch das Zigarettenrauchen. Informationsdienst der Deutschen Hauptstelle gegen die Suchtgefahren 21 (1968) 6 |

| | |
|---|---|
| 7. Lickint, F. | in Med. Klin. 52 (1957) 328 |
| 8. Nüssel, E. | Rauchen und Herzinfarkt. Informationsdienst der Deutschen Hauptstelle gegen die Suchtgefahren 21 (1968) 8 |
| 9. Paun, D. | Zeitschrift für ärztl. Fortbildung 58 (1964) 690 |
| 10. Poche, R. | Zeitschrift für Krebsforschung (1964) 102 |

## K) Rheumakranke

Kurzer Rückblick – Zum Ist-Zustand – Rheumatismus als Volkskrankheit – Rheumatismus als soziales Problem – Rheumatismus im Alter – Die Rheumaberatungsstelle (Rheumazentrum).

### I. Kurzer Rückblick

Bereits GALENUS, Leibarzt des römischen Kaisers MARC AUREL, beschrieb im zweiten Jahrhundert n. Chr. den Rheumatismus und deutete ihn als einen Fluß schlechter Säfte auf die Gelenke.

Die Wissenschaft hat bis heute noch keine einheitliche Antwort auf die Frage, was Rheumatismus im Sinne einer medizinischen Diagnose eigentlich ist. Statt von der Diagnose geht man noch heute vorwiegend vom Verlauf und von den Symptomen und deren Lokalisation aus.

Am 20. 4. 1926 wurde in Pistyan das internationale Komitee zur Bekämpfung des Rheumatismus gegründet. Man hatte die sozialmedizinische und sozialökonomische Bedeutung dieses Erkrankungskomplexes erkannt. Deutschland schloß sich am 28. 1. 1927 mit einer deutschen Komitee-Sektion an. Hieraus entwickelte sich die „Deutsche Gesellschaft zur Rheumabekämpfung" (heute: „Deutsche Gesellschaft für Rheumatologie"). Mitglieder waren die Gesundheitsbehörden des Reiches und der Länder, Gemeinden, Wohlfahrtspflegeorganisationen, die Sozialversicherung, Ärzteschaft und akademischen Lehrberufe. Rheumaforschung und Fürsorge für Rheumakranke, Klinik und Nomenklatur des Rheuma waren die Aufgaben dieser Gesellschaft.

Interessant und in den wesentlichen Grundzügen noch heute geltend, war die erste Statistik von 24 Krankenkassen im Deutschen Reich über die Krankenbewegung in den Jahren 1923—1926.
1. Fast der zehnte Teil der Gesamterkrankungen entfiel auf die Erkrankungen der Bewegungsorgane.
2. Die Erkrankungen der Rheuma-Gruppe übertrafen die der Tbc-Gruppe um das 8,2fache an Gesamtkrankheitsfällen und um das 3,4fache an Gesamtkrankheitstagen.
3. Die durchschnittliche Einzelkrankheitsdauer durch rheumatische Erkrankungen belief sich auf das 0,4fache der durch Tbc-Erkrankungen bedingten.
4. Die Erkrankungen der Gelenke und Muskeln bedingten mehr als $3/4$ der Gesamterkrankungen der Rheuma-Gruppe und der Muskelrheumatismus wies die stärkste Beteiligung auf.

*Gesundheitshilfe für Behindertengruppen*

## II. Zum Ist-Zustand

**1.** Weil oft unbekannt bleibende Ursachen und uncharakteristischer Beginn die Diagnose erschweren, können naturgemäß genaue Zahlenangaben nicht gemacht werden. In der Bundesrepublik Deutschland (BRD) wird die Gesamtzahl der Rheumakranken auf etwa 1,8 Millionen geschätzt. Pro Jahr fallen etwa 9 Millionen Arbeitstage wegen rheumatischer Erkankungen aus. Fast 20 000 Rheumakranke werden jährlich vorzeitig invalidisiert. Bei Männern ist es die dritthäufigste, bei Frauen die zweithäufigste Ursache der Berufsunfähigkeit. Die sozial-ökonomische Bedeutung ist größer als bei Krebs, Diabetes oder der Tuberkulose.

10 bis 20% der Bevölkerung haben aktuell rheumatische Beschwerden.
0,5 bis 3% der Bevölkerung haben aktuell wegen rheumatischer Krankheiten die Arbeit niedergelegt oder sind doch meßbar arbeitsbehindert.
25 bis 35% der Bevölkerung litten an Rheumatismus oder tragen rheumatische Stigmata.
10 bis 20% aller krankheitsbedingten Arbeitsniederlegungen erfolgen wegen Rheumatismus.
15 bis 25% aller Invaliditäten sind auf rheumatische Erkrankungen zurückzuführen.

**2. Rheumatismus als Volkskrankheit:** Der Rheumatismus wurde „die teuerste Krankheit der Welt" genannt. Damit ist die volkswirtschaftliche, sozialmedizinische und sozialhygienische Bedeutung dieses Erkrankungskomplexes umrissen. Unter dem Oberbegriff „Rheuma" werden zahlreiche entzündliche und degenerative Erkrankungen des Bewegungs- und Stützapparates zusammengefaßt. Der Verlauf ist schmerzhaft und geht meist mit Bewegungseinschränkungen einher. Weil Ursachen, Schwere der Erkrankung, Behinderung und Verlauf so unterschiedlich sind, wird besser von Erkrankungen im Sinne des „rheumatischen Formenkreises" gesprochen. Die rheumatischen Erkrankungen gehören zu den sog. Volkskrankheiten, denn im Sinne E. SCHRÖDERS sind Häufigkeit, Dauer und soziale Folgen vorhanden.

Die Weltgesundheitsorganisation (WHO) hat einen „Expertenausschuß für rheumatische Krankheiten" beauftragt, Forschungen über die Ursachen, Verhütung, Behandlung und die Rehabilitation der Erkrankten zu koordinieren bzw. anzuregen. Nach bisherigen Erfahrungen sind etwa 10% der Arbeitsunfähigkeitsursachen, der Arbeitsunfähigkeitstage und der Zugänge an Krankheitsrenten in den meisten europäischen Staaten und in den USA auf die Folgen rheumatischer Erkrankungen zurückzuführen.

Nach der Einteilung des Internationalen Verzeichnisses der Krankheiten und Todesursachen werden folgende Krankheitsbezeichnungen zum rheumatischen Formenkreis gerechnet:
1) Fieberhafte rheumatische Erkrankungen
   mit und ohne Herzbeteiligung

2) Entzündliche und degenerative Gelenkerkrankungen
3) Chronischer Gelenkrheumatismus
4) Muskelrheumatismus
5) Sonstige Krankheiten der Knochen und Bewegungsorgane, z. B. Knochenhautentzündung, Knochenmarkentzündung, aber auch angeborene oder erworbene Miß- bzw. Verbildung der Bewegungsorgane.

Nicht enthalten sind also in dieser Gruppe der rheumatischen Krankheiten die Gicht, die zahlenmäßig keine Rolle spielt, und die durch rheumatische Erkrankungen bedingten Spätschäden anderer als der Bewegungsorgane, und zwar insbesondere der Herz-, Gefäß- und Kreislauforgane.

Nach Untersuchungen in den USA leiden 64 auf 1 000 der Bevölkerung an rheumatischen Krankheiten. Die Differenzierung nach Geschlecht und Lebensalter gab weitere sozialmedizinisch interessante Aufschlüsse. Die Zahl der an diesen Krankheiten leidenden Frauen liegt mit 81:1000 höher als die der Männer mit 46:1000.

Die Häufigkeit steigt mit dem Lebensalter von 2:1000 bei 25jährigen bis auf 286:1000 der über 75jährigen an. Etwa ¼ aller an Rheumatismus erkrankten Personen sind nach diesen Untersuchungen hinsichtlich ihrer Arbeitsfähigkeit eingeschränkt. (DMI 11/1961)

In der Bundesrepublik Deutschland (BRD) liegt der Bestand der an rheumatischen Krankheiten leidenden Personen etwa in der Größenordnung von 60–70:1000 der Bevölkerung. Besonders belasten die Rentenversicherungsträger die Krankheitsrenten, d. h. also Renten, die vor Erreichung der Altersgrenze wegen der rheumatischen Erkrankung und deren Folgen gewährt werden müssen. Vorsorge- und Rehabilitationsmaßnahmen werden immer wichtiger, weil dem Erkrankten Schmerzen und berufliche Sorgen erspart werden und der Allgemeinheit zur Erhaltung des Sozialproduktes die Arbeitshilfe erhalten bleiben müssen (B. MIKAT).

**3. Rheumatismus im Alter [1].** Die größte Rheumafrequenz wird derzeit in einer durchschnittlichen Bevölkerung zwischen dem 40. und 60. Lebensjahr erreicht. Nach dieser Altersgruppe sinkt die Krankheitsfrequenz schneller als die Absterbekurve.

Qualitativ bringt das Alter eine Verschiebung der Diagnosen in Richtung Arthrosen, und zwar auf Kosten des extraartikulären Rheumatismus. Der entzündliche Rheumatismus erfährt keine Zunahme und bleibt mit ca. 10% aller Fälle immer gleich.

Die reine Rheumainvalidität (unter Ausschluß der Altersinvalidität) steigt im Alter auf das Zehnfache des Durchschnitts aller Lebensalter an, wobei wiederum die degenerativen Rheumaformen zahlenmäßig weit im Vordergrund stehen. Diese sind jedoch keine Alterskrankheiten, sondern reichern sich im Alter nur an.

1 Nach BELART.

*Gesundheitshilfe für Behindertengruppen*

Die Behandlungsdauer nimmt im Alter nicht signifikant zu. Auch ändern sich die Methoden kaum, abgesehen davon, daß die Involutionsprozesse (Osteoporose!) besonderer Berücksichtigung bedürfen.

### III. Die Rheuma-Beratungsstellen (sog. Rheumazentren)

Sie haben die Aufgabe, Hilfestellung in der Diagnose und Ratschläge für die Behandlung zu geben.

Die erste Beratungsstelle für Rheumakranke wurde 1929 in Berlin eingerichtet (Krankenhaus Friedrichshain). Der damalige Leiter der preußischen Medizinalverwaltung führte dazu aus:
„Die Bildung solcher Beratungsstellen, in denen Ursache und Wesen des Gelenk- und Muskelrheumatismus und der hier in Betracht kommenden konstitutionellen Fragen systematisch untersucht werden, ist eine wesentliche Forderung und Aufgabe der Rheumabekämpfung" (zit. n. P. TRUB).

Es stellte sich jedoch recht bald heraus, daß ohne klinische Diagnostik unter Verwertung klarer Laborbefunde keine sinnvolle und gezielte Beratung für den einzelnen Kranken möglich war. So wurde den Beratungsstellen die stationäre Beobachtung angeschlossen. Die Vorstufe eines „Rheumazentrums" entstand. Erst nach mehrtägiger stationärer Untersuchung in „Beobachtungsstationen" kann ein anschließender Therapieversuch eine diagnostische Klärung erreichen. Dem Patienten bzw. seinem behandelnden Arzt können gezielte Ratschläge für die Lebensgestaltung und die weitere Therapie gegeben werden.

Diese Rheumaberatungsstellen haben trotz dieser einleuchtenden Vorteile für behandelnden Arzt und Patienten in der BRD nach 1945 keine besondere Verbreitung gefunden. Lediglich im Anschluß an bestehende Heilstätten wie Aachen, Krefeld, Bad Bramstedt usw. wurden „Modell-Beratungszentren" unterhalten. Die Notwendigkeit hierzu ergab sich aus folgenden Überlegungen:

1) Die soziale Bedeutung der rheumatischen Erkrankungen ist unverändert groß: Sie machen ca. 10% aller zur Arbeitsunfähigkeit führenden Erkrankungen aus, bedingen ebenfalls ca. 10% aller Arbeitsunfähigkeitstage und 10% aller Zugänge an Sozialrenten durch Frühinvalidität.
2) Demgegenüber gibt es in Deutschland noch keinen Facharzt für Rheumatologie wie z. B. in Holland, in der Schweiz, in Österreich oder in den USA. Spezialbehandlung von Rheumatikern wird nur in wenigen Heilstätten und Universitäts-Instituten betrieben.
3) Beratung und Behandlung der Rheumatiker, einschließlich der wichtigen vorbeugenden und Rehabilitations-Maßnahmen, erfordern aber Spezialkenntnisse auf internistischem, orthopädischem, röntgenologischem, neurologisch-neurochirurgischem und physikalisch-therapeutischem Gebiet.

Spezialprobleme der Rheumatologie, z. B. Nebennierenrindenhormon-Behandlung, Bestrahlungs- und Isotopen-Behandlung, operative Behandlungsmaßnahmen, machen eine besonders intensive Beschäftigung mit der – insbesondere ausländischen – Fachliteratur erforderlich.

An Gesundheitsämtern oder einfach in der ärztlichen Praxis lassen sich diese Voraussetzungen nicht schaffen. Auf personellem Gebiet ist ein Arzt als Leiter der Beratungsstelle notwendig, der die entsprechenden Fachkenntnisse besitzt.

Notwendigkeit ist aber auch reibungslose Zusammenarbeit dieses Leiters mit der Ärzteschaft des betreffenden Bezirkes, die gewährleistet, daß die in Frage kommenden Patienten an die Rheumaberatungsstelle überwiesen und entsprechend den Vorschlägen der Beratungsstelle behandelt werden (Einschaltung der örtlichen Ärztekammer).

Schließlich ist zur optimalen Arbeit der Beratungsstelle wünschenswert, daß wichtige Röntgen- und Laboruntersuchungen durchgeführt werden können. Der rheumatische Formenkreis besteht aus einer Vielzahl von Erkrankungen, die zum Teil nur durch aufwendige klinische Untersuchungsmethoden getrennt und der jeweils oft unterschiedlichen Behandlung zugeführt werden können.

Der Feldzug gegen die Volkskrankheit „Rheumatismus" ist jedoch nicht ohne Mithilfe **aller** Ärzte möglich. Die Beratungsstellen sollen lediglich helfen, die genaue Diagnose zu stellen und einen Heilplan zusammen mit dem behandelnden Arzt zu entwerfen.

## IV. Zusammenfassung (Stichworte)

Der Rheumatismus wurde bereits von GALENUS (132–199 n. Chr.), Leibarzt des römsichen Kaisers MARC AUREL, beschrieben. Er deutete ihn als einen Fluß schlechter Säfte in den Gelenken. Heute diagnostiziert man die Erkrankung nach Verlauf, Symptomen und deren Lokalisation und spricht vom rheumatischen Formenkreis. Fast $1/10$ der Gesamterkrankungen entfallen auf Erkrankungen der Bewegungsorgane, die Gelenke und Muskeln sind zu $3/4$ beteiligt. In der Bundesrepublik Deutschland (BRD) wird mit 1,8 Millionen Rheumakranken gerechnet. Pro Jahr fallen etwa 9 Millionen Arbeitstage wegen rheumatischer Erkrankungen aus.

Fast 20 000 Rheumakranke werden pro Jahr vorzeitig invalidisiert. Die sozial-ökonomische Bedeutung ist größer als beim Krebs, Diabetes oder der Tuberkulose. Der Rheumatismus wurde deshalb „die teuerste Krankheit der Welt" genannt. Die rheumatischen Erkrankungen gehören zu den sog. Volkskrankheiten, denn die Vorbedingungen hierfür (nach SCHRÖDER) – wie Häufigkeit, Dauer und soziale Folgen – sind vorhanden. Im internationalen Verzeichnis der Krankheiten sind folgende Formen aufgeführt: Fieberhafte rheumatische Erkrankungen mit und ohne Herzbeteiligung, entzündliche und degenerative Gelenkerkrankungen, chronischer Gelenkrheumatismus, Muskelrheumatismus und sonstige Krankheiten der Knochen und Bewegungsorgane.

Weil die Diagnose oft nur mit erheblichem apparativem Aufwand gestellt werden kann, wurden Rheuma-Beratungsstellen im Anschluß an Spezialkliniken eingerichtet. Erst nach mehrtägiger stationärer Untersuchung in „Beobachtungsstationen" kann ein anschließender Therapieversuch eine diagnostische Klärung erreichen. Dem Patienten und seinem behandelnden Arzt werden dann vom „Rheumazentrum" gezielte Ratschläge gegeben.

Bei Gesundheitsämtern oder in der ärztlichen Praxis lassen sich die genannten Voraussetzungen nicht schaffen. Die Beratungsstellen sollen jedoch lediglich die Voraussetzungen bieten, damit der Feldzug gegen die Volkskrankheit „Rheumatismus" von allen Ärzten für ihre Patienten gewonnen werden kann.

## V. Schrifttum

| | | |
|---|---|---|
| 1. | Belart, W. | Rheumatismus im Alter, Praxis Nr. 14 (1963) 410 |
| 2. | Bundesrepublik Deutschland | Gesundheitsbericht vom 18. Dez. 1970 Deutscher Bundestag 6. Wahlperiode Drucksache VI/1667 Sachgeb. 212 S. 87 |
| 3. | Deutscher Medizin. Informationsdienst (DMI) | Rheumatismus als soziales Problem. DMI 11/1961 S. 7 |
| 4. | Freud, F. | Landesbad Aachen – „Rheumaberatungsstellen" – am 10. 1. 1962 |
| 5. | Geiger, F. | Sozialmedizinische Bedeutung der rheumatischen Erkrankungen. Ärztl. Praxis 21 (1969) v. 26. 8. |
| 6. | Mikat, B. | Vortrag RiAS-Funkuniversität, Berlin veröffentlicht DMI 11/1961 S. 7 |
| 7. | Trüb, P. | Rheumabekämpfung und Rheumaberatungsstellen, ihre Aufgaben und ihre Organisation. Akademie f. Staatsmedizin Düsseldorf Jahrbuch 1954 |

## L) Sehbehinderte einschl. der Blinden

Vorbemerkung – Kurzer Rückblick – Zum Ist-Zustand – Die Blindenschrift – Blindenpädagogik – Sonderschulen für Sehbehinderte – Sonderschulen für Blinde – Psychologische Probleme – Sonstige Hilfen für Blinde – Hilfe nach dem BSHG.

Obwohl die pädagogische und sozialmedizinische Betreuung der Sehbehinderten und die der Blinden nicht identisch sind, überwiegen gemeinsame Aspekte, die es rechtfertigen, die Gesundheitshilfe für beide Behinderungen in einem Abschnitt abzuhandeln.

### I. Kurzer Rückblick

Bereits im Altertum gelang es einigen Blinden, mit Fleiß und Intelligenz hohes Ansehen zu erlangen. Es wird berichtet, daß z. B. DIDYMUS VON ALEXANDRIA (geb. 308 n. Chr.) lesen und schreiben mit Hilfe von in Holz geschnitzten Buchstaben lernte, so daß er die Leitung der Katechetenschule in Alexandria übernehmen konnte.

Als Nachfolger NEWTONS erhielt der im ersten Lebensjahr erblindete NICHOLAS SAUNDERSON (geb. 1682) den Lehrstuhl für Mathematik in Cambridge und verwaltete ihn 27 Jahre lang. Im Mittelalter bis in das 17. Jahrhundert hinein war jedoch die Mehrzahl der Blinden und schwer Sehbehinderten auf die Wohltätigkeit der Mitmenschen angewiesen. Sie fristeten ihr Leben meist als Bettler.

Mit einigen Ausnahmen wurden erst im 18. Jahrhundert blinde Kinder wohlhabender Eltern mit Erfolg unterrichtet. Die erste Blindenschule wurde 1784 in Paris gegründet (VALENTIN HAUY), der in schneller Folge Schulen in England, Deutschland, Österreich, Italien, Holland, Schweden usw. folgten. Als typische Blindenberufe galten: Korb- und Stuhlflechter, Bürstenbinder, Weber und Seiler. Um die Jahrhundertwende kamen die Berufe Masseur und Telefonist hinzu.

Im Jahre 1802 schlug F. GAHEIS in seiner Schrift: „Kurzer Entwurf zu einem Institut für blinde Kinder" vor, Sehschwache und „Halbblinde" in besonderen Abteilungen zu unterrichten. Bald widmete man der „Schulmyopie" besondere Aufmerksamkeit. Die „Fehlbeschulung" vieler sehbehinderter Kinder wurde erkannt (H. COHN) [1].

Auf Anregung des Augenarztes WEINBERGER wurde in Deutschland die erste Sonderklasse für Sehbehinderte im Jahre 1907 in Mülhausen (Elsaß) eingerichtet. Die erste Schule für Sehschwache entstand in Berlin im Jahre 1919 durch Initiative HERMANN HERZOGs, er schlug vor, selbständige Sonderschulen für Sehbehinderte allgemein einzurichten.

1 s. Band 2 Abschn. „Gesundheitshilfe für Schulkinder und Jugendliche".

*Gesundheitshilfe für Behindertengruppen*

## II. Zum Ist-Zustand

1. Wie bei der Erfassung aller behinderten Kinder bestehen große Schwierigkeiten, sich einen Überlick über die Zahl sehbehinderter Kinder zu verschaffen. Auch hier sind ohne Meldepflicht verläßliche Prozentzahlen selbst über schwerste Sehbehinderungen nicht zu beschaffen. Aus der Erfahrung heraus wird mit etwa zwei Sehbehinderten auf 1 000 Personen pro Geburtsjahrgang gerechnet. Demnach sind 0,2% der Schulanfänger schwer sehbehindert. Nach E. MAIER ist bei Schulanfängern mit etwa 10% „Sehschwäche" zu rechnen.

In der Bundesrepublik Deutschland (BRD) gibt es etwa zwei Millionen Schielkranke. Es wird mit einem jährlichen Zuwachs von etwa 40 000 gerechnet. 80 % hiervon bleiben unbehandelt [2]. E. MAIER fand etwa 1% bis 2% schielkranke Schulkinder. Die symptomatischen Schielkinder – die Schwachsichtigen – sollen bei den schulärztlichen Untersuchungen herausgefunden werden [3].

Etwa vom achten Lebensjahr an steigt die Anzahl der myopen Kinder (Kurzsichtige) gleichmäßig bis über 20% an.

Die Untersuchungsergebnisse des Breslauer Augenarztes COHN in den Jahren 1864–1866 waren im wissenschaftlichen Sinne in bezug auf das gefundene Faktum des Anteigens der Schwachsichtigkeit im Schulalter richtig. Seine Erklärung, Ursache sei die unphysiologische Belastung der Augen im Schulunterricht, war jedoch falsch. Die Auswirkung seiner Feststellung im Sinne des verbesserten Schulbaues in bezug auf die Lichtverhältnisse ist gleichwohl zu begrüßen.

2. **Grenzfälle: Blinde – Sehbehinderte:** Die mit dieser Abgrenzung verbundene Fragestellung ist die Problematik der Konstituierung eines eigenständigen Bildungsweges für Sehbehinderte (1). Das pädagogische Problem liegt in der Scheidelinie zwischen Blinden und Sehbehinderten bei der Begrenzung der Sehleistung auf 1/25 v. N. durch die Augenheilkunde.

Die optische Sehleistung kann jedoch kompensiert werden durch die Gesamtleistung des Intellekts. Geht man davon aus, daß 1,5 bis 2 Promille der Gesamtzahl der Schüler Sehbehinderte sind, wovon 0,08 Promille als blinde Kinder angesehen werden (S. 181) Bd. 2 S. 47, dann sind etwa 15% Grenzfälle im Sinne der hier angesprochenen Problematik (1). Grenzfälle sollten als Sehende beurteilt werden. Die Sonderpädagogik muß auf diese Grenzfälle individuell Rücksicht nehmen. Bei intelligenten Kindern liegt die Gefahr darin, daß sie die Mitwelt über den Grad der wirklichen Behinderung hinwegtäuschen können. Hier liegt dann die Ursache späteren Versagens, wenn sich im Berufseinsatz die wirkliche Behinderung herausstellt.

2 BDrucks. IV/2973, Januar 1965.
3 s. Band 2 „Schulgesundheitspflege".

Das Optimum einer weiteren Differenzierung „Sonderschule für hochgradig Sehbehinderte" (Grenzfälle) wird sich in absehbarer Zeit nicht realisieren lassen. Zunächst muß versucht werden, durch sinngemäße Kooperation der Beteiligten wie: Bildungsinstitution — Augenarzt — Arbeitsvermittlung — Schulpsychologischer Dienst und Eltern das „Grenzkind" zu fördern. Zur Probe sollte das Kind in die Sonderschule für Sehbehinderte aufgenommen werden.

**3. Das schielende Kind:** Etwa 4% der Bevölkerung schielen. Von ihnen leiden etwa 20% bis 50% an einseitiger Schwachsichtigkeit (s. Bd. 2 S. 46). Die operative Korrektur sollte im fünften bis sechsten Lebensjahr eingeleitet werden (7).

**Definition:** Die Gesichtslinien beider Augen können nicht auf einen Fixierpunkt gerichtet werden. Beim Fernblick stehen die Sehlinien (Achsen) normalerweise parallel. Die Einwärtswendung der Augapfelachsen (Konvergenz) begleitet die Anpassung (Akkommodation) der Augenlinse. Bei nicht durch Brille korrigierter Hyperopie oder durch Fehlinnervation kann die Konvergenz gestört sein.

**Entwicklung:** In den ersten Lebenswochen wird nur hell und dunkel wahrgenommen. Gegenstände können im zweiten bis dritten Lebensmonat fixiert werden, die zentrale Sehschärfe steigt bis zum fünften Lebensjahr. Auge und Gehirnrinde müssen sich parallel entwickeln. Zwischen dem fünften bis achten Lebensjahr wird das volle beidäugige Sehen erreicht.

**Die Ursachen** können demnach sowohl zentral-nervös als auch muskulär sein. Nach Infektionskrankheiten ist oft ein latentes Schielen zu beobachten.

**Ziel der Behandlung** ist es, die Schielschwachsichtigkeit zu verhindern. Sie setzt genaue Diagnose der Usache voraus und ist eine fachärztliche Aufgabe.

## III. Schulische Einrichtungen für Sehbehinderte und Blinde

**1. Die Sonderschulen für Sehbehinderte** [4]: Vom Bund deutscher Sehbehindertenlehrer wurde darauf hingewiesen, es sei Schulärzten, Augenfachärzten, Pädagogen und Eltern noch nicht allgemein bekannt, daß Kinder mit bestimmten Sehschädigungsgraden besser in Sehbehindertenschulen (Sonderschulen für Sehbehinderte) gefördert werden können. Nach MANEKE werden nur 14,5% aller sehbehinderten Schüler — meist nach zunächst erfolglosem Bemühen in der Grund- oder Hauptschule und dadurch überaltert — in einer entsprechenden Sonderschule gefördert. Der größte Teil der nicht erfaßten sehbehinderten Kinder

4 s. Band 2 „Sonderschulwesen".

verbleibt in der Normalschule oder wird – weil sie dort versagen – sogar zur Sonderschule für Lernbehinderte geschickt.

Die in den Normalschulen verbleibenden Kinder müssen sich weit über Gebühr anstrengen, um den Leistungen der jeweiligen Klasse gerecht zu werden. Leicht geraten sie in ein Insuffizienzgefühl, psychische Fehlentwicklungen sind nicht selten die Folge. Diesen Kindern wird, wie die Erfahrung gelehrt hat, in den Sehbehindertenschulen (Sonderschulen für Sehbehinderte) in pädagogischer, psychologischer und augenhygienischer Hinsicht besser geholfen. Auch der Besuch weiterführender Schulen muß den sehbehinderten Kindern offenstehen. Es handelt sich hier um ein pädagogisches, medizinisches und soziales Anliegen zugleich, diese Kinder so früh wie möglich, spätestens jedoch mit der Einschulung zu erfassen.

Nach den Richtlinien des Bundes deutscher Sehbehindertenlehrer kommen für diese Sehbehindertenschulen folgende Gruppen in Betracht:
1) Alle Kinder, die trotz Korrektur durch Gläser nur 5/15 bis 2/50 sehen.
   (Kinder bis 5/20 sollen in Normalschulen gehen – WEIGELIN.)
2) Kinder, die ohne Korrekturmöglichkeit (z. B. opticusatrophie) 5/15 bis 2/50 sehen
3) hochgradig myope Kinder von 7,0 Dioptrien an
4) Kinder mit Gesichtsfeldeinengungen. Hierzu zählen alle Mischformen der genannten Möglichkeiten [5].

Von den bei Schuluntersuchungen gefundenen sog. sehschwachen Kindern sind meist nur 3% bis 4% bereits in augenärztlicher Betreuung.

Die Sehbehindertenschulen sollen die Kinder lebenstüchtig machen, möglichst das Restsehvermögen schonen oder es sogar steigern. Das Sehen muß als komplexer Vorgang erkannt werden, um Kinder z. B. verkehrssicher zu machen. Geeignete Sehhilfen müssen erläutert werden (Visolettlupen, Binokulare-Lupen). Die Klassenfrequenz soll in Sehbehindertenschulen 12 nicht überschreiten.

Weil die sehbehinderten Kinder ihre Umwelt nur lückenhaft und unzureichend wahrnehmen, ist auch ihre Vorstellungswelt empfindlich beeinträchtigt. Zur Vorstellung ist jedoch die Wahrnehmung Voraussetzung. Physische und psychische Beeinträchtigungen stehen in Wechselwirkung. Die Seherziehung und Sehschulung will unter Schonung des geschädigten Organs und unter Verwendung von optischen Hilfsmitteln die Sehbehinderten zur optimalen Nutzung der mangelhaften optischen Wahrnehmungen befähigen. Das Kind soll sich nicht nur mit seinen unzureichenden optischen Eindrücken begnügen. Das Interesse an dem, was der Vollsichtige sieht, muß geweckt werden.

**2. Die Sonderschule für Blinde:** Bestimmte Besonderheiten in der Struktur sind u. a. durch die relativ geringe Anzahl blinder Schüler bestimmt. Die Einzugsgebiete sind sehr groß. Die Wahl des richtigen Standortes ist besonders schwer, weil verläßliche Zahlen und besonders Angaben über die Verteilung in der BRD nicht vorliegen. Es ist notwendig, den Sonderschulen für Blinde Internate anzuschließen.

5 Vgl. hierzu Anlage S. 181.

Um jedem blinden oder schwer sehbehinderten Kind die seinen Fähigkeiten entsprechenden optimalen Chancen zu bieten, ist die Differenzierung bis zu den verschiedenen Schultypen notwendig.

Die vollausgebaute Sonderschule für Blinde soll umfassen (nach H. GARBE): Eine Abteilung für Kleinkindererziehung und Elternberatung, einen Schulkindergarten, eine Vollschule, eine Sonderschule für lernbehinderte Blinde (mindestens dreizügig), eine Abteilung für mehrfach behinderte Blinde (insbesondere Taub-Blinde) eine Realschule in Aufbauform, eine gewerbliche Berufsschule, eine zweiklassige Handelsschule, eine Abteilung für Masseurausbildung, eine Abteilung für die Umschulung Späterblindeter, Lehrwerkstätten für Bürstenmacher, Stuhl- und Korbflechter, Weber, Stricker, Industriearbeiter, Klavierstimmer, Internate für Schulanfänger und Kleinkinder, für männliche und weibliche Jugendliche und für Späterblindete. Dazu gehört der Verwaltungs- und Wirtschaftsapparat, der wegen der fürsorgerischen und pflegerischen Aufgaben bei Blinden wesentlich größer sein muß als bei einer entsprechenden Zahl Vollsinniger.

Die Schülerzahl in einer Blindenklasse soll 10 nicht übersteigen, die optimale Schülerzahl für die Gesamtschule dürfte bei 200–250 liegen.

Gegenwärtig gibt es in der Bundesrepublik Deutschland noch keine Sonderschule, die diesen optimalen Forderungen voll entspricht.

### IV. Psychologische Probleme der Blinden; Blindenhilfen

Bestimmte Blindengruppen werden in der Volksmeinung schnell mit Vorurteilen versehen. So werden Blinden einerseits schlechte, häufiger jedoch gute Eigenschaften nachgesagt. Die gröbste Verallgemeinerung ist, die Blinden seien „verinnerlicht", die Tauben mißtrauisch. Die Behauptungen halten einer wissenschaftlichen Überprüfung nicht stand. Wie in allen Menschengruppen sind sehr unterschiedliche Eigenschaften vertreten. Den „typischen" Blinden oder Sehbehinderten gibt es nicht, trotz der schwerwiegenden Besonderheiten des Nicht-sehen-Könnens. Bei entsprechender Förderung ihres Wissens und ihrer Kommunikationen sind sie im Prinzip den Vollsinnigen gleichzustellen (5).

In Anlehnung an H. GARBE lassen sich die **psychologischen Probleme** der Blinden wie folgt zusammenfassen:
1. Individuelle Unterschiede bestimmen die Persönlichkeit Blinder stärker als die Wirkungen des Blindseins.
2. Blinde werden – wie Sehende in entsprechenden Situationen – durch Grunderlebnisse geprägt. Zu diesen Grunderlebnissen gehört die Sonderstellung des Blinden unter Sehenden, das Erlebnis eines ständigen Angewiesenseins auf Hilfe und die ständige Spannung zwischen einem Wollen, das sich nach der sehenden Umwelt ausrichtet, und einem Können, das durch das Blindsein begrenzt ist.
3. Durch fehlende Bewegungssicherheit wird die Entwicklung körperlicher Kraft und Gewandtheit gefährdet. Durch das Ausfallen der optischen Wahrnehmungen wird die Vorstellungswelt gehemmt, desgleichen die Kontaktaufnahme mit anderen Menschen (soziales Verhalten).

4. Die Streuung der Leistung und Begabung ist unter Blinden größer als unter Sehenden. Aus den unter 1–3 genannten Gründen ist die Zahl der Leistungsschwachen vergleichsweise größer.

Daß sich Blinde und schwer Sehbehinderte akustischen Eindrücken mehr zuwenden als Sehende, ist verständlich. Durch die Störungen der Kommunikationen mit der Umwelt treten Neurosen bei Blinden etwas häufiger auf.

**2. Blindenpädagogik:** Sie hat das Ziel, für den Blinden bzw. schwer Sehbehinderten die Wahrnehmungs- und Vorstellungswelt zu verbessern und Normalsinnigen anzunähern. Entsprechend sollen falsche Vorstellungsinhalte zurückgedrängt werden. Die übrigen Sinne, besonders der Tastsinn, müssen geschult werden.

Das allgemeine Bildungsziel der Sonderschulen unterscheidet sich nicht von den sog. Normalschulen.

**3. Die Blindenschrift:** Mit reliefartig in dickes Papier gestanzten Buchstaben wurde schon frühzeitig versucht, Blinden das Lesen beizubringen. Auch mit in Papier gesteckten Stecknadelspitzen wurden solche Versuche gemacht (KLEIN/Wien). Erst im Jahre 1825 entwickelte der Blindenlehrer LOUIS BRAILLE die heute international eingeführte Punktschrift.

Als es mit Schreibmaschinen und im Druckverfahren gelang, eine beliebige Anzahl von „Blinden-Bücher und -Schriften" herzustellen, setzte sich die Braille-Schrift in der zweiten Hälfte des 19. Jahrhunderts durch. Auch Rechenmaschinen für Blinde führten sich allmählich ein (Wiener Rechenkasten, Taylortafel und die Saundersonsche Rechenmaschine).

**4. Sonstige Hilfen für Blinde: a) Durch Blindenverbände:** Im Jahre 1874 wurde in Berlin der erste **Blindenverein** gegründet. Der erste Zusammenschluß örtlicher Vereine erfolgte im Jahre 1912 zum „Reichsdeutschen Blindenverband". Wie es alle derartigen Vereine bezwecken, sollen die Interessen der Blinden in der Gesellschaft und den Behörden gegenüber besser vertreten werden. Vor allem wollen Blinde — und sie haben es immer am konsequentesten betont — nicht Objekte der Wohlfahrtspflege sein; sie wollen ihr Leben in Selbstverantwortung gestalten und voll am beruflichen und gesellschaftlichen Leben teilnehmen.

Im Jahre 1949 schlossen sich die regionalen Blindenvereine in der BRD zum Deutschen Blindenverband (DBV) zusammen. Dem DBV sind 15 Mitgliedsvereine angeschlossen. (In einigen Bundesländern gibt es mehrere Vereine.) Die Mitgliedsvereine ihrerseits gliedern sich in Bezirksgruppen und Ortsvereine (etwa 250). Die Satzung des Verbandes regelt in § 2 die Aufgaben des DBV:
1) Mitwirkung an der Ausgestaltung der Gesetzgebung mit dem Ziel der sozialen Gleichstellung,

*Sehbehinderte einschl. der Blinden*

2) Erteilen von Gutachten und Auskünften in allen Fragen des Blindenwesens,
3) arbeitsrechtliche Gleichstellung, berufliche Förderung und Erschließung neuer Arbeitsmöglichkeiten,
4) Unterstützung kultureller Bestrebungen, enge Zusammenarbeit mit den hierfür vorhandenen Einrichtungen und Bildung der öffentlichen Meinung in Fragen des Blindenwesens,
5) Pflege in Arten der Fürsorge am blinden Menschen,
6) Unterhaltung von Erholungsheimen und sonstigen Einrichtungen für Blinde,
7) Herausgabe von Schriften über das Blindenwesen, von Schriften zur Unterrichtung der Öffentlichkeit und von Blindenzeitschriften.

International werden die Bestrebungen der Blinden von der UNO und UNESCO seit 1949 koordiniert (Oxford). Der Weltrat (WR) der Blinden vertritt ihre Interessen weltweit (z. B. Weltpunktschrifttrat, Weltblindenerzieherkonferenz).

Zur sozialen und kulturellen Förderung ist es notwendig, Wissen und Unterhaltung zu vermitteln. Es wurden Spezialbüchereien (Blindenbüchereien) in Braille-Schrift und meist im Format $35 \times 28 \times 2$–$10$ cm eröffnet. Auch Tonbänder und Schallplatten werden ausgeliefert.

**b) Hilfe nach dem BSHG:** In Form von Eingliederungshilfe bietet das BSHG (§ 39) alle Möglichkeiten, Sehbehinderte auf Beruf und Leben vorzubereiten. (S. Abschnitte „Das Bundessozialhilfegesetz" in Bd. 1 und „Außerschulische Förderungseinrichtungen für körperlich und geistig behinderte Kinder und Jugendliche" in Bd. 2.)

**V. Zusammenfassung** (Stichworte)

Gemeinsame Aspekte der Gesundheitshilfe für Sehbehinderte und Blinde rechtfertigen es, beide in einem Abschnitt abzuhandeln. Trotz einiger Ausnahmen war die Mehrzahl der Blinden und schwer Sehbehinderten in früheren Zeiten auf die Wohltätigkeit der Mitmenschen angewiesen. Meist fristeten sie ihr Leben als Bettler. Soweit sie arbeiten konnten, waren sie Korb- und Stuhlflechter, Bürstenbinder und Seiler.

Erst am Anfang dieses Jahrhunderts wurden besondere Klassen bzw. Schulen für Blinde und Sehbehinderte eingerichtet.

Etwa $0{,}1$–$0{,}2\%$ aller schulpflichtigen Kinder sind sehbehindert. In der BRD gibt es etwa zwei Millionen Schielkranke. Etwa vom achten Lebensjahr an steigt die Anzahl myoper (kurzsichtiger) Kinder bis über $20\%$ an. Nach den Richtlinien des Bundes deutscher Sehbehindertenlehrer sollen in Sonderschulen für Sehbehinderte folgende Gruppen eingeschult werden:
1. Alle Kinder, die trotz Korrektur durch Gläser nur 5/15 bis 2/50 sehen.

*Gesundheitshilfe für Behindertengruppen*

2. Kinder, die ohne Korrekturmöglichkeit 5/15 bis 2/50 sehen.
3. Hochgradig myope Kinder von 7,0 Dioptrien an.
4. Kinder mit Gesichtsfeldeinengung.

Die Klassenstärke soll 12 Kinder nicht übersteigen.

Die Sonderschule für Blinde zeigt in der Grundstruktur einige durch die geringere Zahl blinder Schüler bedingte Besonderheiten. Die Einzugsgebiete sind sehr groß. In dünner besiedelten Gebieten müssen Internate angeschlossen werden. Schulträger ist meist ein überregionaler Verband (z. B. Landschaftsverband – Landeswohlfahrtsverband).

Sonderschulen für Blinde müssen besonders differenziert sein, weil nur dann jedem blinden oder schwer sehbehinderten Kind die seinen Fähigkeiten entsprechenden optimalen Bildungschancen geboten werden können (Sonderkindergarten, Vollschule, Sonderschule für zusätzlich Lernbehinderte, Abteilungen für Mehrfachbehinderte, Mittelschulzweig, Berufsschule usw.). Die Klassenstärke soll 10 Kinder bzw. Jugendliche nicht übersteigen.

Besondere Aufmerksamkeit ist den psychologischen Problemen der Blinden zu widmen. Den „typischen" Blinden oder Sehbehinderten gibt es nicht.

Die Blindenpädagogik hat als Ziel, die Wahrnehmungs- und Vorstellungswelt der Blinden zu verbessern und Normalsinnigen anzugleichen. Die Blindenschrift – von Louis BRAILLE entwickelt – ist eine der wesentlichsten Voraussetzungen dafür.

Der Deutsche Blindenverband (DBV) vertritt die Interessen aller Blinden und Schwerst-Sehbehinderten. Zur sozialen und kulturellen Förderung wurden Blindenbüchereien gegründet.

Das Bundessozialhilfegesetz (BSHG) bietet gem. § 39 in Form von Eingliederungshilfe alle Möglichkeiten, den Sehbehinderten auf Beruf und Leben vorzubereiten.

## VI. Schrifttum

| | |
|---|---|
| 1. Benesch, F. | Zur Problematik der Grenzfälle: Blinde – Sehbehinderte. Das behinderte Kind (9) (1972) 117. |
| 2. Bracken, von | Wieviel behinderte Kinder sind bekannt? in: Das behinderte Kind 5 (1968) 1 |
| 3. Garbe, H. | Geschichte der Blindenpädagogik in: Enzyklop. Handbuch der Sonderpädagogik Bd. 1 S. 386 Carl Marhold Verlagsbuchhandlung 1969 |
| 4. Maier, E. | a: Schulreife chronisch kranker und behinderter Kinder Zeitschrift für Heilpädagogik H. 9 (1963) 422 b: Ärztl. Hilfen bei Schulbeginn Mat. Med. Nordmark 25 (1963) 374 |
| 5. Petzelt, A. | Vom Problem der Blindheit, 1931 zit. n. Garbe |

6. Strehl, C.  Der Kongreß über wiss.-techn. Fragen des Blindenwesens
Bundesarbeitsblatt Nr. 23 (1962)
7. Welge-Lüssen  Schielende Kinder – Diagnostik und Behandlung.
Dt. Ärzteblatt 69 (1972) 1977

**Anlage**

**Aus der Eingliederungshilfe-Verordnung** [6]

§ 1 Sehbehinderte
Wesentlich Sehbehinderte im Sinne des § 39 Abs. 1 Satz 1 Nr. 2 des Gesetzes sind Personen, die ihr Sehvermögen für eine Teilnahme am Leben in der Gesellschaft, vor allem auf einem angemessenen Platz im Arbeitsleben, nicht oder nur unzureichend verwerten können. Die Voraussetzung des Satzes 1 ist erfüllt bei Personen, bei denen mit Gläserkorrektion ohne besondere optische Hilfsmittel
1. auf dem besseren Auge oder beidäugig im Nahbereich bei einem Abstand von mindestens 30 cm oder im Fernbereich eine Sehschärfe von nicht mehr als 0,3 besteht
   oder
2. durch Nummer 1 nicht erfaßte Störungen der Sehfunktion von entsprechendem Schweregrad vorliegen.

6 Verordnung nach § 47 BSHG, Neufassung vom 28. 5. 1971 (BGBl. I S. 731). Der volle Wortlaut ist oben S. 20 abgedruckt.

## M) Suchtkranke
### – Trinker (Alkoholkranke) und Drogenabhängige –

Vorbemerkung zur „Sucht" – Alkoholkranke – Zum Ist-Zustand – Aufgaben des öffentl. Gesundheitsdienstes und freier Organisationen in der Suchtbekämpfung – Sucht und Sozialhilfe – Hilfe der Verbände – Hilfe in Anstalten, Heimen und gleichartigen Einrichtungen – Arten der Trunksucht – Aufgaben der Trinkerheilstätten – „Sucht" im Krankenversicherungsrecht – Das Rauschmittelproblem – Ist-Zustand – Risiken der Rauschmittel – Bekämpfung der Drogenabhängigkeit – Hammer Modell.

### I. Vorbemerkungen

**1. Zu den Begriffen „Sucht" und „Süchtige". a)** Das triebhafte durch Vernunftsgründe nicht zu beherrschende Begehren, sich ein Lustgefühl zu verschaffen oder eine Unlust zu vertreiben, ist für eine **„Sucht"** kennzeichnend, darüber hinaus auch das Bestreben, dieses Lusterlebnis immer zu wiederholen, sobald die Wirkung des Vorangegangenen nachzulassen beginnt. Dieser Lustgewinn wird im Leben des Süchtigen über alle anderen Lebensziele gestellt.

Das Wort „Sucht" stammt in seiner Bedeutung von Siechtum ab. Der Begriff „Sucht" ist vieldeutig (PANSE).
1. In Schwindsucht, Gelbsucht, Fallsucht usw. liegt die ursprüngliche Bedeutung des Siechens.
2. Fettsucht, Magersucht sind als Symptome bestimmter Krankheiten aufzufassen.
3. Putzsucht, Gewinnsucht, Gefallsucht usw. drückt nur noch ganz allgemein das Maßlose auf dem jeweiligen Gebiet aus.

So ist z. B. auch die „Genußsucht" zu verstehen, deren Vorform – Genüßlichkeit – mehr oder weniger jedem Menschen zuzuordnen ist. Genüßlichkeit wird, wenn entzügelt, zur Völlerei, worunter auch die entartete Naschsucht als Teil des Freßtriebes verstanden werden kann. Diese Naschsucht jedoch hat meist keine sozialen Störungen zur Folge.

Die „klassische" Sucht – die Morphium- und Opiumsucht – wird in den folgenden Ausführungen nur erwähnt und nicht ausführlich abgehandelt, weil sie in der Bundesrepublik Deutschland nicht zu den sog. Volkskrankheiten zählt. Alkohol-„Sucht" und Rauschmittelgebrauch bestimmen das süchtige Verhalten [1].

Die „Trunksucht" zeigt im Alkoholismus ihre sozialen Folgen. Die Generalprophylaxe muß hier in gesetzgeberischen und sozialen Maßnahmen bestehen: „Jeder Staat hat so viel Alkoholiker wie er selbst duldet." [2].

Ganz frei von suchtähnlicher Handlungsweise sind wohl nur wenige Menschen. In mancher Hinsicht gehört eine entsprechende Verhaltensweise

---

1 Vgl. auch oben den Abschn. „Raucher",
2 PANSE am 2. 11. 1962, Arbeitstagung „Suchtbekämpfung".

geradezu zum Lebensdasein. Die süchtig-triebhafte Verhaltensweise ist von der krankhaften „Sucht" zu trennen: Krankhaft süchtig ist, wer unter seinem Verhalten subjektiv leidet oder sich objektiv in seiner Gesundheit schädigt.

Das Nachlassen der Leistungsfähigkeit, das soziale Absinken des Betroffenen und seiner von ihm abhängigen Familie sind die Folgen.

Die **primäre Vorbeugung** liegt außerhalb der ärztlich-medizinischen Kompetenz. Sie ist Aufgabe der Pädagogik und der Institutionen, die den Menschen zu sittlichem Verhalten erziehen.

b) **Süchtiges Verhalten** ist ein allgemein anthropologisches Phänomen – die süchtige Haltung ein individuelles Persönlichkeitsproblem – die Sucht eine Krankheit.

„Süchtige" sind Personen, bei denen ein krankhaftes Mißverhältnis zwischen Triebverlangen und Willenskraft vorliegt. Es ist darunter zu verstehen

„ein starkes hemmungsarmes dominierendes Verlangen nach bestimmten Werten oder Scheinwerten, das aus der Persönlichkeit heraus im wesentlichen entsprechend dieser Persönlichkeit auch aktiv geformt ist, das gewöhnliche Maß überschreitet und daher auch zerstörerisch und selbstzerstörerisch wirkt [3]."

Beim Personenkreis der Süchtigen handelt es sich um Menschen, deren süchtiges Streben auf Mittel gerichtet ist, die wir als Genuß- oder Arzneimittel auf der ganzen Welt vorfinden. Das sind
1 alkoholische Getränke in den verschiedensten Formen wie Bier, Wein, Gärmost, Sekt, Likör usw.,
2) Arzneimittel (Betäubungsmittel, Beruhigungsmittel und sog. Weckamine u. ä.),
3) Rauschgifte wie Opium und Morphium, Kokain, Pervetin und Benzedrin, LSD und nicht zuletzt Haschisch [4].

Die Mittel werden zum Erreichen eines Rauschzustandes genommen oder eingespritzt ohne Rücksicht auf Gesundheit, Ehre, Ansehen und soziale Verpflichtung. Man unterscheidet heute
1) Alkoholsüchtige,
2) Arzneimittelsüchtige,
3) Rauschmittelsüchtige.

Zu einem Problem in volksgesundheitlicher und sozialer Hinsicht werden die Süchte und ihre Folgen, wenn sie viele Menschen bzw. ganze Bevölkerungsgruppen betreffen (z. B. in neuerer Zeit das Rauschmittelproblem s. d.).

---

3 Vgl. LAUBENTHAL „Sucht und Mißbrauch", Handbuch für Ärzte, Juristen und Pädagogen, 1964, Verlag Georg Thieme, Stuttgart
4 Hierzu JANZ in „Der Krankenhausarzt" 1965.

**2. Motivation des Trinkers bzw. Drogenkonsumenten:** Nachahmung, Identifikation, Neugier, Trinksitten, Trinkeranlässe sind die Ausgangspositionen. Später kommen Stimmungsänderungen, Spannungslösung, Überbrückung von Unsicherheit, Flucht vor der Realität, Überwindung sexueller Schwierigkeiten, Erzeugung von Omnipotenzgefühlen hinzu.

Bei Drogenkonsumenten stehen Protest und der Wunsch nach emotionaler Befindlichkeitsveränderung, Steigerung des Lusterlebnisses, persönliche Bewußtseinserweiterung und Erweiterung der Erlebniswelt im Vordergrund.

Die Trunkenheit ist für den Alkoholiker im Ansatz meist eine unerwünschte Begleiterscheinung. Der Drogenkonsument sucht den Rausch. Der Raucher erwartet weder Rausch noch andere psychische Sensationen; er bekämpft primär seine Nervosität oder will Langeweile überbrücken oder sucht für einen vermeintlichen Verzicht eine Ersatzbefriedigung (s. Abschnitt Gesundheitshilfe für Raucher S. 156).

Der soziokulturelle Hintergrund [5] wird vielfach in der Lösung des Arbeitnehmers aus seinen sozialen Bindungen durch die Industriegesellschaft (Leistungsgesellschaft) gesehen. „Zwischen Familienleben und Alltagsarbeit wird ein scharfer Trennungsstrich gezogen und der Arbeitnehmer gerät in eine als inhuman zu bezeichnende Arbeits- und Lohnabhängigkeit."

„Der Wunsch nach einem problemlosen Dasein inmitten einer komplizierten und technisierten Welt, die tagtäglich höhere Anforderungen stellt, in der durch Werbung und Reklame eine heile Welt vorgegaukelt wird und ein strahlendes Image vom „modernen" Menschen als einer unkomplizierten, sauberen und natürlich starken Persönlichkeit mitunter geradezu bedenkenlos verbreitet wird, läßt eben denjenigen, für den seine Welt nicht ohne Probleme und Belastungen ist, allzu rasch zum künstlichen Stimulans, zur Droge greifen, ob es der Alkohol, das moderne Rauschmittel oder das Medikament ist."

**3. Aufgaben des öffentlichen Gesundheitsdienstes und freier Organisationen in der Suchtbekämpfung:** Eine Aufgabe des öffentlichen Gesundheitsdienstes ist es, durch gesetzgeberische, institutionelle, materielle und fürsorgerische Maßnahmen die Voraussetzungen der Bekämpfung der Suchten und deren Folgeerscheinungen zu schaffen.

Hier seien einige dieser Bemühungen erläutert: Bekannt ist die gesetzliche Regelung der Einfuhr und Abgabe aller Opiate und ähnlich wirkender Substanzen im Opiumgesetz. Die Rezeptpflicht dieser Drogen und die Strafbestimmungen gegen Verstöße gegen das Gesetz können aber nicht absolut gegen den Mißbrauch schützen. So gehört es zu den Aufgaben des öffentlichen Gesundheitsdienstes, auch institutionell die Voraussetzungen für notwendige Entziehungs- und Heilmaßnahmen anzuregen und zu überwachen. (Entziehungsanstalten – Landesheilanstalten.) Damit allein ist jedoch das soziale Absinken der Süchtigen und deren Familien nicht aufzuhalten.

Im Sinne echter Fürsorge hat hier weitere Hilfe einzusetzen. In Großstädten haben zuweilen die Gesundheitsämter in Zusammenarbeit mit der Familienfürsorge Spe-

---

5 Einzelheiten in: „Sucht und Hilfe", Dt. Hauptstelle gegen die Suchtgefahren, Hamm (1972).

*Suchtkranke*

zialfürsorgeabteilungen (Trinkerfürsorge) eingerichtet. In kleineren Orten und auf dem Lande gehört die Süchtigen- meist Trinkerfürsorge zu den Aufgaben der Familienfürsorge.

Der Verkehr mit Arzneimitteln ist nach dem Gesetz zur Vereinheitlichung des Gesundheitswesens von den Gesundheitsämtern zu beobachten und das Opiumgesetz und die Verschreibungsordnung geben dem Amtsarzt die Handhaben, Apotheken und Krankenhausapotheken zu überwachen. Die BTM-Bücher sind den Gesundheitsämtern monatlich vorzulegen.

Ärzte und Zahnärzte haben es in der Hand, Mißbrauch zu verhindern, denn jede BTM-Verschreibung muß ärztlich begründet sein.

Nichts ist jedoch schwieriger, als einen süchtigen Arzt zu überführen und zu überwachen. Meist hilft nur eine unerwartete Urinkontrolle. Die Bundesärzteordnung ermöglicht in solchen Fällen die Zurücknahme oder das Ruhen der Bestallung. Die 1955 erlassenen Richtlinien des Präsidiums des Deutschen Ärztetages empfehlen bei Rückfällen „grundsätzlich das Ruhen der Befugnis der Berufsausübung bei der zuständigen Verwaltungsbehörde zu beantragen". (Regierungspräsident bzw. zuständiges Ministerium)

Es muß hervorgehoben werden, wie segensreich und selbstlos gerade auf diesem Gebiet der Fürsorge die freien und caritativen Verbände und Organisationen tätig sind. Obwohl nach der Dritten Durchführungsverordnung des Vereinheitlichungsgesetzes von 1934 die Süchtigenfürsorge zum Aufgabenkatalog der Gesundheitsämter gehört, ist es möglich, durch Bereitstellung finanzieller öffentlicher Mittel die individuelle Betreuung der betroffenen Familie durch diese Stellen wirksam zu unterstützen. Es ist im Prinzip richtiger, die Hilfe in erster Linie vom Menschen zum Menschen zu ermöglichen und die Behörde im Hintergrund zu lassen.

## II. Soziale und therapeutische Hilfen für Suchtkranke

**1. Hilfen nach dem BSHG** (Überblick): Möglichkeiten umfassender Individualhilfe für Süchtige erschließen sich durch § 72 BSHG.

**a) Zuständigkeiten; Formen der Hilfe:** Örtlich und sachlich zuständig für die Sozialhilfe von Suchtkranken **außerhalb** von Anstalten, Heimen und gleichartigen Einrichtungen sind nach §§ 97 und 99 BSHG die **örtlichen Träger** der Sozialhilfe.

Entsprechend § 10 Abs. 5 BSHG sind insbesondere in der offenen Sozialhilfe für Suchtkranke die Verbände der freien Wohlfahrtspflege tätig. Der Aufgabenbereich der freien Träger liegt hier im wesentlichen in der Gewährung persönlicher Hilfen.

*Gesundheitshilfe für Behindertengruppen*

Der **überörtliche** Träger der Sozialhilfe ist nach § 100 Abs. 1 Nr. 1 BSHG für Suchtkranke zuständig, wenn die Behinderung, der Zustand oder das Leiden dieser Personen den Aufenthalt in einer Anstalt, einem Heim oder einer gleichartigen Einrichtung erfordern.

Einige Länder haben in den Ausführungsgesetzen zum BSHG weiter bestimmt, daß die überörtlichen Träger der Sozialhilfe auch Aufgaben durchzuführen haben, die außerhalb der eigentlichen Sozialhilfe stehen, nämlich
1) die Unterbringung von Personen in einer psychiatrischen Krankenanstalt, einer sozialtherapeutischen Anstalt oder einer Entziehungsanstalt auf Grund einer strafgerichtlichen Entscheidung nach §§ 63, 64 StGB [6] (Bayern Art. 29 Abs. 1 AGBSHG – nur Vollzug der Unterbringung, die Kosten trägt der Staat –; Hessen § 24 AGBSHG – die Kosten der Überführung trägt das Land –; Niedersachsen § 3 Abs. 3 AGBSHG; Nordrhein-Westfalen § 2 Abs. 2 AGBSHG; Rheinland-Pfalz § 3 Abs. 2 AGBSHG; Saarland § 3 Abs. 2 AGBSHG);
2) die Unterbringung Geisteskranker, Geistesschwacher und Süchtiger aus Gründen der öffentlichen Sicherheit in Anstalten sowie die Tragung der Kosten hierfür im Verhältnis zur Polizei (Bremen – nur Geisteskranke – § 15 AGBSHG; Hessen § 25 AGBSHG; Niedersachsen § 3 Abs. 2 AGBSHG; Nordrhein-Westfalen § 2 Abs. 2 AGBSHG; Rheinland-Pfalz § 3 Abs. 2 AGBSHG; Saarland – nur Geisteskranke – § 3 Abs. 2 AGBSHG; Schleswig-Holstein § 3 Abs. 2 AGBSHG);
3) die Kostentragung nach § 22 Abs. 1 Nr. 3, Abs. 5 und 6 und 9 des Gesetzes zur Bekämpfung der Geschlechtskrankheiten (Nordrhein-Westfalen § 6 AGBSHG; Saarland § 3 Abs. 3 AGBSHG).

**b)** Aus dieser gesetzlichen Zuordnung ergibt sich, daß die Suchtkrankenhilfe in **vielfältiger Form** gewährt wird:
1) durch ambulante Maßnahmen,
2) in Anstalten, Heimen und gleichartigen Einrichtungen folgender Art:
   a) in offenen Heilstätten für Suchtkranke
   b) in geschlossenen Heilstätten für Suchtkranke und in den Landeskrankenhäusern für Psychiatrie.

**2. Die Suchtkrankenhilfe außerhalb von Anstalten, Heimen und gleichartigen Einrichtungen:** Hilfen werden gewährt
1) von den Landkreisen und kreisfreien Städten als örtlichen Trägern der Sozialhilfe: Neben den im Vordergrund stehenden persönlichen Hilfen, die Suchtkranken und ihren Familien vom fürsorgerischen Dienst gewährt werden, sind insbesondere die materielle Hilfe zum Lebensunterhalt und die Hilfe in besonderen Lebenslagen zu sehen.
2) von den Verbänden der freien Wohlfahrtspflege: Die im Bereich der freien Wohlfahrtspflege tätigen zahlreichen Stellen haben sich in der Arbeitsgemeinschaft gegen die Suchtgefahren zusammengeschlossen. Innerhalb der Verbände wird von vielen hauptamtlichen und nebenamtlich tätigen Sozialarbeitern der entweder selbständigen Mitgliedsorganisationen oder Beratungsstellen der Dienst am Suchtkranken und in dessen Familien versehen.

6 Vgl. oben S. 127.

Darüber hinaus hat der Amtsarzt des Gesundheitsamtes in der vorbeugenden, der akuten und der nachgehenden Hilfe für Suchtkranke seine besondere Funktion.

Die Arbeit der offenen Suchtkrankenhilfe vollzieht sich in der Einzelhilfe, in der Gruppenarbeit, in Gemeinschaftsveranstaltungen und in allgemeiner oder gezielter Aufklärungstätigkeit.

Häufig gerät der Süchtige durch seine Verhaltensweise in eine Vereinsamungssituation. Die Isolation aber ist wiederum geradezu ein Nährboden für das Fortschreiten der Suchtkrankheit. Es ergibt sich ein circulus vitiosus. Deshalb ist es notwendig, dem Suchtkranken durch Einzelgespräche und andere persönliche Hilfen wieder ein Selbstwertgefühl zu geben, das Familienband zu festigen oder wieder herzustellen und über die Gruppenarbeit den Gemeinschaftssinn zu wecken und zu fördern.

In den Berichten der Verbände der freien Wohlfahrtspflege wird immer wieder betont, daß ein Kernproblem der offenen Suchtkrankenhilfe der Mangel an qualifiziertem Personal ist. Insbesondere seien ständig erhebliche Mittel für Ausbildungs- und Fortbildungskurse für die nebenberuflich und ehrenamtlich tätigen Helfer aufzuwenden.

Ein weiteres generelles Problem sei die Finanzierung von Aufklärungsschriften, die auf der einen Seite den Suchtkranken und Suchtgefährdeten dienten, auf der anderen Seite um Verständnis für die besonderen Probleme der Suchtkranken in der Gesellschaft werben würden, und nicht zuletzt auch potentielle Helfer für den Dienst in der Suchtkrankenfürsorge ansprächen.

Trotz der intensiven Arbeit der in der Suchtkrankenhilfe tätigen Verbände der freien Wohlfahrtspflege ist es unvermeidlich, daß eine relativ große Zahl der Betreuten in Heilstätten und ähnlichen Einrichtungen gezielt behandelt werden muß [7].

**3. Die Hilfen in offenen Heilstätten:** Einsichtige Suchtkranke, die durch den guten Einfluß der ehrenamtlich und hauptamtlich in den Organisationen der Suchtkrankenhilfe tätigen Helfer zu der Überzeugung gelangt sind, der Hilfe in einer Heilstätte zu bedürfen, suchen die sog. offenen Heilstätten für Suchtkranke freiwillig auf.

**4. Die Hilfen in geschlossenen Einrichtungen:** In den geschlossenen Einrichtungen befinden sich suchtkranke Frauen und Männer sowohl freiwillig als auch – und das ist die größere Zahl – zwangsweise auf Grund von Entscheidungen der Gerichte. Die Unterbringung geschieht entweder in den Landeskrankenhäusern oder in Heilstätten.

Damit ist das Problem aufgeworfen, ob Landeskrankenhäuser für die Behandlung von Suchtkranken geeignet sind. Dazu ist folgendes zu sagen:
1) Bei der Behandlung Suchtkranker in geschlossenen Einrichtungen unterscheidet man im allgemeinen **drei Stadien. Das erste** wird gekennzeichnet durch den Zustand des Deliriums, in dem der Patient akut,

---

7 Die folgenden Unterabschn. 3 und 4 haben zur Grundlage die Vorlage 4/3/190 vom 3. 7. 1969 des Landschaftsverbandes Westfalen-Lippe für den Fachausschuß für Wohlfahrts- und Gesundheitspflege.

teilweise lebensgefährlich erkrankt ist. **Das zweite** Stadium schließt die Entziehungskur ein, die das Ziel verfolgt, den Kranken von seiner Sucht zu heilen. **Im dritten** Stadium wird der Versuch einer Resozialisierung in Beruf und Familie unternommen.

2) Suchtkranke in delirantem Zustand werden überwiegend in den Landeskrankenhäusern aufgenommen, da bei ihnen eine geistige Erkrankung vorliegt.

Für die Durchführung der Entziehungskur, bei der der Suchtkranke geistig gesund ist, bietet das Psychiatrische Krankenhaus nicht die geeigneten Voraussetzungen. Deshalb wurden spezielle Heilstätten eröffnet.

Sehr problematisch sind alle diejenigen Fälle, die in diese nur theoretisch klare – die Situation nicht erschöpfende – Kennzeichnung nicht hineinpassen.

### Delirfälle und vergleichbare Fälle

Suchtkranke (Alkoholiker und Medikamentensüchtige) werden in aller Regel erst dann zur stationären Behandlung in Landeskrankenhäuser eingewiesen, wenn sich der Zustand erheblich verschlimmert hat, wenn akute Intoxikationserscheinungen aufgetreten sind oder wenn sie zu einer Gefahr für die öffentliche Sicherheit oder Ordnung geworden sind bzw. innerhalb des Familienverbandes oder auf dem Arbeitsplatz nicht mehr tragbar sind.

Die Einweisung erfolgt dann gewöhnlich nach den Landesunterbringungsgesetzen („einstweilige Unterbringung"). (In NRW nach dem Gesetz über Hilfen und Schutzmaßnahmen bei psychischen Krankheiten.)

Nach Abklingen der Krankheitserscheinungen (Rauschzustand, Delir, andere Intoxikationserscheinungen usw.) stellt sich gewöhnlich nach einigen Wochen eine gewisse Normalisierung ein, so daß nach Ablauf der Unterbringungsfrist, die nach den meisten Landesunterbringungsgesetzen im Höchstfall sechs Wochen beträgt, keine Verlängerung des Krankenhausaufenthaltes im Sinne der „endgültigen Unterbringung" des Landesunterbringungsgesetzes möglich ist, da die Patienten zu diesem Zeitpunkt keine „gegenwärtige Gefahr für die öffentliche Sicherheit oder Ordnung" mehr darstellen. So muß sich die Therapie dieser Patienten auf die Behandlung der akuten Intoxikationserscheinungen beschränken. Die Sucht als solche läßt sich in dem kurzen Zeitraum von sechs Wochen in der Regel nicht hinlänglich angehen.

### Abgeklungene Delirfälle

Die anschließende Entziehungskur sollte nunmehr in einer Spezialeinrichtung für Entziehungskuren erfolgen. Das kann je nach Lage des Einzelfalles eine stationäre Einrichtung der freien Wohlfahrtspflege oder eine Heilstätte des Sozialhilfeträgers sein.

Hierfür ist zweifellos noch ein Platzbedarf vorhanden. Wie hoch dieser Bedarf ist, läßt sich nicht genau feststellen, Unsicherheitsfaktoren liegen insbesondere in zwei Bereichen. Einmal ist eine Vielzahl von Patienten nach Abklingen des deliranten Stadiums nicht mehr behandlungswillig – es besteht dann regelmäßig keine Möglichkeit, sie in einer Spezialeinrichtung unterzubringen –, zum anderen kann man nicht mit Sicherheit sagen, wieviel Patienten nach dem abgeklungenen Delir etwa in offenen Einrichtungen behandelt werden wollen und wieviel in geschlossenen behandelt werden müssen.

## Abgebaute Suchtkranke

Die sog. „abgebauten Suchtkranken", die in ihrer Verhaltensweise und Lebensuntüchtigkeit den chronisch kranken Geisteskranken nahekommen, sollten nach Möglichkeit geeigneten Langzeitkrankenhäusern oder Altenkrankenheimen zugeführt werden. Das bereitet zur Zeit erhebliche Schwierigkeiten, da nicht ausreichend geeignete Betten zur Verfügung stehen. Es handelt sich hier letztlich um ein Problem der Bedarfsdeckung für chronisch Kranke überhaupt.

## Sonstige akute Suchtkranke

Die als „sonstige akute Suchtkranke" zu bezeichnenden Patienten eignen sich im allgemeinen nicht für eine Suchtkrankenheilstätte, weil bei ihnen häufig eine geistige Behinderung im Vordergrund steht und die akute Suchtkrankheit den Aufenthalt in einer geschlossenen Einrichtung bedingt. Diese Kranken können jedoch nur in einer Umgebung behandelt werden, die ihnen zuträglich ist. D. h., die Suchtkrankheit muß hier wohl oder übel in einem Landeskrankenhaus für psychisch Kranke behandelt werden.

**b)** Das Hauptgewicht der Therapie wird auf methodische Einzelhilfe, Gruppentherapie sowie auf eine therapeutisch wertvolle Arbeitstherapie zu legen sein. Die somatische Behandlung ist bei den zahlreichen körperlichen Schäden selbstverständlich.

Die Heilstätten gehen bei der Therapie meist von der Erfahrung aus, daß nur eine umfassende Beeinflussung der Persönlichkeit des Kranken das Symptom der Sucht auf die Dauer günstig beeinflussen kann. Die Behandlung vollzieht sich im einzelnen wie folgt:
Zweigleisige Psychotherapie in Form der Einzelaussprache, der psychotherapeutischen Gruppenarbeit und der Angehörigenberatung.

Dabei ist großer Wert auf die Zusammenarbeit mit den caritativen Verbänden zu legen. Dadurch ist es möglich, daß die Patienten und deren Angehörige sog. Wochenendarbeitskreise besuchen können. Ergänzt wird diese Arbeit durch andere Formen der Gruppenarbeit wie Informationsgruppen, Singekreis, Wandergruppen u. ä.

In der Arbeitstherapie muß darauf Wert gelegt werden, daß in gleichmäßigem beständigem Tempo gearbeitet wird. Hochleistungen werden nicht erwartet. Der Patient soll vielmehr eine positive Beziehung zur Arbeit finden, soll Durchhaltevermögen und Konzentration wieder erleben bzw. erfahren. Der Patient soll in Gruppen arbeiten, damit er erfährt, wie der eine auf den anderen auch im Bereich der Arbeit angewiesen ist.

In der Freizeit bestehen Möglichkeiten in den verschiedenen Sparten Werkarbeiten zu verrichten, Sport zu treiben u. a. m.

## III. Alkoholkranke im besonderen

**1. Rück- und Überblick. a) Kurzer historischer Rückblick:** Die Destillation des Weines entwickelte sich im 12. Jahrhundert. Die auffallende Wirkung dieses Destillates blieb Geheimnis der Alchimisten und Ärzte. Die Bezeichnung „Weingeist" geht auf den Ausdruck „spiritus vini" zurück, Paracelsus gab die arabische Bezeichnung al-cohol. Der französische Chemiker LAVOISIER greift diese Bezeichnung wieder auf und bezeichnet eine Reihe chemischer Produkte als Alkohole.

Daß die Trunksucht auch schon in früheren Jahrhunderten in Deutschland unangenehm bekannt war, geht aus einem Ausspruch LUTHERs hervor, der in einer Psalm-Auslegung so plastisch meinte: „Es muß aber ein jegliches Volk seinen eigenen Teufel haben; Welschland seinen, Frankreich seinen; unser deutscher Teufel wird ein guter Weinschlauch sein und muß Sauf heißen."

Als die Zeit des Handels und Wandels im 15.–17. Jahrhundert Wohlstand brachte, nahm die Trunksucht zu, desgleichen in der Katastrophe des Dreißigjährigen Krieges (Schrittmacherfaktoren).

JOHANN PETER FRANK – bekannt durch sein „System der medizinischen Polizey" – berichtet, daß die Unmäßigkeit, die bis zur Mitte des 18. Jahrhunderts herrschte, abgenommen habe – „da wenigstens gesittete Menschen diesem Laster allgemein entsagten". Er beklagt jedoch schon seinerzeit die akademische Jugend in ihrer Trunksucht – „wodurch die tauglischsten Jünglinge in der Blüte zugrunde gehen".

HUFELAND hat in seinem Werk „Makrobiotik" in sehr bewegten Worten über das Laster des Branntweintrinkens geklagt (Kartoffelschnaps).

**b) Zum Ist-Zustand:** In der Bundesrepublik Deutschland (BRD) gibt es etwa 600 000 Alkoholkranke. Von 15 Menschen, die öfter trinken, kann einer nach einer Zeitspanne von 3–15 Jahren nicht wieder aufhören. Über 32 Milliarden DM wurden 1968 in der BRD einschl. West-Berlin für Alkohol und Tabak ausgegeben! (21½ Milliarden für Zigaretten und andere Tabakwaren.)

<small>Die jeweils aktuellen Zahlenangaben werden laufend im Informationsdienst der Deutschen Hauptstelle gegen die Suchtgefahren, 47 Hamm/Westf., Bahnhofstraße 2, Fernruf 2 58 55 veröffentlicht.</small>

Bei den Trinker-Neuzugängen stehen die 30- bis 40jährigen mit 35,5 % weit an der Spitze. Hieraus ergibt sich, daß gerade die Angehörigen der Altersgruppe betroffen sind, die eine besonders hohe Verantwortung für ihre Familien tragen.

Die Zunahme der Zahl der Trinkerinnen und jugendlichen Alkoholtrinker stellt ein besonderes Problem dar.

**c) Arten der Trunksucht:**

| | |
|---|---|
| Gamma-Alkoholismus: | Kontrollverlust über die genossene Menge des alkoholischen Getränks. |
| Delta-Alkoholismus: | Unfähigkeit, auf den Genuß alkoholischer Getränke zu verzichten. |
| Epsilon-Alkoholismus: | Periodisch auftretender Trinkzwang (sog. Quartalssäufer). |

**2. Zur stationären Behandlung Alkoholkranker: a) Vorbemerkung:** In der Prodromalphase ist die ambulante Behandlung erfolgversprechend. In der kritischen Phase bei weiteren Rezidiven trotz ambulanter Behandlung muß die Heilstätteneinweisung erfolgen. In der chronischen Phase ist ambulante Behandlung ziemlich sinnlos. Prädelirante Zustände und Alkoholpsychosen gehören in das Nervenkrankenhaus. Bei schweren Leberschäden sollte die Behandlung in einer medizinischen Klinik der Heilstättenbehandlung vorgeschaltet werden. In die Heilstätte sollten nur Alkoholkranke eingewiesen werden, die sich freiwillig zur Entziehungskur bereit erklären (RIEMENSCHNEIDER).

**Leitsätze zur stationären Behandlung Alkoholkranker[8]**
Ärztliche Untersuchung, besonders im Hinblick auf alkoholbedingte Schäden, bei der Aufnahme ist die Grundlage der Behandlung.
Die Behandlung besteht in völligem Alkoholentzug, Überbrückung der Entziehungserscheinungen mit geeigneten Medikamenten (Distraneurin, evtl. Librium und Valium). Grundsatz: Soviel wie erforderlich, aber so wenig und so kurz wie möglich, damit kein Umsteigen auf ein Medikament erfolgt. Medikamentöse Behandlung der alkoholbedingten Schäden, insbesondere der Leberschäden, Polyneuritis und des herabgesetzten Allgemeinzustandes, vitaminreiche Kost, Ordnung der Lebensführung, Korrektur der Einstellung zu bestimmten Problemen und Menschen, Beseitigung familiärer Spannungen und sozialer Fehlentwicklungen, soweit erforderlich, Einleitung eines Arbeitsplatzwechsels, gemeinsame Freizeitgestaltung, freie Ausgänge, Gruppentherapie, vertiefte therapeutische Gespräche, Teilnahme an religiösen Andachten, sorgfältige Vorbereitung der Entlassung, aktives Durchspielen anzunehmender schwieriger Situationen nach Entlassung (Psychodrama). Einbeziehung der Familienangehörigen in die Therapie. Nachbetreuung durch Heilstätte; telefonische Verbindung, spätere Erholungsaufenthalte sowie Hausbesuche der Therapieschwestern. Rechtzeitige Kontaktaufnahme mit Entsendestellen und Hausarzt.
Allgemeine therapeutische Maßnahmen müssen mit individueller Therapie kombiniert werden.

**b) Aufgaben und Arbeitsweise der Trinkerheilstätten:** In den Landesheilstätten für Trinker werden alle Suchtkranken aufgenommen, die von den Landeskrankenhäusern, den Fürsorgestellen und Ärzten für eine Entziehungskur ausgewählt und angemeldet worden sind.
Alle therapeutischen Maßnahmen dienen einer echten Ganzheitsbehandlung – die Antabus-Entziehung (Disulferan) ist meist nicht ausreichend – mit dem Ziel der Rehabilitation und Resozialisierung.
Die medikamentöse Therapie gilt anfangs der Sedierung und der Verhinderung eines Entziehungsdelirs. Außerdem wird regelmäßig eine Leberschutztherapie und, wenn nötig, auch eine Herz-Kreislauf-Behandlung durchgeführt. Daneben ist in vielen Fällen eine Diät erforderlich.
Das Hauptgewicht der Behandlung liegt jedoch auf der Arbeitstherapie, der Gruppentherapie und auf Einzelaussprachen. Die eigentliche Gruppentherapie wird in kleinen Gruppen bis zu 15 Patienten vom Arzt und

---

8 Nach RIEMENSCHNEIDER. Unter besonderer Berücksichtigung des Frauen-Alkoholismus; vgl. hierzu auch unten S. 194.

vom Fürsorger durchgeführt. Daneben werden größere Gruppen informativer Art (Stationsgruppen) vom Arzt und von den Pflegern betreut. Schließlich werden die Patienten zu Spezialgruppen zusammengefaßt wie z. B. Saunagruppe, Gruppe mit Schwimmunterricht, Wandergruppe, Theatergruppe, Singgruppe, Gruppe für das autogene Training, Sportgruppe, Hauszeitungsredaktion usw.

Regelmäßig werden von den verschiedenen Abstinenzler-Organisationen innerhalb der Heilstätte Gruppensitzungen abgehalten, an denen sich auch die Geistlichen beider Konfessionen beteiligen. Jeden Morgen beteiligen sich sämtliche Patienten an einer Morgengymnastik von 10 Minuten Dauer. Alle Patienten nehmen grundsätzlich an der Arbeitstherapie teil.
Wenn die Entziehungskur wirklich Aussicht auf Erfolg bieten soll, ist die individuelle Betreuung und die geschilderte Gruppentherapie intensiv durchzuführen. Dazu werden neben Ärzten Fürsorger und Psychologen benötigt.

Die Erfahrung zeigt, daß zur Entziehungskur auch gelegentlich solche Patienten eingewiesen werden, bei denen eine volle Resozialisierung auf Grund der bereits eingetretenen Depravation nicht mehr erwartet werden kann. Bei diesen Patienten ist jedoch oft eine partielle Resozialisierung möglich, so daß sie danach für ein Altersheim oder ähnliche Einrichtungen tragbar werden.

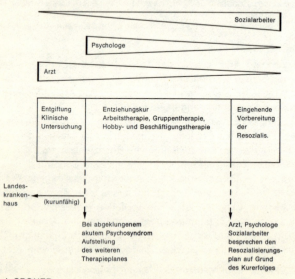

**Konzept für die Entziehungskur bei Alkoholikern mit Verteilung der Schwerpunkte beim Einsatz von Arzt, Psychologe und Sozialarbeiter [9]**

9 Nach SPONER.

## Suchtkranke

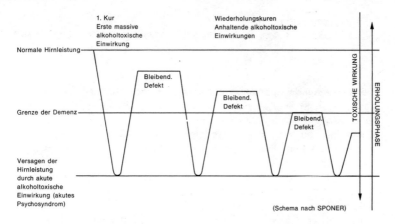

(Schema nach SPONER)

Das Niveau der „normalen" Hirnleistung wird nie wieder erreicht. Nach dem akuten alkoholtoxischen Psychosyndrom bleibt eine „Narbe" zurück.
„Gehirnzelle vergißt nicht."
Die Belastbarkeit der Gehirnzelle ist mit einem Gummiball vergleichbar.
Erste massive alkoholtoxische Einwirkung vermindert schon die Belastbarkeit der Zelle.
Gummiball springt nicht mehr bis zur vollen Höhe zurück. Später nimmt die Belastbarkeit der Zelle (Elastizität des Gummiballes) stets weiter ab.
Gummiball springt nach jedem Aufschlag (bei Gehirnzelle erneuter Streß durch Alkoholwirkung) weniger hoch.
Der Ball bleibt unter der Hälfte der Ausgangshöhe, Gehirnzelle bleibt in der Erholungsphase unterhalb der Grenze der Demenz.

c) **Gruppentherapie:** Eine erfolgversprechende Behandlung ist nur dann möglich, wenn beim Patienten die innere Bereitschaft zur Mitarbeit vorhanden ist. Durch Chronifizierung und fortgeschrittenen Abbau kann diese Bereitschaft sehr eingeschränkt sein. Daher versuchen die meisten Heilstätten, Mißerfolge dadurch vorzubeugen, daß sie lediglich ausgesuchte Patienten aufnehmen und prognostisch ungünstige Alkoholkranke den Landeskrankenhäusern als gesetzlich zur Aufnahme Verpflichtete überlassen. Hier liegt auch die Begründung, daß die sog. Erfolgszahlen nicht miteinander vergleichbar sind.

Als therapeutische Maßnahme hat sich die Gruppentherapie durchgesetzt. Folgende Unterteilungen sind zu treffen:
1) **Informationsgruppen.**
Sie dienen in erster Linie der Bildung eines Wir-Gefühls. Die Themen sind vielseitig und nach der Interessenlage der Gruppen ausgerichtet.
2) **Diskussionsgruppen.**
Hier werden besonders für die Suchtkranken relevante Themen angesprochen und diskutiert.

3) **Analytische Gruppen.**
Situations- und Rollenspiele, Sensitivity-Training und ähnliche Übungen stehen im Vordergrund. Einzelgespräche ergänzen die Gruppendiskussion.

**d) Die Behandlung alkoholkranker Frauen** ist der Behandlung alkoholkranker Männer ähnlich. Folgende Besonderheiten bedürfen aber einer Beachtung:
1) Häufig handelt es sich um Problemtrinkerinnen oder einen psychopathologischen Hintergrund (endogene und reaktive Verstimmungszustände, Neurosen).
2) Die Patientinnen sind durchweg als Grundpersönlichkeit intelligenter und geistig differenzierter als der Durchschnitt (bei Männern umgekehrt).
3) Rauschzustände und Kombinationen mit Schlafmitteln oder Analgetica sind häufiger als bei Männern.
4) Spirituosen spielen die beherrschende Rolle.
5) Die familiären Schäden sind noch beträchtlicher, und die familiäre Wiedereingliederung gestaltet sich weitaus schwieriger als bei alkoholkranken Männern.
6) Die Isolierung und Ablehnung durch die Umgebung ist oft vollständig.
7) Körperliche Schäden und psychische Störungen treten in bezug auf Menge und Dauer des Alkoholabusus wesentlich schneller und stärker auf als bei Männern.
8) Frauen bedürfen weitaus stärker als Männer der individuellen Behandlung und des therapeutischen Gespräches neben der Gruppen-, Arbeits- und Freizeittherapie."

**e) Praktisch durchführbare Ratschläge zur Unterstützung der Behandlung:** Die Suchtkrankenfürsorge betreut im wesentlichen die Alkoholiker. Aus der Praxis der Arbeit ergeben sich folgende wichtige Regeln für die Suchtfürsorge:
1. Erziehung der Ehefrau während einer Entzugskur des Mannes. Die Ehefrau muß wissen, daß sie eine besonders wichtige Aufgabe dabei hat, den Mann nicht in Situationen kommen zu lassen, in denen die Gefahr eines Rückfalles besonders groß ist. Der geringste Kompromiß, wie z. B. „ach, ein Glas kann nicht schaden", führt mit großer Wahrscheinlichkeit zum Rückfall.
2. Während der Entziehungskur ist eine Postüberwachung durch das Krankenhaus notwendig. Z. B. können Klagebriefe von zu Hause über aufgetretene Schwierigkeiten bei der Abwesenheit des Mannes zum Mißlingen der Entziehungskur führen.
3. Die nach der Entlassung anempfohlene Totalabstinenz gilt immer auch für den Ehepartner!
4. Die Heimkehr des betroffenen Partners sollte immer als eine Art „Fest

*Suchtkranke*

der Heimkehr" entsprechend vorbereitet sein. Die Beteiligten sollen dabei zum Ausdruck bringen, daß Vergangenes vergessen ist und ein neuer Lebensabschnitt beginnt.

**3. Zur sozialversicherungsrechtlichen Situation Alkoholkranker:**
**a)** Nach § 182 RVO hat der **Versicherte** einen Anspruch auf Krankenhilfe. Anstelle der Krankenhilfe kann die Krankenkasse Kur und Verpflegung in einem Krankenhaus gewähren. Die Krankenhauspflege stellt eine Ermessensleistung der Krankenkasse dar.

Die Träger der Rentenversicherung können im Rahmen ihrer Maßnahmen zur Erhaltung, Verbesserung oder Wiederherstellung der Arbeitskraft (§§ 1236 ff. RVO) Alkoholentziehungskuren durchführen. Ein Rechtsanspruch des Versicherten auf Leistungen dieser Art besteht nicht.

**b)** Das Bundessozialgericht (BSG) nahm in insgesamt fünf Revisionsentscheidungen zu der Leistungspflicht der Krankenkassen bei Entziehungskuren Stellung. Dabei traf es folgende grundsätzliche Feststellungen:
1) Die Trunksucht ist auch dann eine Krankheit im Sinne der RVO, wenn sie noch nicht zu organischen oder psychischen Folgeerkrankungen geführt hat (Urteile vom 18. 6. 1968 – 3 RK 63/66, 22. 11. 1968 – 3 RK 20/66 und 17. 10. 1969 – 3 RK 82/66).

In seiner Begründung führte das BSG an: „Die hier vorliegende Alkoholsüchtigkeit schweren Grades braucht sich nicht als eine Geisteskrankheit im engeren Sinne darzustellen oder sich schon in ‚körperlichen Erscheinungsformen' zu äußern. Vielmehr ist der Verlust der Selbstkontrolle das Merkmal dieser körperlich-seelischen Komplexerkrankung. Dieser Zustand erfordert aber eine ärztliche Behandlung." Diese Formulierung stellt einen sensationellen Durchbruch moderner medizinischer psychosomatischer Erkenntnisse in unserem Sozialrecht dar. In diesem Sinne führt das BSG in der Urteilsbegründung weiter aus: „Wenn die Rechtsprechung des RVA zur Trunksucht diesem Ergebnis entgegensteht, kann ihr nicht mehr gefolgt werden. Soweit dieser Rechtsprechung zu entnehmen ist, daß die Trunksucht im Stadium des Verlustes der Selbstkontrolle und des Nichtaufhörenkönnens bei Fehlen weiterer körperlicher und psychischer Begleit- und Folgeerkrankungen keine Trunksucht in fortgeschrittenem Grade und deshalb keine Krankheit im Sinne der gesetzlichen Krankenversicherung sei, muß diese Ansicht als durch die Fortschritte der medizinischen Erkenntnisse als überholt bezeichnet werden. Aber schon das RVA hätte bei einem entsprechenden Stande der medizinischen Wissenschaft in der damaligen Zeit diesen Grundsätzen sich auch nicht verschlossen."

2) Der Begriff der ärztlichen Behandlung darf in Trunksuchtsfällen nicht zu eng ausgelegt werden. Zu ihr gehört auch der Einsatz sogenannter natürlicher Heilmittel und -methoden wie der einer ärztlich angeordneten Beschäftigungs- und Arbeitstherapie (Urteile vom 17. 10. 1969 – 3 RK 80/66 und 82/66 sowie 17. 12. 1969 – 5 RKn 56/67 –).
3) Die Krankenkassen sind auch dann leistungspflichtig, wenn der Versi-

cherte zwangsweise in einer Heilanstalt untergebracht wurde (Urteile vom 17. 10. 1969 – 3 RK 80/66 und 82/66 –).
4) Die Trinkerheilanstalten sind als Krankenhäuser im Sinne der RVO anzusehen, wenn sie, wie im Urteil vom 22. 11. 1968 – 3 RK 46/47 – gefordert, über eine apparative Mindestausstattung, einen jederzeit rufbereiten Arzt und geschultes Pflegepersonal verfügen (Urteil vom 17. 12. 1969 – 5 RKn 56/67 –).
5) **Krankenhauspflege bei Trunksucht**

Trunksucht ist bereits als Krankheit im versicherungsrechtlichen Sinne anzusehen, wenn sie sich im Verlust der Selbstkontrolle und in der zwanghaften Abhängigkeit von dem Suchtmittel äußert, ohne ärztliche Behandlung mit Aussicht auf Erfolg nicht geheilt, gebessert oder auch nur vor Verschlimmerung bewahrt werden kann (s. Urteil des BSG vom 18. 6. 1968).

Daß eine Trunksucht häufig in einer Charakterschwäche wurzelt, schließt eine Leistungspflicht der Krankenkasse nicht aus, sofern die Sucht selbst einer ärztlichen Behandlung bzw. Krankenhausbehandlung zugänglich und bedürftig ist.

Die Leistungspflicht der Krankenkasse entfällt nicht deshalb, weil der Versicherte aus polizeilichen Gründen – wegen gegenwärtiger Gefährdung der öffentlichen Sicherheit oder Ordnung – zwangsweise in ein Krankenhaus eingewiesen wurde (Bundessozialgericht, Urteile vom 17. 10. 1969 – 3 RK 80/66 und 3 RK 82/66, abgedruckt in „Urteilssammlung für die gesetzliche Krankenversicherung" 19/69, 6965 – Auszug aus: Deutsches Ärzteblatt 18/1970, S. 1356).

Versicherungsrechtlich steht – auch nach der Entscheidung des Bundessozialgerichtes vom 18. 6. 1968 (3 RK 63/66) – im Vordergrund die Schwierigkeit der Kostenerstattung für Heil- und Kurmaßnahmen, denn süchtig werden disharmonische und willensschwache Menschen, die zur krankhaften Sucht besonders veranlagt sind. Zu dieser Veranlagung muß die Versuchung kommen und die Möglichkeit, sich das jeweilige Suchtmittel beschaffen zu können, denn sonst wird auch ein entsprechend veranlagter Mensch nicht süchtig (Disposition = Ich-Schwäche; Exposition).

Nach dem genannten Urteil vom 18. 6. 1968 wurde der Begriff der „Krankheit" im versicherungsrechtlichen Sinn den medizinischen Erkenntnissen angepaßt: „Krankheit ist ein objektiv faßbarer regelwidriger Zustand des Körpers oder des Geistes oder beider zugleich, der von der Norm abweicht und der durch eine Heilbehandlung behoben, gelindert oder zumindest vor einer drohenden Verschlimmerung bewahrt werden kann" (BSG 1968 Band 26 S. 241).

c) Die neue Rechtslage ermöglicht, bei Trunksucht nicht erst im aussichtslosen Stadium der Zerrüttung einzugreifen, sondern bereits dann, wenn die Trunksucht als solche erkennbar ist. Damit bewegen wir

*Suchtkranke*

uns in Richtung der modernen Auffassungen von Prävention und Rehabilitation im sozialen Rechtsstaat.

## IV. Das Rauschmittelproblem im besonderen[10]

**Zum Ist-Zustand: a)** 1960 wurden 1,2 kg Haschisch beschlagnahmt, bis 1969 1100 kg (die sog. Dunkelziffer im Rauschgifthandel ist sehr hoch). 1963 gab es 817 erfaßte Rauschgifttäter, 1968 stieg diese Zahl auf 2197. Von diesen Tätern waren 1963 = 0,3 % Jugendliche im Alter von 14 bis 18 Jahren, 2,3 % Heranwachsende (18 bis 22 Jahre). Im Jahre 1968 stiegen diese Anteile auf 10,7 % Jugendliche und 24,6 % Heranwachsende (Statistik des Bundeskriminalamtes). Nach einer Mitteilung der UNO sind 80 % der festgestellten Süchtigen unter 25 Jahre alt. 1969 war nach einer Kriminalstatistik in Nordrhein-Westfalen jeder 3. Rauschgifttäter ein Schüler. (Weitere Angaben s. Anlage 2.)

Die Weltgesundheitsorganisation hat als Merkmal der Drogensucht folgende Definition gegeben:
1. Es besteht ein übermäßiger Wunsch oder sogar Zwang, diese Drogen einzunehmen und sich auf jede Art und Weise zu beschaffen.
2. Es besteht das Verlangen, die Dosis ständig zu steigern (Gewöhnung).
3. Es kommt zu einer psychischen und physischen Abhängigkeit von der Droge.
4. Die Droge übt eine schädliche, ja zerstörende Wirkung auf das Individuum und die Gesellschaft aus.

Klassische Suchtmittel sind die Opiate und deren Abkömmlinge (Morphium, Heroin usw.). Auch Barbiturate (Schlafmittel) haben ähnliche Wirkungen.

Die Rauschmittel, die vorwiegend von den Jugendlichen genommen werden, wie Marihuana und LSD, sind keine Suchtmittel in dem genannten klassischen Sinne. Hier spricht man von Drogenabhängigkeit (WHO 1964) als ein „Zustand psychischer und physischer Abhängigkeit von einer Substanz mit zentralnervöser Wirkung".

Haschisch bzw. Marihuana wird mit Tabak vermischt vielfach geraucht oder in Reinsubstanz eingenommen (der herbsüße Rauch erinnert an Weihrauch). Die Rauschmittel können auch Süßigkeiten beigegeben werden. Geschäftemacher vermischen diese Rauschmittel.

**b)** Auf der Suche nach den Motiven, die zum Rauschmittelmißbrauch geführt haben, sollte die Möglichkeit bedacht werden, daß diese in der Wirkung der Droge liegen und daß viele Drogenkonsumenten zu Missionaren **für** die Droge werden!

---

10 Vgl. hierzu Anlage 2 S. 208.

*Gesundheitshilfe für Behindertengruppen*

1) Es kommt zu einer psychischen Abhängigkeit.
2) Auf die Dauer sind sicher Wesensveränderungen zu sehen, die sich in einer psychischen Nivellierung mit Verlust des Leistungsvermögens, des Realitätssinnes und der Selbstkritik zeigen. Es kommt zur sozialen und familiären Entwurzelung.
3) Als Kompensation zu dieser selbst empfundenen Wesensveränderung und der sozialen Isolation, der zunehmenden Egozentrik, kommt es zu einer starken Solidarisierung der Gruppen der Subkultur. Es entstehen reaktive Rationalisierungen und Ideologisierungen und mystisch-religiöse philosophische Vorstellungen. Bei Jugendlichen ist noch besonders zu beachten, daß sie in der Zeit der „Mauserung aller Ideale", wie Konrad Lorenz sagt, eine gefährliche Krise durchmachen. Wenn feste Strukturen abgebaut werden, um neuen Platz zu machen, entsteht immer eine Periode der Strukturlosigkeit und damit der Verwundbarkeit. Der Umgang mit Rauschgiften in dieser Zeit kann bei ihnen zu einer verhängnisvoll falschen Weichenstellung für das Leben führen und den vollen Ausbau der Persönlichkeit hemmen.
4) Es besteht die starke Gefahr, zu stärkeren und gefährlicheren Mitteln überzugehen. „Haschisch verspricht, was Heroin hält." Man spricht von einer Schrittmacherfunktion des Haschisch. 50 % der Heroinsüchtigen haben mit Haschisch angefangen. In dem Zusammenhang muß auf die gewissenlose Praxis mancher Händler hingewiesen werden, die dem Haschisch Opium beimischen, um die Abhängigkeit der Verbraucher zu erreichen.
5) Eine Gefahr, die erwähnt werden muß: Die Realitäts- und Bewußtseinsveränderungen, die Störungen im räumlichen Sehen, bilden den Grund für absolute Verkehrsuntüchtigkeit.
6) Regelmäßige Aufnahme der Droge kann, wie wir aus den orientalischen Erfahrungen wissen, zu schweren psychischen Schäden führen. Es kann zu psychoseähnlichen Zuständen kommen.

Bei Mißbrauch von LSD wurden sog. Chromosomenbrüche festgestellt. Nachdem die Anzahl mißgebildeter Kinder in Amerika bekanntgegeben wurde, die von Frauen geboren wurden, die LSD eingenommen hatten, soll der LSD-Boom in den USA zurückgegangen sein.

**2. Rechtliche Verpflichtungen.** Die Bekämpfung des Drogenmißbrauchs im örtlichen Bereich liegt in erster Linie bei den Gesundheitsämtern, den Trägern der öffentlichen Jugendämter sowie den Trägern der Sozialhilfe und den Schulen. Die beteiligten Behörden werden aufgrund folgender **bundesrechtlicher** Grundlagen tätig:

**Das Gesetz über die Vereinheitlichung des Gesundheitswesens** vom 3. Juli 1934 (RGS.NW. S. 3/SGV.NW. 2120) verpflichtet die Gesundheitsämter zur Fürsorge für Süchtige.

Das **Bundessozialhilfegesetz** in der Fassung vom 18. Sept. 1969 (BGBl. I S. 1688) verpflichtet die Gesundheitsämter zur Beratung seelisch Behinderter. Dazu können auch die Drogenabhängigen und Süchtigen gehören. Ferner regelt das Gesetz Hilfen durch örtliche bzw. überörtliche Träger der Sozialhilfe.

Das **Gesetz für Jugendwohlfahrt** in der Fassung vom 6. August 1970 (BGBl. I S. 1197) verpflichtet die Jugendämter und Landesjugendämter, Minderjährigen, die durch den Mißbrauch oder durch den drohenden Mißbrauch von Drogen in ihrer Entwicklung zur leiblichen, seelischen und gesellschaftlichen Ertüchtigung gefährdet oder geschädigt sind, erzieherische Hilfen, insbesondere durch Öffentlichkeitsarbeit, Beratung und Unterbringung zu gewähren.

Das **Gesetz zum Schutze der Jugend in der Öffentlichkeit** in der Fassung vom 27. Juli 1957 (BGBl. I S. 1058) verpflichtet die Jugendämter, in Zusammenarbeit mit anderen Behörden oder Stellen dafür zu sorgen, daß sich Kinder und Jugendliche nicht an Orten aufhalten, an denen sie gefährdet sind oder ihnen Verwahrlosung droht (Drogenszene).

Das **Gesetz über den Verkehr mit Betäubungsmitteln** (Betäubungsmittelgesetz) in der Fassung vom 10. Jan. 1972 (BGBl. I S. 2) regelt den Verkehr mit Betäubungsmitteln.

Weitere Rechtsgrundlagen sind u. a. die **landesrechtlichen** Unterbringungs-, Polizei- und **Ordnungsgesetze.**

3. a) Die **Behandlung Drogengefährdeter und Drogenabhängiger** vollzieht sich in 4 Phasen:
1) Prophylaxe
2) Klinische Behandlung (Entgiftung)
3) Entwöhnungsbehandlung
4) Rehabilitation (Wiedereingliederung)
   oder Asylierung.

**Zu 1): Prophylaxe** Hier handelt es sich um Maßnahmen der Aufklärung und der Beratung.
**Zu 2): Klinische Behandlung** (Entgiftung): Hierbei handelt es sich um die Phase der Entgiftung im medizinischen Sinne, die relativ kurzfristig durchzuführen ist.
**Zu 3): Entwöhnungsbehandlung.** Die Entwöhnungsbehandlung ist der Übergang von der kurzfristigen Entgiftung zu den eigentlichen Rehabilitationsmaßnahmen und sollte sich in therapeutischen Gemeinschaften innerhalb von Facheinrichtungen vollziehen. Sie ist im Gegensatz zur Entgiftungsbehandlung langfristig (6 Monate bis 2 Jahre). Ob für die langfristige Entwöhnungsbehandlung eine durchgehende psychotherapeutische Behandlung notwendig ist, ist umstritten. Jedoch dürfte bei der Dauer der Entwöhnungsbehandlung ohne psychotherapeutische Ansätze und Behandlungsformen wohl nicht auszukommen sein.
Die Grenzen zwischen der Entwöhnungsbehandlung und der Rehabilitation (in dem hier verstandenen engeren Sinne) sind fließend.
**Zu 4): Rehabilitation** (Wiedereingliederung): Die Rehabilitation hat das Ziel, nach der Entwöhnungsbehandlung das Selbstvertrauen des Entwöhnten zu festigen und ihn dem Leben in Familie und Gesellschaft zurückzuführen. Rehabilitationsmaßnahmen können nur unter folgenden Voraussetzungen erfolgreich sein:
– die – insbesondere affektiven – Bindungen, die sich während der Entwöhnungsbehandlung gebildet haben, müssen nach Möglichkeit erhalten bleiben, neue sollten aufgebaut oder wiederhergestellt werden (z. B. zu den Eltern),
– die Rehabilitationsgemeinschaft muß für die Funktion des Drogenkonsums ein Äquivalent bieten. Sie sollte von Rehabilitanten als Medium empfunden werden, das die Verhaltens- und Anpassungszwänge der Gesellschaft auffängt und mindert,
– der Entwöhnte muß lernen, Verhaltensstrukturen und Normen zu entwickeln, die das Leben in der sozialen Gemeinschaft ermöglichen.
Rehabilitation kann sich in drei Formen vollziehen:

## Gesundheitshilfe für Behindertengruppen

- in einer Rehabilitationsgemeinschaft wie z. B. in einem Übergangsheim, in einer Wohngemeinschaft, in Kommunen,
- in der eigenen Familie,
- in einer Gast-Familie.

Bei der Aufnahme in die eigene oder in eine Gast-Familie ist die Verbindung zur Gemeinschaft der aus der Entwöhnungsbehandlung Entlassenen nach Möglichkeit aufrechtzuerhalten.

Die Rehabilitation kann sich stationär, teilstationär und ambulant vollziehen.

**Asylierung:** Die längere gesicherte Unterbringung von uneinsichtigen Rauschgiftsüchtigen zum eigenen Schutz und zum Schutz der Allgemeinheit ist zu gewährleisten. Sie ist dringend erforderlich, um die „Ansteckung" weiterer anfälliger Jugendlicher zu unterbinden.

### b) Zuständigkeitsfragen:

1) **Prophylaxe:** Aufklärung und Beratung sind Sache der örtlichen, nicht der überörtlichen Träger der Jugendhilfe, Sozialhilfe und Gesundheitspflege. Das Landesjugendamt ist zuständig für die Heranbildung von Multiplikatoren (durch Publikation, Lehrgänge u. ä.)

    Das zuständige Ministerium fördert Dienstkräfte, die in der Drogenberatung tätig sind, im Rahmen des Jugendschutzes.

2) **Entgiftungsbehandlung**

    Die Entgiftungsbehandlung kann nur stationär durchgeführt werden. Damit ist – vorbehaltlich des Grundsatzes der Subsidiarität der Sozialhilfe (§ 2 BSHG) – die Zuständigkeit des überörtlichen Trägers der Sozialhilfe gegeben.

    Da die Entgiftungsbehandlung sich relativ problemlos durchführen läßt, sollten nach Möglichkeit hier vorwiegend die allgemeinen Krankenhäuser tätig werden.

3) **Entwöhnungsbehandlung**

    Da die Entwöhnungsbehandlung in der Regel den Charakter einer vollstationären Betreuung trägt, ist der überörtliche Träger der Sozialhilfe nach § 100 BSHG zuständig. Die Kosten für die Entwöhnungsbehandlung sind mit 110,— DM pro Tag und Patient berechnet worden.

4) **Rehabilitation** (Wiedereingliederung)

    Die Wiedereingliederung wird sich in sog. Übergangsheimen bzw. aus diesen Heimen heraus vollziehen müssen. Es kann sich dabei sozialhilferechtlich im Einzelfall sowohl um eine teilstationäre wie auch ambulante Maßnahme handeln. Nur in wenigen Fällen wird man von teilstationärer Betreuung sprechen können. Zumeist wird es sich um eine ambulante Betreuung handeln. Vieles spricht dafür, die gesamte Betreuung in einem Übergangsheim als ambulante Maßnahme – darauf liegt ohnehin eindeutig das Schwergewicht – in die sachliche Zuständigkeit des örtlichen Trägers zu nehmen.

    Die notwendige Verzahnung zwischen der Entwöhnungsbehandlung, der Betreuung im Übergangsheim und der „nachgehenden" Betreuung kann dadurch gewährleistet werden, daß bereits in den Einrichtungen die Außenfürsorger der Ortsverwaltungen mit den aus

## Suchtkranke

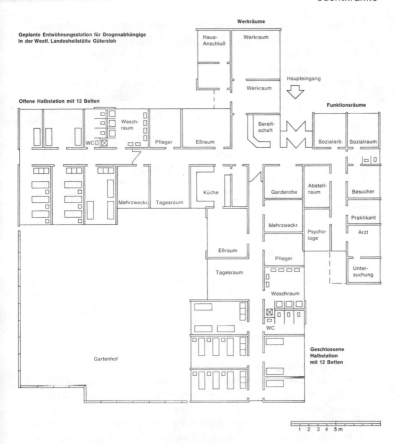

diesem Bereich kommenden und dort zur Wiedereingliederung vorgesehenen Rehabilitanten Verbindung aufnehmen. Diese „Fürsorger" müssen ebenfalls von örtlichen Trägern gestellt werden.

Es wäre richtig, vorhandene geeignete Einrichtungen zu nutzen oder aber Räumlichkeiten anzumieten. Dies wäre aber eine Aufgabe, welche die freien Verbände der Wohlfahrtspflege besser lösen können als die Sozialhilfeträger. Abgesehen davon wäre der Grundsatz der Priorität der freien Verbände zu beachten, denn es ist mit einiger Sicherheit anzunehmen, daß diese sich der Aufgabe der Rehabilitation widmen wollen und widmen werden.

Außerdem dürfte es dem Eingliederungsziel am dienlichsten sein, die letzte Phase der Rehabilitation in Einrichtungen freier Träger durchzuführen, um diesen Maßnahmen ebenso wie denjenigen der Prophylaxe den Anschein des Behördlichen zu nehmen.

Freien Trägern wird es ohne finanziellen Anreiz und ohne großzügige finanzielle Unterstützung nicht möglich sein, in der gebotenen Eile Einrichtungen der „Übergangshilfe" zu schaffen. Man sollte anstreben, die über einen Eigenanteil von etwa 20% hinausgehenden Investitionskosten aus öffentlichen Mitteln zu finanzieren, und zwar sollten sich diese Kosten mit je einem Drittel das Land, der überörtliche Träger und der örtliche Träger teilen.

**Asylierung:**
Ein großer Teil der Drogenabhängigen, die dauernd unterzubringen sind, wird auf Grund strafgerichtlicher Entscheidungen in „Anstalten" eingewiesen. Hier stellt sich die Frage, ob nicht die zuständigen Justizbehörden selbst entsprechende Einrichtungen zu schaffen und zu unterhalten haben. Das Problem liegt hier ähnlich wie in den Fällen der Sicherungsverwahrung oder der Einweisung in Heil- und Pflegeanstalten oder in Trinkerheilanstalten und sollte in diesem Zusammenhang erörtert werden. Denn für diese Fälle ist nur noch die Hilfe zur Pflege angebracht.

**c) Weitere Maßnahmen zur Bekämpfung der Drogenabhängigkeit**[11].
1) Informationsschriften, die sich nach Prüfung als besonders wirksam und sachkundig erwiesen haben, sollte man mit staatlichen Mitteln einem breiten Publikum zugänglich machen.
2) Die präventiven Maßnahmen der Aufklärung von Eltern, Erziehern und Jugendlichen könnten um ein Vielfaches wirksamer werden, wenn man durch seminaristische Schulungen „Multiplikatoren" sachkundig macht. In erster Linie sollte man entsprechend Lehrer schulen, aber auch Sozialarbeiter und andere Fachleute, die in der Jugendarbeit tätig sind. Es empfiehlt sich, dafür einen Dozentenstab zu bilden, der diese Problematik aus den verschiedensten Perspektiven beleuchten kann. Wichtig wäre in einem solchen Seminar aber auch ein ausgesprochenes Training der Gesprächsführung mit Jugendlichen zu diesem Problem. Wenn ein solcher Stab besteht, müßte überörtlich, möglichst durch ein Ministerium, zu den Seminaren einberufen werden, um das ganze Gewicht des Staates einzubringen.
3) Es wäre gut, wenn an verschiedenen Brennpunkten Beratungszentren nach dem Frankfurter Modell eingerichtet würden (Beratungsstelle für Rauschmittelfragen).
4) In verschiedenen Institutionen, möglichst jugendpsychiatrischer Art, sollten Behandlungszentren eingerichtet werden.
5) Die beste Methode wäre, Jugendliche zu gewinnen, die man für gefährdete Jugendliche einsetzen könnte. Diese müßte man auch fachkundig schulen. Man hätte den Vorteil dadurch, daß Jugend für Jugend wirkt.

11 Zusammensetzung: HÜNNEKENS, Hamm.

*Suchtkranke*

Gerade die Gewinnung von Argumenten gegen die Rauschmittel durch „Exuser" wäre besonders wichtig. Man sollte solche „Exuser" aufsuchen, um sie zur Mitarbeit zu gewinnen. Die Hoffnung, wie bei den Alkoholikern Vereinigungen von „Ehemaligen" zu organisieren, ist wenig begründet, da die „Exuser" dahin tendieren, sich zu isolieren und möglichst mit diesen Fragen und ihren ehemaligen Freunden nichts mehr zu tun zu haben. Man kann sie nicht zu „Missionaren gegen" umdrehen.

## V. Zusammenfassung (Stichworte)

**1.** Für die Sozialhygiene relevant sind Suchtkrankheiten, die zugleich ein Gruppenproblem sind.

Für eine Sucht kennzeichnend ist das triebhafte durch Vernunftsgründe nicht zu beherrschende Begehren, sich ein Lustgefühl zu verschaffen oder eine Unlust zu vertreiben. Darüber hinaus das Bestreben, dieses Lusterlebnis immer zu wiederholen, sobald die Wirkung des Vorangegangenen nachzulassen beginnt. Dieser Lustgewinn wird vom Süchtigen über alle anderen Lebensziele gestellt. Sucht und gesundheitsgefährdende Gewöhnung müssen unterschieden werden. – Im Alkoholismus zeigt die Trunksucht (vielfach als „Alkoholkrankheit" bezeichnet) ihre sozialen Folgen für den Betroffenen und seine Familie. **Krankhaft süchtig ist, wer unter seinem Verhalten subjektiv leidet oder sich objektiv in seiner Gesundheit schädigt.**

In der Bundesrepublik Deutschland bedrohen unter diesen Aspekten der Alkoholismus und die Sucht nach Rausch-, Betäubungs- und Schlafmitteln einschließlich Morphinismus mit seinen Spielarten die Volksgesundheit.

Die primäre Vorbeugung liegt außerhalb der ärztlich-medizinischen Kompetenz. Sie ist Aufgabe der Pädagogik und der Institutionen, die den Menschen zu selbständigem Verhalten erziehen sollen.

**2.** Im **Krankenversicherungsrecht** ist die Trunksucht nach einem Urteil des Bundessozialgerichtes vom 18. 10. 1968 als „Krankheit im Sinne der RVO" anerkannt.

**Aufgaben des Staates:** Gesetzliche Regelung der Einfuhr und Abgabe aller Opiate und ähnlich wirkender Substanzen (z. B. Rezeptpflicht, BTM-Bücher). Heilanstalten, Sozialhilfe, Trinkerfürsorge der Gesundheitsämter, Unterstützung der freien Verbände und Organisationen.

**Aufgaben der Sozialhilfe:** Örtlich und sachlich zuständig für die Sozialhilfe für Suchtkranke außerhalb von Anstalten, Heimen und gleichartigen Einrichtungen sind nach §§ 97 und 99 BSHG die örtlichen Träger der Sozialhilfe. Die überörtlichen Träger der Sozialhilfe sind nach § 100, Abs. 1 BSHG zuständig für Hilfen in besonderen Lebenslagen, wenn der

Aufenthalt in einer Anstalt, einem Heim oder in einer gleichartigen Einrichtung notwendig ist. Suchtkrankenhilfe wird gewährt:
a) durch ambulante Maßnahmen,
b) in Anstalten, Heimen und gleichartigen Einrichtungen (in offenen Heilstätten, in geschlossenen Heilstätten und in Landeskrankenhäusern für Psychiatrie).

**Die Hilfe der Verbände:** Die im Bereich der freien Wohlfahrtspflege tätigen Verbände haben sich zu einer Arbeitsgemeinschaft gegen die Suchtgefahren zusammengeschlossen. Auch sie unterhalten sogenannte Entziehungsheime. Die individuelle, persönliche Hilfe von Mensch zu Mensch (ambulant) steht jedoch im Vordergrund. Trotzdem muß eine relativ große Anzahl der Betreuten in Heilstätten und ähnlichen Einrichtungen gezielt behandelt werden.

**Behandlung in Heilstätten:** Bei der Behandlung werden 3 Stadien unterschieden:
a) Der oft lebensgefährliche Zustand des Deliriums wird behandelt (Entgiftung, Kreislaufbehandlung).
b) Die eigentliche Entziehung wird durchgeführt.
c) Der Versuch einer Resozialisierung in Beruf und Familie wird unternommen.

Die Heilstätten gehen bei der Therapie meist von der Erfahrung aus, daß nur eine umfassende Beeinflussung der Persönlichkeit des Kranken das Symptom der Sucht auf die Dauer günstig beeinflussen kann. Die Psychotherapie in Form der Einzelaussprache und der psychotherapeutischen Gruppenarbeit sowie die Angehörigenberatung stehen deshalb im Vordergrund.

Bei der Arbeitstherapie muß darauf Wert gelegt werden, daß in beständigem Tempo gearbeitet wird. Hochleistungen werden nicht erwartet. Der Patient soll eine positive Beziehung zur Arbeit finden, soll Durchhaltevermögen und Konzentration wieder gewinnen.

**Einige Zahlenangaben:** Alkoholkranke: Bundesrepublik Deutschland etwa 600 000, Österreich 250 000 bis 300 000, USA 5 Millionen (etwa 10% sind Minderjährige).

1968 wurden für Alkohol und Tabak über 32 Milliarden DM ausgegeben, davon über 10 Milliarden DM für Zigaretten und andere Tabakwaren (Informationsdienst 1/2, 1969).

Reiner Alkohol pro Kopf und Jahr Bundesrepublik Deutschland über 10 Liter, Österreich 11 Liter (der Verbrauch pro Kopf der Bevölkerung ist in „Weinländern" höher).

Etwa 20% aller Sexualdelikte geschehen unter Alkoholeinfluß.

Bei den Suchtneuzugängen stehen die 30- bis 40jährigen mit 35,5% an der Spitze. Hieraus ergibt sich, daß gerade die Angehörigen der Altersgruppen betroffen sind, die eine besonders hohe Verantwortung für ihre Familie tragen.

Die Zunahme der Zahl jugendlicher Alkoholiker stellt ein besonderes Problem dar. Desgleichen die Zunahme der BTM-Sucht.

**3. Der Gebrauch von Rauschmitteln nimmt zu.** Besonders betroffen sind Schüler und Jugendliche. Nach einer Mitteilung der UNO sind 80% der festgestellten „Mißbraucher" unter 25 Jahre alt.

## Risiken der Rauschmittel
1. Es kommt zu einer psychischen Abhängigkeit.
2. Auf die Dauer sind sicher Wesensveränderungen zu sehen, die sich in einer psychischen Nivellierung mit Verlust des Leistungsvermögens, des Realitätssinnes und der Selbstkritik zeigen. Es kommt zur sozialen und familiären Entwurzelung.
3. Als Kompensation zu dieser selbst empfundenen Wesensveränderung und der sozialen Isolation, der zunehmenden Egozentrik, kommt es zu einer starken Solidarisierung der Gruppen der Subkultur.
4. Es besteht die Gefahr, zu stärkeren und gefährlicheren Mitteln überzugehen. „Haschisch verspricht, was Heroin hält." 50% der Heroinsüchtigen haben mit Haschisch angefangen („Einstiegsdroge"). In dem Zusammenhang muß auf die gewissenlose Praxis mancher Händler hingewiesen werden, die dem Haschisch Opium beimischen, um die Abhängigkeit der Verbraucher zu erreichen.
5. Regelmäßige Aufnahme der Droge kann zu schweren psychischen Schäden führen. Es kann zu psychoseähnlichen Zuständen kommen.

Bei Mißbrauch von LSD wurden sogenannte Chromosomenbrüche festgestellt.

## VI. Schrifttum

1. Engel, W.    Trunksucht – Krankheit?
   Dt. Ärzteblatt H. 4 (1970) 260
2. Gedicke, K.    a: Das Suchtproblem aus der Sicht des öffentlichen Gesundheitsdienstes Wohlstand – Genuß – Rausch.
   Hoheneck-Verlag, Hamm/Westf. 1962 S. 104
   b: Aufgaben, Möglichkeiten und Grenzen des überörtlichen Trägers der Sozialhilfe in der Hilfe für Suchtkranke.
   Suchtgefahren 14 (1968) 13
3. Gerhard, E.    Rauschmittelprobleme und Möglichkeiten zur Hilfe.
   Der Städtetag 9 (1970) 446
4. Hünnekens, H.    Zur Rauschmittelproblematik der Jugendlichen.
   Mitteilungen des Landesjugendamtes Westfalen-Lippe Nr. 3/1970
5. Kramm, H.    a: Die Beurteilung des Alkoholismus in der Geschichte des deutschen Sozialrechts.
   Arbeitsmedizin – Sozialmedizin – Arbeitshygiene Januar (1970) 4
   b: Der Trinker in unserer Sozialordnung
   Dt. Ärzteblatt 37 (1967) 1898
6. Rotter, H.    Die Rehabilitation Alkoholkranker. Luchterhand
7. Schneider, K.    Rauschgiftsucht und Zurechnungsunfähigkeit.
   Jahrbuch 1969 Akademie f. Staatsmedizin – Düsseldorf S. 98
8. Stübing, G.    Haschisch und Marihuana.
   Das Öffentl. Gesundheitswesen 32 (1970) 379

*Gesundheitshilfe für Behindertengruppen*

## VII. Anlagen

### 1.a) Aus der Denkschrift „Alkoholismus in der Bundesrepublik Deutschland" (1964) der Deutschen Hauptstelle gegen die Suchtgefahren

**10 Forderungen:**
1) Durch die ständig steigende Zunahme des Alkoholverbrauchs ist auch die Zahl der Alkoholkranken und -gefährdeten gestiegen. Die vorhandenen Heilstätten für Alkoholkranke reichen nicht aus, um alle für ein Heilverfahren vorgesehenen Patienten aufzunehmen. Weitere Heilstätten müssen daher baldmöglichst errichtet werden.
2) Zur rechtzeitigen Erfassung der Alkoholkranken und -gefährdeten ist die Einrichtung von Beratungs- und Fürsorgestellen für Alkoholkranke und -gefährdete in den Kreisen und Städten erforderlich, in denen solche noch fehlen. Dabei kann auf die Mitarbeit der Enthaltsamkeitsverbände mit ihren Fürsorgern und ehrenamtlichen Helfern nicht verzichtet werden. Es sollte keinen Bezirk eines deutschen Gesundheitsamts geben, in dem diese Arbeit nicht in irgendeiner Form durchgeführt wird oder bei entsprechender Aufmerksamkeit des Amtsarztes und seiner Mitarbeiter ermöglicht werden könnte. Das Gesetz zur Vereinheitlichung des Gesundheitswesens gibt für diese wichtige fürsorgerische Aufgabe die Grundlage.
3) Unentbehrlich sind für die rechtzeitige Erfassung, ambulante Betreuung und für die nachgehende Fürsorge weitere Ortsgruppen der Enthaltsamkeitsverbände. Die Bemühungen der Verbände, solche zu gründen, sollten daher weitgehend unterstützt werden.
4) Die **Aufklärungs- und Erziehungsarbeit**, die von der „Deutschen Hauptstelle gegen die Suchtgefahren" und den ihr angeschlossenen Verbänden im Sinne einer vorbeugenden Fürsorge geleistet wird, muß von der Bundesregierung und den Landesregierungen durch Bereitstellung der erforderlichen Mittel intensiviert werden.
5) Es ist dafür zu sorgen, daß die **Bestimmungen des Gaststätten-Gesetzes** beachtet und durchgeführt werden. Dazu gehört die dringende Forderung, daß im Sinne § 1, 2 die Erlaubnis zur Eröffnung einer Gastwirtschaft nur erteilt werden darf, wenn ein Bedürfnis nachgewiesen ist.
6) Ebenso ist es unerläßlich, dafür zu sorgen, daß auch die Bestimmungen des Gesetzes zum Schutze der Jugend in der Öffentlichkeit beachtet und durchgeführt werden. Das setzt voraus, daß auch die Abgabe von alkoholischen Getränken durch Warenautomaten verboten wird.
7) Die Aufklärung der Jugend über die Alkohol- und Tabakgefahren muß rechtzeitig erfolgen. Die Kultusminister aller Länder des Bundesgebietes haben in Erlassen den Schulen zur Pflicht gemacht, im Rahmen des gesamten Unterrichts über die Alkohol- und Tabakfrage aufzuklären.
Lehrerbildung und Lehrerfortbildung haben deshalb die Lehrer für diese wichtige pädagogische Aufgabe vorzubereiten.
Lehr- und Lernmittel sind dafür bereitzustellen. In Elternabenden und durch Merkblätter müssen Eltern auf die Alkohol- und Tabakgefahren hingewiesen und zur Mitwirkung bei den erzieherischen Bemühungen der Schule aufgerufen werden.
8) **Die Reklame für alkoholische Getränke** sollte eingeschränkt und im Fernsehen und an Verkehrsmitteln nicht erlaubt werden.
9) **Die Steuern** für alkoholische Getränke sollten so erhöht werden, daß sie verbrauchsdrosselnd wirken. Die Steuereinnahmen können helfen, alkoholbedingte Ausgaben (Fürsorge, Kriminalität, vorzeitige Invalidität usw.) zu decken.
10) Es sollten aber aus diesen Steuermitteln auch der „Deutschen Hauptstelle gegen die Suchtgefahren" und den ihr angeschlossenen Enthaltsamkeitsver-

bänden zur Durchführung ihrer für die Volksgesundheit wichtigen Arbeit die dringend benötigten Mittel zur Verfügung gestellt werden.

**b) Weiterer Anstieg des Alkohol-Tabak-Konsums im Jahre 1971:** Die deutsche Hauptstelle gegen die Suchtgefahren veröffentlichte eine Zusammenstellung des Alkohol- und Tabak-Konsums mit einer Gegenüberstellung des Verbrauchs in früheren Jahren. Im Hinblick auf die verschiedenen Alkoholarten ist die zuverlässigste Angabe der Verbrauch in Litern reinen Alkohols je Einwohner, ausschließlich errechnet aus dem Konsum alkoholischer Getränke.

Der Verbrauch in Litern reinen **Alkohols** je Einwohner in der Bundesrepublik Deutschland betrug:

| | |
|---|---|
| 1971 | 12,9 l |
| 1970 | 11,38 l |
| 1960 | 7,79 l |
| 1950 | 3,80 l |
| 1939 | 4,85 l |
| 1921 | 4,76 l |
| 1900 | 10,1 l |

Nach Prof. WIRTHS vom Max-Planck-Institut für Ernährungsphysiologie erhöhte 1970/71 die konsumierte Menge an Alkohol die tägliche Kalorienzufuhr bereits um 10%, also um 300 Kalorien, auf einen durchschnittlichen Kalorienverbrauch von 3300 Kalorien, das sind 700 bis 800 Kalorien pro Tag und Kopf zuviel. Darüber hinaus wird der Flüssigkeitsspegel auf jährlich 567 l pro Kopf erhöht, das sind über 200 l zuviel.

Der durchschnittliche **Zigarettenverbrauch** je Einwohner in der Bundesrepublik Deutschland betrug:

| | |
|---|---|
| 1971 | 2049 St. |
| 1970 | 1943 St. |
| 1969 | 1844 St. |
| 1968 | 1751 St. |

(Quelle: Bundesgesundheitsblatt 16 [1973] 25)

Die Bundesbürger gaben 1971 rund 3,3 Milliarden DM für Alkohol und Tabakwaren mehr aus als 1970, nämlich insgesamt 40,3 Milliarden DM. Das entspricht einem Anstieg von fast genau 9 Prozent gegenüber 1970.

Für **Alkohol** wurden 1971 = 27,6 Milliarden DM gegenüber 25 Milliarden DM 1970 ausgegeben, für **Tabakwaren** über 12,7 Milliarden DM gegenüber 12 Milliarden DM 1970. Durchschnittlich gab jeder Bundesbürger 1971 = 450 DM für Alkohol aus (1970 = 405 DM), für Tabakwaren 208 DM (1970 = 196 DM).

Für den Staat war dieser beträchtliche Konsumanstieg ein „rundes Geschäft": Er nahm aus diesem Verbrauch 1971 über 10,8 Milliarden DM an Steuern ein (aus dem Alkoholverbrauch 3,9 Milliarden, aus dem Tabakkonsum über 6,9 Milliarden DM)! Das sind über 600 Millionen DM mehr als 1970.
(Quelle: DHS-Informationsdienst 1972)

**c) Alkoholverbrauch in der DDR:**
Pro-Kopf-Verbrauch von Spirituosen 1955 = 4,4 Liter; 1970 = 6,6 Liter.
Bier 1965 = 68,5 Liter; 1970 = 95,7 Liter
(Dr. Ärzteblatt 70 [1973] 396)

*Gesundheitshilfe für Behindertengruppen*

## 2. a) Drogen-Gefahrenskala [12]

1) **Opium und Opiate.** Decknamen: „O", „hard stuff", „brown stuff" (Rohopium), „H" (Heroin), „M" (Morphium).
Diese Mittel haben eine beruhigende und schmerzstillende Wirkung. Sie vermitteln zugleich ein allgemeines Glücksempfinden, ein Gefühl des Losgelöstseins von der Wirklichkeit und angenehme Träume.
Infolge Gewöhnung muß die Dosis immer mehr gesteigert werden. Auch der Körper kann sich in solchem Ausmaß an die Droge gewöhnen, daß er bei ihrem Fehlen mit heftigen Abstinenzerscheinungen (Unruhe, Angst, Übelkeit, Schweißausbrüche) reagiert. Entziehungskuren sind langwierig und schwierig.

2) **Haschisch und Marihuana.** Decknamen: „Heu", „Hasch", „grass", „Pot", „tea", „weed", „shit", „joint" (Marihuana-Zigarette)
Haschisch und Marihuana – Abkömmlinge des indischen Hanfs – wirken unterschiedlich auf den einzelnen. Sie beeinflussen das Konzentrationsvermögen, führen bei manchen Menschen zu gehobener Stimmung und gesteigerter Kontaktfreudigkeit, bei anderen zu Ruhelosigkeit und Initiativeverlust. Intensivierung von Zeit- und Raumgefühl, Farb- und Tonempfinden, bei Verwendung von höheren Dosen ausgesprochene Sinnestäuschungen (Halluzinationen).
Höhere Dosen stören Urteilskraft und Gedächtnis. Übermäßiger Konsum verursacht Angstzustände und Depressionen. Sehr oft sind Haschisch und Marihuana Wegbereiter für andere gefährliche Drogen. (Einstiegdroge)

3) **Kokain.** Decknamen: „C", „Koks", „coke", „charley", „white stuff", „Schnee".
Kokain wird als weißes, bitter schmeckendes Pulver in Reinsubstanz von Süchtigen entweder geschnupft oder – in Wasser gelöst – in die Vene gespritzt. Kokain ist ein zentral wirkendes Weck- und Rauschmittel, das Sprechlust und Kontaktfreudigkeit steigert, aber auch Rausch- und Verwirrungszustände sowie krankhaftes Mißtrauen zur Folge haben kann. Manche Kokainsüchtige tragen daher ständig Waffen bei sich.

4) **Halluzinogene.** Deckname: „acid".
Es handelt sich um Substanzen, die Sinneseindrücke verändern und Sinnestäuschungen hervorrufen.
Typische Vertreter:
LSD (Lysergsäurediäthylamid), natürlicher Bestandteil des Mutterkorns, aber auch künstlich herstellbar.
Meskalin, Wirkstoff des Peyotl-Kaktus, seit Urzeiten in Mexiko und Südamerika, u. a. bei religiösen Zeremonien, verwendet.
DOM (oder „STP"), synthetische Abkömmlinge des Amphetamins mit starker halluzinogener Wirkung.
Auf dem schwarzen Markt wird LSD in unterschiedlicher Konzentration und mit anderen Stoffen vermischt angeboten.
LSD-Anhänger sprechen von der bewußtseinserweiternden, „offenbarenden", psychodelischen Wirkung der Droge. Schon mit kleinsten Dosen (1/10 000 Gramm) ist ein „trip", eine „Reise", zu erzielen.
Der Verbraucher gerät dabei in einen Zustand gesteigerter nervlicher Erregbarkeit; seine Stimmung ist euphorisch gehoben oder auch depressiv. Erlebnisse und Sinnestäuschungen können so bedrängend werden, daß es zu abrupten Fehlhandlungen (Selbstmordversuchen) kommt.

5) **Weckmittel.** Decknamen: „prelus", „captas", „speed", „pep pills", „purple hearts".

12 Gekürzt aus DNJ-Nachrichten „Modernes Gesundheitswesen" Nr. 30/70

## Suchtkranke

Natürliche Weckmittel sind Getränke wie Kaffee, Tee, Coca-Cola, die Coffein bzw. Tein enthalten.
Unter den synthetischen Weckmitteln versteht man verschiedene Stoffe mit einer stark anregenden Wirkung auf das zentrale Nervensystem. Am bekanntesten sind die Amphetamine (Enzedrin, Pervitin u. a.), Preludin, Ritalin, Captagon und Ephedrin.
In einigen europäischen Ländern ist der Weckmittelmißbrauch sehr verbreitet. Jugendliche in Schweden nehmen nicht nur einzelne Tabletten, sondern „Stöße" bis zu 30 Tabletten.
Überdosierung führt zu Vergiftungserscheinungen mit Sinnestäuschungen, Wahnvorstellungen und krankhaftem Mißtrauen, ähnlich wie bei der Kokainabhängigkeit; Selbstmordversuche kommen vor.
Nicht selten werden Weckmittel von Alkohol-, Schlafmittel- und Betäubungsmittelsüchtigen zusätzlich verwendet, auch in Form von Mischpräparaten. Die besonders in England gehandelten „purple hearts" sind eine Mischung aus Amphetaminen und Barbituraten.
Mißbräuchliche Anwendung von Weckmitteln führt zur Drogenabhängigkeit.

6) **Schnüffeln** („sniffing")
Schnüffeln bedeutet Einatmen von Dämpfen leichtflüchtiger Stoffe, die hauptsächlich als chemisch-technische Lösungsmittel Verwendung finden und daher leicht zugänglich sind.
Verwendet werden Äther, Azeton, Benzin (Benzol), Trichloräthylen sowie Verdünnungsmittel für Farben und Klebstoffe.
Beim Inhalieren setzt ein kurzdauernder Rausch ein, der durch erneutes Einatmen wiederholt werden kann. Die Folgen reichen von mäßiger Euphorie über allgemeine Enthemmung bis zur Bewußtlosigkeit. Es besteht große Ähnlichkeit mit dem Alkoholrausch.
Längerdauerndes „Schnüffeln" kann zur Schädigung des Knochenmarks (blutbildendes Organ) und der Leber führen. Außerdem besteht die Gefahr einer psychischen Abhängigkeit und eines späteren Drogenmißbrauchs. In Schweden sind nach exzessivem Trichloräthylenmißbrauch Todesfälle beobachtet worden.

7) **Tablettenmißbrauch**
Bei unkontrolliertem Gebrauch sind beispielsweise Schmerz- und Beruhigungsmittel (mit Phenacetin, Barbitursäure, Brom, Chloralhydrat oder anderen Substanzen) keineswegs ungefährlich. Eine besondere Gruppe von Beruhigungsmitteln, die sogenannten Tranquilizer, können echte Sucht verursachen.
Schlafmittel werden für manchen Benutzer wegen einer sog. paradoxen Wirkung unentbehrlich, d. h. er reagiert nicht mit Schlafbedürfnis, sondern mit gesteigerter Munterkeit, er benutzt sie als Aufputschmittel.

**b) Das Hammer Modell:** Das „Hammer Modell" umfaßt sämtliche geschilderten Phasen der Behandlung Drogengefährdeter und Drogenabhängiger.
Die Maßnahmen in den oben vorgestellten Phasen werden im „Arbeitskreis für Jugendliche e. V." Hamm koordinert.
- Drogenberatungsstelle Hamm
Aufgabe der Drogenberatungsstelle Hamm ist es, prophylaktisch tätig zu werden. Zu diesem Zweck arbeitet die Beratungsstelle sehr eng mit dem Jugendamt der Stadt Hamm und Trägern der freien Jugendhilfe zusammen. Die Arbeit der Berater ist besonders gekennzeichnet dadurch, daß sie hier in die Drogenszene „hinabsteigen" und nicht in der Beratungsstelle auf die Gefährdeten warten.
- Zusammenarbeit mit allgemeinen Krankenhäusern
Dem Arbeitskreis der Jugendhilfe e. V. Hamm ist es gelungen, die allgemeinen Krankenhäuser der Stadt und der näheren Umgebung für eine Mitarbeit (Aufnahme Drogengefährdeter zur Entgiftung) zu gewinnen.

## Gesundheitshilfe für Behindertengruppen

- Entwöhnungsbehandlung
 Die Mitarbeiter im Westf. Institut für Jugendpsychiatrie und Heilpädagogik in Hamm haben sich auf die mehrere Monate dauernde Entwöhnungsbehandlung drogenabhängiger Jugendlicher spezialisiert. Das Institut nimmt allerdings nur solche Jugendlichen auf, die sich freiwillig in die Entwöhnungsbehandlung begeben.
- Rehabilitation
 Zur Rehabilitation unterhält der „Arbeitskreis für Jugendliche e. V." Hamm ein Miethaus, in dem ehemalige Patienten der Jugendpsychiatrischen Klinik von mehreren Sozialarbeitern mit dem Ziel der Rehabilitation betreut werden. Insbesondere zwischen der Rehabilitationsgemeinschaft und der Drogenberatungsstelle bestehen enge Kontakte, so daß auch die nachgehende Betreuung ehemals drogenabhängiger Jugendlicher gewährleistet ist.
 Es handelt sich damit um ein ineinandergreifendes Kooperationsmodell.

## 3. Mißbräuchliche Verwendung von Suchtstoffen: Altersverschiebung [13]

Die Tabelle zeigt, daß der Schwerpunkt bei der Altersverschiebung der wegen mißbräuchlicher Verwendung von Suchtstoffen festgestellten Personen in der Bundesrepublik bei den 18- bis 21jährigen – also im wehrpflichtigen Alter – liegt.

| | Personen (gesamt) | Erwachsene 21 Jahre | Personen 21 Jahre | Heranwachsende (18–21 Jahre) | Jugendliche (14–18 Jahre) | Kinder (14 Jahre) |
|---|---|---|---|---|---|---|
| 1963 | 733 | 714 (97,4 %) | 19 (2,6 %) | 17 (2,3 %) | 2 (0,3 %) | 0 (0,0 %) |
| 1964 | 855 | 789 (94,5 %) | 46 (5,5 %) | 31 (3,7 %) | 14 (1,7 %) | 1 (0,1 %) |
| 1965 | 797 | 755 (94,7 %) | 42 (5,3 %) | 29 (3,7 %) | 13 (1,6 %) | 0 (0,0 %) |
| 1966 | 810 | 740 (91,4 %) | 70 (8,6 %) | 42 (5,2 %) | 26 (3,2 %) | 2 (0,2 %) |
| 1967 | 1226 | 950 (77,5 %) | 276 (22,5 %) | 199 (16,2 %) | 76 (6,2 %) | 1 (0,1 %) |
| 1968 | 1937 | 1250 (64,5 %) | 687 (35,5 %) | 476 (24,6 %) | 207 (10,7 %) | 4 (0,2 %) |

13 Quelle: Stübing G. „Haschisch und Marihuana"
   Das öffentliche Gesundheitswesen 32 (1970) 379

## N) Tuberkulosekranke
(Die Tuberkulose als Volkskrankheit)

Geschichte der Tuberkulose – Epidemiologie – Schrittmacherfaktoren – Hemmungsfaktoren – Ist-Zustand – Epidemiologische Differenzierung – Methodik der Erfassung – Röntgenreihenuntersuchung – Meldepflicht – Tuberkulosefürsorgestelle – Wirtschaftliche Tuberkulosenhilfe – Heilstättenkuren – Deutsches Zentralkomitee – Schutzimpfungen – Tuberkulinkataster – Kein Waffenstillstand mit der Tuberkulose.

### I. Allgemeine Bemerkungen

**1. a)** Soweit die Entwicklung des Menschen wissenschaftlich zurückverfolgt werden kann, hat die Tuberkulose (Tbc) die Menschheit bedroht. Sowohl an ägyptischen Mumien als auch bei alten Gräberfunden in Kolumbien wurden Zeichen überstandener Knochentuberkulose gefunden.

Die Übertragbarkeit wurde schon sehr früh vermutet. Der Franzose VILLEMIN machte 1865 erste Übertragungsversuche bei Tieren. Erst seit ROBERT KOCH (1843–1910) ist der Erreger bekannt (1882) und kennen wir etwas über den Infektionsmodus.

Als „Phthise", „Auszehrung" und „Schwindsucht" ist sie schon lange bekannt gewesen (Lehrgedicht von Salerno 1274, Baseler Ratsbuch Ende des 14. Jahrhunderts).

In den gemäßigten Klimazonen ist die Tuberkulose die am meisten verbreitete Seuche. Sie befällt Menschen und Tiere.

Sie erfüllt die von E. SCHRÖDER genannten Vorbedingungen, um als **„Volkskrankheit"** zu gelten:
1) Häufigkeit,
2) soziale Folgen,
3) Dauer.

Seuchenhygienisch wichtig ist es, daß mehrere Erregertypen bekannt sind:
1) beim Menschen – Typ Humanus
2) beim Rind – Typ Bovinus (Perlsucht)
3) bei Vögeln – Typ Avium (Geflügeltuberkulose).
4) Erreger der Kaltblütertuberkulose.

**b) Zur Typen- und Resistenzbestimmung:** Der Erfolg einer medikamentösen Behandlung der Tuberkulose hängt weitgehend von der richtigen Typen- und Resistenzbestimmung des speziellen Erregers ab.

Die Behandlung erfolgt mit immer neuen Medikamenten. Nach der Streptomycin(SM)-Behandlung erfolgte die Kombination mit PAS, seit 1951/52 mit INH.

Bei der Behandlung der Tuberkulose, deren Erregertyp bereits gegen

die genannten Stoffe resistent geworden sind, gewinnen die Mittel der „zweiten Reihe" eine zunehmende Rolle.
(Seit 1968 Kombination mit Ethionamid.) Rifampicin, Ethambutol und Capreomycin sind die bisher letzten Substanzen in der Therapie (1973). Die Ersttherapie erfolgt mit INH-PAS-SM. (Standard-Therapie bei frischen Ersterkrankungen.)
Ausnahme: Primäre Resistenz gegen die üblichen Tuberkulostatika. Erst die „qualifizierte Erregerdiagnose" (Petersen 1969/München) schafft die Voraussetzungen für eine gezielte Chemotherapie zur Dauerheilung der Tuberkulose (4).

Notwendig sind hierzu:
- Qualifizierte Diagnosezentren
- Einheitliche Bewertungskriterien („Chemotherapie-Paß")
- Sammlung und Auswertung der gewonnenen Daten (Resistenzregister).

c) **Epidemiologie** (Schrittmacher- und Hemmungsfaktoren): Einer der wesentlichsten Faktoren in der Epidemiologie der Tuberkulose ist neben der Exposition und der Konstitution die Disposition. Diese ist von sozialen und soziologischen Vorgegebenheiten abhängig. Zu unterscheiden sind in der Welt folgende die Disposition beeinflussende Gesellschaftsformen:
1) Agrargesellschaft,
2) Industriegesellschaft,
3) Übergangsgesellschaft.

Zu 1) **Agrargesellschaft:** Folgende Erscheinungen kennzeichnen sie:
$\alpha$) geringe Produktivität in Technik und Ackerbau
$\beta$) mangelnde Bildung (Schulbildung)
$\gamma$) geringe Mobilität
$\delta$) geringe Entwicklung der Hygiene
$\epsilon$) schichten-spezifische Armut
$\zeta$) hohe Ausschöpfung der weiblichen Fruchtbarkeit
$\eta$) hohe Geburten- und Sterblichkeitsquote
  von 30–50 zu 1000 der Bevölkerung
$\vartheta$) Lebenserwartung 35 bis 40 Jahre

Zu 2) **Industriegesellschaft:**
$\alpha$) hohe Produktivität in Technik und Ackerbau
$\beta$) hohe Bildung
$\gamma$) lebhafte Mobilität
$\delta$) weitentwickelte Hygiene
$\epsilon$) hoher Lebensstandard
$\zeta$) niedrigere Kinderzahl
$\eta$) geringe Mütter- und Säuglingssterblichkeit
  Geburtenquote   15–20 zu 1000
  Sterbequote    7–12 zu 1000
  Lebenserwartung   70 Jahre
$\vartheta$) Auflockerung der Großstädte –
  Verminderung der Wohndichte

*Gesundheitshilfe für Behindertengruppen*

**Zu 3) Übergangsgesellschaft:** Sie stellt das Bindeglied dar. Von der Instriegesellschaft unterscheidet sie sich durch hohe Geburtszahlen, von der Agrargesellschaft durch geringe Sterbequote und hohe Lebenserwartung. Die Produktivität in Ackerbau und Technik steigt, es besteht jedoch ein Mangel an Nahrungsmitteln. Die menschliche Arbeitskraft wird bis zur Leistungsgrenze angespannt. Kinder- und Frauenarbeit! Lange Arbeitszeiten und schroffe Disziplin sind nach SCHELSKY neben geringer Entlohnung, die lediglich das Existenzminimum sichert, charakterisiert.

Elendsviertel, Armut, Mangel an Nahrung, überstürzter Aufbau der Städte, Mietskasernen und zunehmende Mobilität sind hier die ungünstigen sozialen Vorbedingungen – also Schrittmacherfaktoren – für die Tuberkulose.

In der Agrar- und Übergangsgesellschaft steigt die Tuberkulosesterblichkeit an und erreicht in der Übergangsgesellschaft ihren Kulminationspunkt. In der Industriegesellschaft sinkt sie dann wieder.

In Deutschland z. B. sank die Sterblichkeit an Tuberkulose von 1900 bis 1965 um 93%, während die allgemeine Sterblichkeit im gleichen Zeitraum nur um 46% gesunken ist. Auch der Durchseuchungsgrad sinkt. Nach OTT waren um 1900 etwa 75% der Bevölkerung tuberkuloseinfiziert (also 25% tuberkulosefrei), um 1960 waren „nur" noch 58% tbc-infiziert (42% tbc-frei).

Die wachsende Kenntnis in der Bekämpfung der Tuberkulose gehört in der Industriegesellschaft zu den Hemmungsfaktoren.

**2. Die Tuberkulose-Statistik:** Die epidemiologische Differenzierung erfolgt in der Bundesrepublik Deutschland nach einem ganz bestimmten Schema. Die aus den monatlichen Meldungen der Tuberkulosefürsorgestellen addierten Länderergebnisse werden für die vierteljährlichen Berichte, die das ganze Bundesgebiet umfassen, verwendet.

**Von den Tuberkulosefürsorgestellen werden unterschieden:**
a) Neuzugänge, das sind erstmalig erfaßte Kranke; hierin sind auch die aus anderen Wohnbezirken zugezogenen Personen und Wiedererkrankte, die als geheilt aus der Fürsorgeüberwachung entlassen waren und die wieder reaktiviert sind, enthalten;
b) der Bestand an Kranken nach einer Auszählung der Kartei am Jahresende.

Die Einordnung erfolgt nach Krankheitsbefunden, und zwar nach
ansteckender Lungentuberkulose (früher:
ansteckende Tuberkulose der Atmungsorgane)
nichtansteckende Lungentuberkulose (früher:
nichtansteckende Tuberkulose der Atmungsorgane)
und extrapulmunale Tuberkulosen.

Die Zahl der Neuzugänge und auch der Bestand an Tuberkulösen ist in großen Maßen von der Zahl der untersuchten Personen abhängig, Röntgenreihenuntersuchungen größerer Bevölkerungskreise müssen daher bei der Beurteilung der zahlenmäßigen Ergebnisse berücksichtigt werden.

**Methodik der Erfassung von Erkrankungen und Sterbefällen an Tuberkulose:**
Innerhalb der meldepflichtigen Infektionskrankheiten nimmt die Tuberkulose eine Sonderstellung ein. Die Berichterstattung erfolgt deshalb auch getrennt von der für die anderen übertragbaren Krankheiten.

## Tuberkulosekranke

Bei den Tuberkulosefürsorgegestellen der Gesundheitsämter unterscheidet man in der Bundesrepublik seit dem 1. Januar 1966 fünf große Gruppen. Die Vierteljahresberichte werden auf einheitlichen Formblättern erstattet.

Gruppe I = Fürsorgefälle
Gruppe II = Überwachungsfälle
Gruppe III = Beobachtungsfälle
Gruppe IV = Gesunde (hierbei ist die Zahl der Personen anzugeben, die bei der Untersuchung als gesund befunden wurde.)
Gruppe V = Morbus Boeck

**Innerhalb der einzelnen Gruppen wird wie folgt spezifiziert:**
A. Ia- bis Id-Fälle. Aktive Tuberkulosen (Fürsorgefälle), Gruppe I.
   Ia-Fälle: Ansteckungsfähige Lungentuberkulose mit Bakteriennachweis.
   Ib-Fälle: Ansteckungsunfähige Lungentuberkulose ohne Bakteriennachweis.
   Ic-Fälle: Aktive geschlossene endothorakále Tuberkulose. Hierzu gehören folgende Formen:
   a) alle geschlossenen aktiven Lungentuberkulosen
   b) Pleuritis exsudativa
   c) Miliartuberkulose ohne Bakteriennachweis
   d) Endothorakale Lymphknotentuberkulose
   e) Nicht BCG-geschützte tuberkulinpositive Reagenten (nur bis zum vollendeten 3. Lebensj.)
   Id-Fälle: Aktive extrapulmunale Tuberkulosen
      Folgende Untergruppen werden unterschieden:
      a) Knochen- und Gelenktuberkulose
      b) Tuberkulose der peripheren Lymphknoten
      c) Hauttuberkulose
      d) tuberkulöse Meningitis
      e) Uro- und Genitaltuberkulose
      f) sonstige Organtuberkulosen
B. IIa- und IIb-Fälle: Inaktive Tuberkulosen (Überwachungsfälle), Gruppe II
   IIa-Fälle: Inaktive überwachungsbedürftige endothorakale Tuberkulose
   IIb-Fälle: Inaktive Tuberkulose anderer Organe
C. IIc-Fälle: Exponierte und exponiert gewesene Personen
      Wohngemeinschaft, sonstige Verwandte, am Arbeitsplatz, in der Schule und sonstigen Einrichtungen (Überwachung gem. Bundesseuchengesetz §§ 47 und 48), Kontaktpersonen mit tuberkulösen Tieren.
D. IId-Fälle: Unentschiedene Diagnosen
E. Nichttuberkulöse Erkrankungen der Atmungsorgane und Beobachtungsfälle (z. B. Silikosen), Gruppe III
F. Nicht Überwachungsbedürftige, Gruppe IV
G. Morbus Boeck (Sarkoidose) Gruppe V
   Jeder Untersuchte darf nur einmal in der Statistik geführt werden. Es ist dem Ermessen des Fürsorgeamtes anheimgestellt, in welche Rubrik er den Kranken einreiht, wenn eine aktive Lungentuberkulose mit einer aktiven extrapulmunalen Tuberkulose zusammentrifft. Ist eine Erkrankung aktiv, die andere inaktiv, so wird nur die aktive berücksichtigt.

**3. Zum Ist-Zustand: a)** Die Seuchenlage läßt sich besonders gut beurteilen nach den entsprechend Alter und Geschlecht gegliederten Bestandszahlen. Die Ergebnisse lassen erkennen, daß mehr männliche als weibliche Personen an aktiver Tuberkulose der Atmungsorgane leiden. Bei Tuberkulose anderer Lokalisationen weisen die Bestandszahlen keine derartigen Unterschiede in nennenswertem Maße auf. In den

letzten Jahren zeigt die Tuberkulose in ihren Morbiditäts- und Mortalitätszahlen abnehmende Tendenz.
Im Gegensatz zu früher ist die Tuberkulose zunehmend eine Krankheit des alternden Menschen geworden [1].

**b) Die Zahl der Tuberkuloseerkrankungen Ende 1969:** Die Zahl der von den Gesundheitsämtern der Bundesrepublik erfaßten Kranken mit einer aktiven Tuberkulose ist bis Ende 1969 um 11 000 auf rund 200 000 zurückgegangen; von den Erkrankten waren 127 000 männlichen Geschlechts. Fast ein Viertel der Personen war an einer offenen Tuberkulose der Atmungsorgane erkrankt. Nach der Zugangsstatistik wurden 1969 rund 50 000 behandlungsbedürftige Tuberkulosekranke registriert, darunter fast ein Viertel Wiedererkrankte. In rund 13 000 Fällen handelt es sich dabei um eine offene Lungentuberkulose. Nahezu 6 000 Personen starben 1969 an Tuberkulose. Die Tuberkulosesterblichkeit ging erneut um rund 7 Prozent zurück. Drei Viertel aller Gestorbenen waren männlichen Geschlechts. An der Gesamtsterblichkeit gemessen betrug der Anteil der Tuberkulose zwar nur 0,8 Prozent, doch starben doppelt so viele Menschen an Tuberkulose wie an sämtlichen anderen Infektionskrankheiten (ohne Grippe).

Obwohl die Zahl der Tuberkulose-Krankenhäuser bis Ende 1968 um 10 auf 195 sank, blieb die Zahl der 1968 darin behandelten Patienten mit rund 104 000 etwa gleich hoch wie 1967. Bei einer durchschnittlichen Bettenausnutzung von rund 90 Prozent betrug die durchschnittliche Verweildauer rund 95 Tage. (Aus: ZM 60 (1970) 1294)

**c) Die Röntgenreihenuntersuchung:** Im Sinne einer Expositionsprophylaxe hat die Röntgenreihenuntersuchung die wichtigste Bedeutung. Dieses wird um so deutlicher, wenn bedacht wird, daß etwa ein Drittel aller Erkrankungen lange Zeit symptomenarm bzw. sogar ohne Symptome verläuft. Etwa 85% bis 90% aller Erstinfektonen erfolgen über die Atmungsorgane, 15% über den Verdauungstrakt.

Da die gesetzlichen und aufklärenden Voraussetzungen zur Röntgenreihenuntersuchung in den Bundesländern verschieden sind, schwankt auch die Beteiligung an dieser Aktion zwischen 10% und 80% der Bevölkerung. Bei etwa 1% der Untersuchten wird in der Bundesrepublik eine überwachungsbedürftige bis dahin nicht bekannte Lungentuberkulose gefunden. Je öfter diese Untersuchungen erfolgen, um so niedriger wird dieser Prozentsatz. Vom Deutschen Zentralkomitee wird daher empfohlen, die gesamte Bevölkerung bzw. besondere Gruppen in Abständen von 2 Jahren zu untersuchen.

Weil verschiedene Berufe mit besonders hohem Risiko belastet sind, sollte hier besonders auf die Röntgenkontrolle geachtet werden. Besonders gefährdet sind Krankenschwestern (45%), Hausgehilfinnen (14%),

1 s. auch Band 2 „Gesundheitshilfe für Schulkinder und Jugendliche."

Ärzte (14%), Pfleger (13%) und medizinisch-technische Assistentinnen (3%). Bei diesen Berufsgruppen wird deshalb eine halbjährige Kontrolle empfohlen.

Leider werden trotz dieser Bemühungen nur etwa 16% der Erkrankungen im Frühstadium erfaßt (HOPPE). Bei 67% der durch Röntgenreihenuntersuchungen gefundenen Tuberkulosekranken sind bereits klinische Zeichen vorhanden.

Die Röntgenreihenuntersuchungen müssen – allein schon wegen ihrer in den deutschen Bundesländern verschiedenen gesetzlichen Grundlagen – einer kritischen Betrachtung unterzogen werden.

In Schleswig-Holstein z. B. gibt es ein „Gesetz über die Röntgenreihenuntersuchungen". Ihren Sinn erfüllen diese Reihenuntersuchungen nur dann optimal, wenn die Bevölkerung möglichst vollständig daran teilnimmt.

Der Prozentsatz der Beteiligung betrug 1948/49 – 90%. Dann sank bei den verschiedenen Durchgängen die Teilnahme bis 54,8% im Jahre 1960/61. Es war der 5. Durchgang seit 1948.

Ganz abgesehen von der Problematik eines Gesetzes, das nur von etwa der Hälfte der Bevölkerung beachtet wurde, war das Ergebnis bei abfallender Teilnahme der zu Untersuchenden auch noch rückläufig im Prozentsatz. 1948, beim ersten Durchgang, wurde bei 0,5% der Untersuchten aktive Lungentuberkulose gefunden. Beim 5. Durchgang 1961 waren es nur noch 0,1%. Erst als man 1966 zu „Mahnungen" und persönlichen Aufforderungen überging, stieg die Beteiligung wieder auf 89,9%, wobei dann 0,2% aktive Tuberkulosen gefunden wurden. Auf Grund der Mahnung kamen 13,9%.

Nach amerikanischen Untersuchungen soll in den letzten 10% der Nichtuntersuchten nochmals etwa die gleiche Anzahl von okkulten, aktiven Tuberkulösen vorhanden sein wie bei den untersuchten 90%.

Die Problematik der Röntgenreihenuntersuchung wird somit offenbar, auch wenn mangels eigener Untersuchungen in der Bundesrepublik keine entsprechenden Unterlagen vorliegen. Die dominierende Aufgabe der Gesundheitserziehung zeichnet sich ab. Nach GRABENER, Kiel, besteht noch immer eine Verheimlichungstendenz, die in allen sozialen Schichten der Bevölkerung etwa gleich groß ist. Die Grundlage der Röntgenreihenuntersuchungen sollte die Freiwilligkeit jedes einzelnen in der Erkenntnis der Notwendigkeit sein.

Durch das Gesetz werden im allgemeinen nur diejenigen „erfaßt", die ohnehin ihren Gesundheitszustand überwachen. Ein vermehrter Zwang durch Strafen oder polizeiliche Vorführung zu einer Untersuchung würde eine unerwünschte, ja, vom ärztlichen Standpunkt aus gesehen, unerträgliche Situation schaffen.

**4. Bestimmungen des Bundes-Seuchengesetzes (BSeuchG):** Bereits nach dem Gesetz zur Bekämpfung übertragbarer Krankheiten vom 1. 12. 1938 war jede Erkrankung, jeder Verdacht und jeder Sterbefall an ansteckender Lungentuberkulose, Kehlkopftuberkulose, Hauttuberkulose und Tuberkulose anderer Organe den Gesundheitsämtern innerhalb von 24 Stunden anzuzeigen (Anzeigepflicht).

Nach dem Inkrafttreten des Gesetzes zur Verhütung und Bekämpfung übertragbarer Krankheiten (Bundes-Seuchengesetz – BSeuchG) vom 18. 7. 1961 heißt die genannte Anzeigepflicht jetzt „Meldepflicht". Diese umfaßt Verdächtige, Kranke und Verstorbene. Auch die Gruppenzugehörigkeit nach dem genannten Tuberkuloseschema ist zu melden. Die

*Gesundheitshilfe für Behindertengruppen*

Gesundheitsämter haben die notwendigen Ermittlungen vorzunehmen. Die Grundrechte der Unverletzlichkeit der Wohnung sind zu diesem Zwecke gemäß § 32 Abs. 5 eingeschränkt.

Zur Meldung verpflichtet sind nach § 4 BSeuchG u. a. der behandelnde Arzt, die Krankenhäuser, bakteriologische Untersuchungsstellen und das jeweilige Familienoberhaupt. Für „Verdächtige" ist die Pflicht, sich untersuchen zu lassen, in § 32 Abs. 2 u. 3 BSeuchG festgelegt. Diese Untersuchungen sind kostenlos. (Die Kostenfragen sind im 8. Abschnitt des BSeuchG geregelt.)

Für Schulen und sonstige Gemeinschaftseinrichtungen sind im 6. Abschnitt besondere Vorschriften enthalten. Auf Vorschlag des Gesundheitsamtes kann die zuständige Behörde die Schließung von Schulen anordnen (§ 46). Lehrer, Schulbedienstete und zur Vorbereitung auf den Beruf des Lehrers in der Schule tätige Personen – in gleicher Weise auch das Aufsichts-, Lehr-, Erziehungs-, Pflege- und Hauspersonal in Schülerheimen, Schullandheimen, Säuglingsheimen, Kinderheimen, Kindergärten, Kindertagesstätten, Lehrlings- und Jugendwohnheimen, Ferienlager und ähnlichen Einrichtungen – haben vor Aufnahme ihrer Tätigkeit und jährlich einmal der zuständigen Behörde durch Vorlage eines Zeugnisses des Gesundheitsamtes nachzuweisen, daß bei ihnen eine ansteckungsfähige Tuberkulose der Atmungsorgane nicht vorliegt. Das Zeugnis muß sich auf eine Röntgenaufnahme der Atmungsorgane stützen. (§ 47 Abs. 1) Aus Gründen der geringeren Strahlenbelastung ist eine „Röntgenaufnahme" vorgeschrieben. (Schirmbild oder Großaufnahme) Röntgendurchleuchtung wird nicht verlangt.

Schüler dürfen durch eine perkutane Tuberkulinprobe auf Tuberkulose untersucht werden. Diese Untersuchung muß vom Sorgeverpflichteten und vom Schüler geduldet werden. Das Grundrecht der körperlichen Unversehrtheit (Art. 2 Abs. 2 GG) wird insoweit eingeschränkt! (§ 47 Abs. 3 u. 4 BSeuchG).

**5. Die Bedeutung des Typs bovinus und des Typs avium:** Etwa 10% aller Infektionen beim Menschen gehen auf die Rindertuberkulose zurück. Die durch den Typ bovinus hervorgerufene Immunität gilt auch für den Typ humanus.

Die veterinärmedizinischen Bemühungen, die Rinder von der Tuberkulose zu heilen, um tbc-bazillen-freie Milch in den Handel zu bringen – sog. Vorzugsmilch – unterstützen die Anstrengungen der Humanmedizin ganz wesentlich.

Infektionen mit dem aviären Typ sind bisher beim Menschen nur selten nachgewiesen worden.

Man findet sie häufiger in Gemeinschaft mit anderen Typen, wobei es schwer ist zu sagen, welche Bedeutung sie für die Erkrankung des Betroffenen haben. Häufig werden sie bei Resistenzbestimmungen entdeckt, weil sie gegenüber den tuberkulostatischen Mitteln resistent sind. Oft ist es schwer zu entscheiden, ob es sich wirk-

*Tuberkulosekranke*

lich um das mycobacterium avium handelt oder um einen aviumähnlichen Keim, der sich evtl. durch tuberkulostatische Mittel verändert hat. Das echte mycobacterium avium findet sich mit zunehmender Häufigkeit bei Hühnern und anderen Hausvögeln. Nachgewiesene Infektonen des Menschen jedoch durch Hühner sind selten. Klinisch fällt die aviäre Tuberkulose durch schlechte Heilungstendenz auf. Auch die Geflügeltuberkulose sollte bekämpft werden, selbst wenn die letzten Beweise für ihre Gefährlichkeit für den Menschen fehlen.

## II. Tuberkulose-Hilfe

**1. Die Tuberkulosefürsorgestelle. a)** Die erste Fürsorgestelle für Tuberkulosekranke wurde im Jahre 1898 in Halle von PÜTTER eingerichtet. Seit 1934 gehört die Einrichtung dieser Stellen gem. § 3 des Gesetzes zur Vereinheitlichung des Gesundheitswesens von 1934 und gem. § 61 der 3. Durchführungsverordnung von 1935 zu den Pflichten der Gesundheitsämter.

**b)** Aufgaben der Fürsorgestellen sind
1) Umgebungs- und Reihenuntersuchungen (z. B. in Kindergärten und Schulen)
2) Sicherung der Diagnose und Behandlung
3) Suche nach den Ansteckungsquellen und deren Ausschaltung (z. B. auch Desinfekton der Wohnungen)
4) Belehrung und Gesundheitserziehung der Erkrankten und deren Angehörigen
5) Überwachung der Durchführung ärztlicher Anordnungen
6) Wirtschaftliche Notzustände zu lindern
7) durch Hausbesuche sich vom „Erfolg" aller Bemühungen zu überzeugen

Weil die Tuberkulose sowohl als Einzelschicksal als auch als Volkskrankheit gesehen werden muß, müssen die Institutionen beiden Gegebenheiten angepaßt sein. Die Tuberkulosefürsorgestelle des Gesundheitsamtes ist die koordinierende Stelle, die diese Aufgabe „ortsnah" zu erfüllen hat (SCHRÖDER).

Die Suche nach der Infektionsquelle ist eine der wichtigsten Aufgaben. Leider ist ein Erfolg nur bei etwa einem Drittel bis zur Hälfte der Neuinfektionen zu erreichen.

**2. Wirtschaftliche Tuberkulosehilfe:** Das Gesetz über Tuberkulosehilfe ist seit 1961 in das Bundessozialhilfegesetz (BSHG) vom 30. 6. 1961 eingearbeitet. Die Tuberkulosehilfe umfaßt Maßnahmen zur Förderung und Sicherung der Heilung Erkrankter und zum Schutz der Allgemeinheit. Darunter werden verstanden: Heilbehandlung, Eingliederungshilfe (Schulbildung, Umschulung usw.) wirtschaftliche Hilfe, vorbeugende Hilfe. Sinn dieser Hilfsmöglichkeiten ist es, von der klinischen zur sozialen Heilung zu kommen (E. SCHRÖDER).

Sachlich zuständig für die Tuberkulosehilfe ist nach § 100 BSHG der überörtliche Träger der Sozialhilfe. Wer überörtlicher Träger ist, bestimmt das Landesrecht; in Nordrhein-Westfalen z. B. ist es die Abteilung Sozialhilfe der beiden Landschaftsverbände.

3. **Heilstättenkuren:** Schon im Jahre 1854 begründete der Arzt HERMANN BREHMER in Görbersdorf in Schlesien eine Lungenheilstätte. Er und sein Schüler DETTWEILER schufen durch private Initiative die Grundlagen der Heilstättenbehandlung. Seit 1894 ist die Sozialversicherung (Landesversicherungsanstalten; Bundesversicherungsanstalt für Angestellte) zuständig (zur Vorbeugung der Invalidität). Für Nichtsozialversicherte kann die Hilfe nach dem Bundessozialhilfegesetz (§§ 127–138) gewährt werden. Für Beamte bestehen besondere Bestimmungen.

Früher wurden die Heilstättenkuren in Hochgebirgsorten bzw. in Südlage der Mittelgebirge durchgeführt. Heute besteht vielfach die Auffassung, daß die Kranken zweckmäßigerweise in dem Klima gesunden sollten, in dem sie auch später leben müssen. Im Zeitalter der Chemotherapie verlieren die Freiluftliegekuren zunehmend ihre frühere Bedeutung (Tuberkuloseheilmittel Myanhotol, Ethambotol). Dasselbe gilt von der früher propagierten Tuberkuloseernährung.

Weil möglichst nach der Diagnose „Behandlungsbedürftige Tuberkulose" keine Zeit zur Behandlung und Absonderung versäumt werden soll, wurde mit den Konstenträgern das sog. „Schnelleinweisungsverfahren" entwickelt. Der behandelnde Arzt kann in besonderen Fällen die Einweisung seines Patienten in eine Heilstätte fernmündlich bei der Versicherungsanstalt beantragen.

Für uneinsichtige Tuberkulosekranke (nicht „asoziale" Tuberkulosekranke) gibt es sog. „geschlossene" Häuser. Durch intensive Chemotherapie wird bei etwa 70% der Patienten Bazillenfreiheit erreicht. Die Einweisung erfolgt nach dem Bundes-Seuchengesetz in Verbindung mit dem Polizeiordnungsgesetz durch die nach Landesrecht zuständige Behörde. Früher waren diese geschlossenen Häuser meist überfüllt. Nachdem im Bundes-Seuchengesetz festgelegt wurde, daß die zwangseinweisende Behörde auch die Kosten für die Unterbringung zu übernehmen hat, ist die Zahl der Zwangsweisung erheblich zurückgegangen. Vom seuchenhygienischen Standpunkt aus gesehen, ist diese Entwicklung bedenklich.

4. **Das Deutsche Zentralkomitee zur Bekämpfung der Tuberkulose** unterstützt die staatlichen Maßnahmen, fördert wissenschaftliche Forschung und dient der Volksaufklärung. Besonders werden Hinweise auf Vorbeugung gegeben.

Aufgabe des einzelnen Menschen ist es, die Ansteckung zu vermeiden und den eigenen Körper zu kräftigen. Aufgabe des Staates bzw. der Gesellschaft ist es, alle die Voraussetzungen zu schaffen, die über die Möglichkeiten des einzelnen hinausgehen. Zu nennen sind hier: Sicherung der Ernährung, Bau von Sportanlagen, Bau familiengerechter Wohnungen, Voraussetzung für sinnvolle Freizeitgestaltung.

*Tuberkulosekranke*

In der Bundesrepublik wird der Einsatz von Röntgenzügen zur Röntgenreihenuntersuchung vom Deutschen Zentralkomitee und Tuberkuloseausschüssen auf Länderebene sichergestellt.

Auch sog. „Leitsätze" für die Beurteilung der Schulfähigkeit tuberkulosekranker bzw. erkrankt gewesener Lehrer und Schüler (§ 45 Abs. 1 BSG) und anderer Angehöriger der Erziehungs- und Kinderpflegeberufe (§ 48 Abs. 1 BSG) wurden aufgestellt. In diesen Leitsätzen vom August 1963 wird darauf hingewiesen, daß sich manche sog. „geschlossene Tuberkulosen" mit zunehmender Häufigkeit und Intensität der bakteriologischen Untersuchungen doch als ansteckungsfähig erweisen. An die Möglichkeit der Reaktivierung durch interkurrente Erkrankungen sollte immer gedacht werden. In diesen Leitsätzen werden auch Hinweise auf zweckmäßige röntgenologische, bakteriologische und klinische Untersuchungsmethoden gegeben.

**5. Schutzimpfung:** Aus abgeschwächten Tuberkulosebazillen vom Typ bovinus wird ein Impfstoff gewonnen. Diese Impfung ist als „Calmette-Impfung" oder „BCG-Impfung" bekannt. (A. CALMETTE 1863–1933 BCG = Bacillus, Calmette, Guerin)

In Deutschland wurde die Tuberkuloseschutzimpfung in den zwanziger Jahren durch das sog. „Lübecker Unglück" schwer belastet und konnte sich danach nur langsam durchsetzen. (In Lübeck wurden virulente Bakterien durch Verwechslung der Chargen verimpft.)

Folgende Grundüberlegungen liegen der BCG-Schutzimpfung zugrunde: Das mycobacterium tuberkulosis ist in der Welt noch so weit verbreitet, daß praktisch jeder Mensch im Laufe seines Lebens damit infiziert wird. In den letzten Jahren hat sich gezeigt, daß die Erstinfektion nicht mehr wie früher vorwiegend im Säuglingsalter, sondern vermehrt im jugendlichen Alter und danach erfolgt. Die natürliche Durchseuchung durch die Milch tuberkulöser Rinder, jedoch auch die Gefährdung durch unmittelbaren Kontakt sind durch Hygienisierung des Lebens eingedämmt. Um nun dem Organismus die natürliche Abwehrkraft zu geben, muß eine künstliche Erstinfekton mit abgeschwächten Bazillen erfolgen. Weil die durch Tuberkulose hervorgerufene Säuglingsmeningitis noch immer sehr zu fürchten ist, und weil Säuglinge als gute Antikörperbildner Impfungen meist gut vertragen, bietet sich zur Impfung die Zeit kurz nach der Geburt an. Die Wirksamkeit der Impfung soll bis zu 4 Jahre betragen. Mit der Einschulung kann dann durch eine Tuberkulinprobe die Reaktionslage geprüft und gegebenenfalls eine Nachimpfung veranlaßt werden. Diese Hypothese und klare Konzeption löst jedoch folgende Fragen aus:
1. Warum soll im Säuglingsalter geimpft werden, wenn die Infektion erst im späteren Leben erfolgt?
2. Ist die Verschiebung der Erstinfektion in das frühe Erwachsenenalter hinein ein Erfolg der Schutzimpfung im Säuglingsalter?

Schweden und die Niederlande haben beide einen niedrigen Stand an Tuberkuloseerkrankungen. In Schweden werden praktisch alle Säuglinge BCG-geimpft, in den Niederlanden nur wenige auf besonderen Wunsch. In beiden Ländern wird jedoch großer Wert auf Aufdeckung und Sanierung der Infektionsquelle gelegt.

Ob die BCG-Schutzimpfung auch heute noch wirklich ein so wichtiger Bestandteil in der Tuberkulosebekämpfung ist, wird daher von vielen Fachleuten in Zweifel gezogen (z. B. FREERKSEN/Borstel).

## III. Schlußbemerkung

Der Erfolg aller Bemühungen der Dispositions- und Expositionsprophylaxe wird bei allen staatlichen Bemühungen und Zuständigkeiten weitgehend vom Verständnis bestimmt, das jeder einzelne Staatsbürger und somit wir alle den Problemen entgegenbringen. Nichts wäre schlimmer, als würde wegen der erreichten Erfolge die Tuberkulose als Volkskrankheit nicht mehr ernst genommen.

Bei der Bekämpfung kommt es darauf an, die Grundbegriffe des gesunden Lebens immer wieder herauszustellen. Nicht nur der Kranke, sondern auch der Gesunde muß im Sinne der erläuterten Lehre von der Gesunderhaltung für Menschengruppen – also der Sozialhygiene – unterrichtet werden.

Die WHO hatte recht, 1964 zu proklamieren: **„Kein Waffenstillstand mit der Tuberkulose!" Die Tuberkulose ist noch nicht besiegt!**

## IV. Zusammenfassung (Stichworte)

Soweit die Entwicklung des Menschen zurückverfolgt werden kann, hat die Tuberkulose die Menschheit bedroht. An ägyptischen Mumien und auch bei Gräberfunden in Kolumbien wurden Zeichen überstandener Knochentuberkulose gefunden. ROBERT KOCH entdeckte den Erreger 1882. Der Franzose VILLEMIN machte 1865 erste Übertragungsversuche bei Tieren. Als Volkskrankheit erfüllt sie die von E. SCHRÖDER genannten Vorbedingungen: 1) sie tritt häufig auf, 2) sie hat soziale Folgen, 3) sie ist von langer Dauer.

Seuchenhygienisch bedeutsam ist es, daß mehrere Erregertypen bekannt sind: a) beim Menschen – Typ humanus, b) beim Rind – Typ bovinus, c) bei Vögeln – Typ avium, d) Erreger der Kaltblütertuberkulose.

Epidemiologie der Tuberkulose ist abhängig von der Exposition der Konstitution und der Disposition. Als Volkskrankheit ist sie durch die bestehende Gesellschaftsform beeinflußt. Zu unterscheiden sind: 1) Agrargesellschaft, 2) Industriegesellschaft, 3) Übergangsgesellschaft.

Am häufigsten tritt die Tuberkulose in der Übergangsgesellschaft auf, die sich von der Industriegesellschaft durch eine hohe Geburtenzahl und von der Agrargesellschaft durch geringe Sterbequote und hohe Lebenserwartung unterscheidet. Die Produktivität in Ackerbau und Technik steigt. Es besteht jedoch ein Mangel an Nahrungsmitteln. Die menschliche Arbeitskraft wird bis zur Leistungsgrenze angespannt. Kinder- und Frauenarbeit! Lange Arbeitszeiten! Geringe Entlohnung! Elendsviertel, Armut, Mangel an Nahrung, überstürzter Aufbau der Städte, Mietskasernen und zunehmende Mobilität sind die Schrittmacherfaktoren der Tuberkulose. Die wachsende Kenntnis in der Bekämpfung der Tuberkulose gehört in der Industriegesellschaft ebenfalls zu den Hemmungsfaktoren.

*Tuberkulosekranke*

Nach OTT waren um 1900 etwa 75% der Bevölkerung tuberkuloseinfiziert. Die Sterbezahlen an Tuberkulose betrugen in Deutschland 1900 = 22,5 : 10 000 Einwohner. In den letzten Jahren zeigt die Tuberkulose in ihren Morbiditäts- und Mortalitätszahlen abnehmende Tendenz. Kranke mit aktiver Tbc 1969 etwa 200 000. Die Tbc-Sterblichkeit ging zu 1968 erneut um etwa 7% zurück. (Es starben 1969 noch nahezu 6000 Personen an Tbc.)

Die epidemiologische Differenzierung erfolgt in der Bundesrepublik Deutschland nach einem ganz bestimmten Schema:
A. **Ia- bis Id-Fälle** Aktive Tuberkulosen (Fürsorgefälle, Gruppe I)
   Ia-Fälle  Ansteckungsfähige Lungentuberkulose mit Bakteriennachweis
   Ib-Fälle: Ansteckungsfähige Lungentuberkulose ohne Bakteriennachweis.
   Ic-Fälle:–Aktive geschlossene endothorakale Tuberkulose. Hierzu gehören folgende Formen:
   a) alle geschlossenen aktiven Lungentuberkulosen
   b) Pleuritis exsudativa
   c) Miliartuberkulose ohne Bakteriennachweis
   d) Endothorakale Lymphknotentuberkulose
   e) Nicht BCG-geschützte tuberkulinpositive Reagenten (nur bis zum vollendeten 3. Lebensjahr).
   Id-Fälle: Aktive extrapulmunale Tuberkulosen
   Folgende Untergruppen werden unterschieden:
   a) Knochen- und Gelenktuberkulose
   b) Tuberkulose der peripheren Lymphknoten
   c) Hauttuberkulose
   d) tuberkulöse Meningitis
   e) Uro- und Genitaltuberkulose
   f) sonstige Organtuberkulosen
B. **IIa- und IIb-Fälle:** Inaktive Tuberkulosen (Überwachungsfälle) Gruppe II
   IIa-Fälle: Inaktive überwachungsbedürftige endothorakale Tuberkulose.
   IIb-Fälle: Inaktive Tuberkulose anderer Organe.
C. **IIc-Fälle:** Exponierte und exponiert gewesene Personen
   Wohngemeinschaft, sonstige Verwandte, am Arbeitsplatz, in der Schule und sonstigen Einrichtungen (Überwachung gem. Bundesseuchengesetz §§ 47 und 48), Kontaktpersonen mit tuberkulösen Tieren.
D. **IId-Fälle:**–Unentschiedene Diagnosen, Gruppe II.
E. **Nichttuberkulöse Erkrankungen der Atmungsorgane** und Beobachtungsfälle (z. B. Silikosen), Gruppe III Lungentumoren
F. **Nicht überwachungsbedürftige, Gruppe IV**
   Gesunde
G. **Morbus Boeck** (Sarkoidose) Gruppe V
   Jeder Untersuchte darf nur einmal in der Statistik geführt werden. Es ist dem Ermessen des Fürsorgeamtes anheimgestellt, in welche Rubrik er den Kranken einreiht, wenn eine aktive Lungentuberkulose mit einer aktiven extrapulmunalen Tuberkulose zusammentrifft. Ist eine Erkrankung aktiv, die andere inaktiv, so wird nur die aktive berücksichtigt.
   Von den Tuberkulosefürsorgestellen werden unterschieden:
   a) Neuzugänge, b) Der Bestand an Kranken
   Die Einordnung erfolgt nach Krankheitsbefunden, und zwar nach
   a) ansteckender Lungentuberkulose
   b) nichtansteckender Lungentuberkulose
   c) extrapulmunale Tuberkulosen
   Bei den Tuberkulosefürsorgestellen der Gesundheitsämter unterscheidet man in

der Bundesrepublik seit dem 1. Januar 1966 fünf große Gruppen. Die Vierteljahresberichte werden auf einheitlichen Formblättern erstattet.

Gruppe I = Fürsorgefälle
Gruppe II = Überwachungsfälle (unentschiedene Diagnose)
Gruppe III = (nicht tuberkulös)
Gruppe IV = Gesunde (Hierbei ist die Zahl der Personen anzugeben, die bei der Untersuchung als gesund befunden wurden.)
Gruppe V = Morbus Boeck

**Bekämpfungsmaßnahmen:**
1. Röntgenreihenuntersuchungen, Meldepflicht nach dem Bundesseuchengesetz vom 18. 7. 1961, Möglichkeit der Schließung von Schulen und sonstigen Gemeinschaftseinrichtungen (§ 46 BSG).
2. Die Tuberkulosefürsorgestelle des Gesundheitsamtes.
3. Wirtschaftliche Tuberkulosehilfe (um von der klinischen zur sozialen Heilung zu kommen – E. SCHRÖDER).
4. Heilstättenkuren.
5. Das Deutsche Zentralkommitee zur Bekämpfung der Tuberkulose und Leitsätze.
6. Schutzimpfungen (BCG-Schutzimpfung)
7. Tuberkulinkataster.

Etwa 10% aller Infektionen bei Menschen werden durch den Typ bovinus hervorgerufen. In letzter Zeit erfolgt häufiger die Infektion in umgekehrter Form vom Menschen zum Tier.

Infektionen mit dem aviären Typ sind bisher bei Menschen nur selten nachgewiesen worden. Man findet diesen Typ häufig in Gemeinschaft mit anderen Typen, wobei es dann schwer ist zu sagen, wie sich die Bedeutung der einzelnen Typen für die Erkrankung des Betroffenen verteilt.

## V. Schrifttum

1. Beitzke, H.   Infektion des Menschen mit Hühnertuberkulosebazillen
Ergebnisse der gesamten Tbc-Forschung G. Thieme-Verlag, Stuttgart 1953
2. Bösenberg, H.   Fortschritte und Enttäuschungen bei der Tuberkulosebekämpfung
Med. Welt 21 (1970) 2029
3. Breu, K.   Tuberkulose
Band IV Gesundheitsfürsorge
Hagen-Schröder: „Das öffentliche Gesundheitswesen"
G. Thieme-Verlag, Stuttgart, 1962
4. Fliegel, W.   Welchen Wert hat die Tuberkelbakterien-Typenbestimmung und die Resistenzbestimmung des Erregers für die Bekämpfung der Tuberkulose. Akademie f. d. öffentl. Gesundheitswesen – Düsseldorf (1971)

*Tuberkulosekranke*

| | |
|---|---|
| 5. Forschbach, G. u. a. | Kritische Stellungnahme zum Nachweis des Mycobacterium avium in vom Menschen stammenden Untersuchungsmaterial, Praxis d. Pneumologie, 1965 |
| 6. Freerksen, E. | Wie kann eine Eradikation der Tuberkulose verwirklicht werden?<br>Dt. Ärzteblatt H. 42 u. 43 (1967) H. 37 (1968) 2017 |
| 7. Göttsching, Chr. | Stagnation in der Tuberkulosebekämpfung<br>Deutsche Rentenversicherung<br>H 5 (1969) 350 |
| 8. Grabener, J. | Vorsorge bei der Tuberkulosebekämpfung<br>Der öffentliche Gesundheitsdienst, 28 (1966) 432 |
| 9. Hedvall, F. | Infektionsquellen und Verbreitungswege<br>(Tuberkuloseansteckung von Vögeln und Mensch)<br>Handbuch der Tuberkulose. |
| 10. Hoppe, R. | Die Bedeutung sozialhygienischer, soziologischer und medizinischer Faktoren für die Behandlungsergebnisse bei Lungentuberkulösen.<br>Schriftenreihe aus dem Gebiet des öffentlichen Gesundheitswesens H. 27<br>G. Thieme-Verlag, Stuttgart, 1696 |
| 11. Kreuser, F. | Tuberkulosefürsorge<br>Lehrbuch der Hygiene<br>Gärtner, H. – Reploh, H.<br>Gustav Fischer Verlag, Stuttgart, 1964 |
| 12. Leitsätze | des Deutschen Zentralkomitees zur Bekämpfung der Tuberkulose vom August 1963<br>Der öffentliche Gesundheitsdienst, 25 (1963) 514 |
| 13. Nassal, J. | Experimentelle Untersuchungen über die Isolierung, Differenzierung und Variabilität der Tb-Bakterien.<br>Beiheft 2 zum Zentralblatt für Veterinärmedizin<br>Verlag Paul Pary 1961 |
| 14. Statistisches Bundesamt | Reihe 7, Gesundheitswesen Verlag W. Kohlhammer 1968 |

## VI. Anlagen

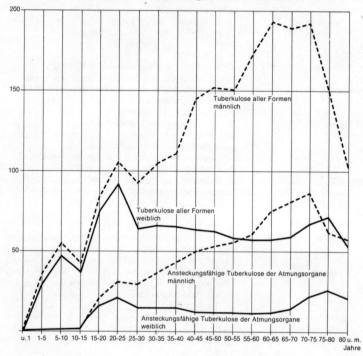

Zugänge der an aktiver Tuberkulose aller Formen und an ansteckungsfähiger Tuberkulose der Atmungsorgane Erkrankten 1969 auf 100 000 Einwohner gleichen Alters und Geschlechts

Quelle: Statistisches Bundesamt

### 2. Weiterer Rückgang der aktiven Tuberkulose

Nach Mitteilung des Statistischen Bundesamtes ist die Zahl der an aktiver Tuberkulose leidenden Personen in der Bundesrepublik einschließlich West-Berlin von 189 100 im Jahre 1970 um etwa 9% auf 172 100 im Jahre 1971 zurückgegangen (Dt. Ärzteblatt 70 [1973] 391). Ob jedoch wegen der verbesserten ambulanten Therapie in freier Praxis die „Dunkelziffer" ansteigt und somit – wie Tuberkuloseexperten vielfach vermuten – hierdurch die echte Epidemiologie verschleiert wird, bedarf der Nachprüfung.

# 3. Kapitel
## Gesundheitshilfe für Alte und Alterskranke (unter besonderer Berücksichtigung der Unterbringung alterskranker Menschen)

Die Sehnsucht, alt zu werden – Alter und Altern – Die Lebenserwartung – Die psychisch Alterskranken – Über das sinnvolle Altern – Einrichtungen zur Betreuung alter und alterskranker Menschen.

### I. Allgemeine Bemerkungen

**1. Die Bedeutung von HUFELAND:** Die Sehnsucht, ein hohes Alter zu erreichen und mit Verjüngungsmitteln das Altern hinauszuschieben, war schon im Altertum verbreitet. Die Suche nach dem „Lebenselexier" wird in vielen Mythen und Dichtungen beschrieben. Die ärztlichen Bemühungen, das Leben zu verlängern, sind keineswegs der Neuzeit vorbehalten. Die Schriften des Corpus Hippocraticum zeigen und beschreiben den alten, kranken Menschen. SENECA hielt das Altern für eine Krankheit, und GALENUS schrieb über die Diätetik für den alten Menschen. Die vielen Bilder der „Jungmühlen" und „Jungbrunnen" des Mittelalters sind bekannt.

Die meist spekulative Betrachtung wurde durch HUFELANDs Makrobiotik beendet. Die hier geäußerten Grundgedanken haben noch heute ihre Gültigkeit.

Der Begriff der „potentiellen Lebensdauer" wurde von HUFELAND herausgestellt. Er hat darauf hingewiesen, daß der Mensch eigentlich wesentlich länger leben könnte, wenn nicht die verschiedensten soziologischen, sozialen und sonstigen die Gesundheit schädigenden äußeren Einflüsse dem Leben ein zu frühes Ende setzen würden.

Er schilderte u. a. die Ursachen der Langlebigkeit bei Landleuten, Jägern, Gärtnern und Geistlichen und stellte praktische Vorschläge zur Erreichung eines langen Lebens zusammen.

Vor schwächlicher Erziehung, Weichlichkeit, Ausschweifungen in der Liebe, im Essen und Trinken, vor schlechter Luft, vor Gereiztheit, vor Genußgiften und besonders vor dem Rauchen wurde von ihm gewarnt. Den Tokayerwein allerdings lobte er; er sei „die Milch der Alten"!

Die Kunst, über sich selbst zu lachen, also seelisch ausgeglichen zu bleiben, bezeichnete er neben der Diät als eines der besten Mittel, sich vor dem vorzeitigen Verbrauch der Kräfte zu schützen. Daß der Schlaf verjüngend wirkt, wurde besonders hervorgehoben.

HUFELAND ist als Wegbereiter der modernen sozialen Geriatrie anzusehen!

**2. „Alter" und „Altern":** Die Begriffe „Alter" und „Altern" sind nicht von vornherein vom Wort her definiert. Die Deutung ist relativ und hängt vom eigenen Standpunkt und Alter ab. Der Begriff „alt" ist an ein vorher

*Gesundheitshilfe für Alte und Kranke*

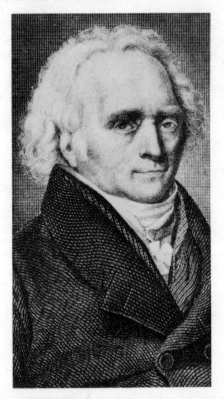

HUFELAND, CHRISTOPH-WILHELM, geb. am 12. August 1762 in Langensalza in Thüringen, gest. 1836 in Berlin im 74. Lebensjahr.
Er war einer der führenden Ärzte der preußischen Monarchie. Aufgewachsen in Weimar, Vater und Großvater waren Leibärzte am herzoglichen Hof. Mit 21 Jahren Arztpraxis – „Arzt der deutschen Klassiker" (WIELAND, HERDER, GOETHE, SCHILLER). Nach Empfehlung Goethes Lehrstuhl in Jena. Hier Beziehungen zu W. u. A. v. HUMBOLDT u. FRIEDRICH v. HARDENBERG (NOVALIS). So auch Arzt deutscher Romantiker. 1801 Berufung nach Berlin. Arzt der Charité, Leibarzt des Königs, Reformator des preußischen Gesundheitswesens!
Nach Schlacht bei Jena Flucht nach Tilsit. – Später Erblindung, 7 Kinder, doch späte Ehekatastrophe. Frau verließ ihn, als er nach Ostpreußen floh. – 400 Veröffentlichungen! Die bekannteste 1796 „Makrobiotik, oder die Kunst, das menschliche Leben zu verlängern". Sein Glaube an die Lebenskraft machte ihn zum Begründer des „Vitalismus". Er wollte Fürsten und Volk über gesundes Leben „aufklären"! (Gesundheitserziehung).

festzulegendes Bezugssystem gebunden, sonst kann ein Mensch z. B. von 50 Jahren alt und jung zugleich sein. Altern ist ein Vorgang. Er ist also mit dem Zeitbegriff verbunden. Das Alter ist der durch den Prozeß des Alterns erreichte Zustand.

## Altenhilfe – Alterskranke

Da Gesundheit als Anpassungsfunktion angesehen werden muß, ist das Altern in Gesundheit ebenfalls funktionell aufzufassen.

Die Lebensspanne des Menschen ist genetisch determiniert. Die Biomorphose im Sinne BÜRGERs – also der Strukturwandel des Organismus während des ganzen Lebens – ist ein beweglich programmierter Vorgang.
Pathologisch-anatomische Erhebungen bei Kollektiven von über 80- bis 90jährigen Personen haben ergeben, daß meist handfeste Todesursachen durch Krankheit hervorgerufen wurden. Der biologische Alterstod ist bisher selten!
Für einen jungen Menschen hat das Bild des Alters eine negative Tönung. Viele Bereiche des Altseins wird der Jüngere überhaupt nicht erfassen können, denn die Möglichkeiten sprachlicher Übermittlung reichen hierzu nicht aus. Ein junger Mensch kennt den Zustand, in dem sich die jeweils „Alten" befinden, im Grunde nicht!
Altersveränderungen haben meist eine eigentümliche Doppelsinnigkeit. Sie erweisen sich oft nicht nur als Mängel, sondern zugleich auch als barmherzige Anpassung an den biologischen Rückbildungsvorgang (HARLFINGER).
Die Meinung, daß der ältere Mensch dem Leben gegenüber gleichgültig ist, trifft immer weniger zu.

**3. Die Lebenserwartung:** Die ärztliche Wissenschaft hat es sowohl durch Anwendung ihrer Erkenntnisse in der allgemeinen Gesundheitsfürsorge und Krankheitsvorsorge als auch in der Betreuung des einzelnen Menschen vermocht, die durchschnittliche Lebenserwartung des Menschen wesentlich heraufzusetzen.

Die durchschnittliche Lebensdauer eines Europäers betrug in der Bronzezeit etwa 18 Jahre, um Christi Geburt 22 Jahre, im Mittelalter 35 Jahre (DOBERAUER).
Während ein Säugling im Jahre 1875 bei einer mittleren Lebenserwartung die Aussicht hatte, 35,6 Jahre zu leben, besteht jetzt die Hoffnung, über 70 Jahre alt zu werden. Frauen leben bekanntlich länger und haben z. Z. eine Lebenserwartung von fast 75 Jahren. Die hohe Säuglingssterblichkeit früherer Jahre findet auch in diesen Zahlen ihren statistischen Niederschlag!
Über 60 Jahre alt waren in Deutschland im Jahre 1910 etwa 8% der Bevölkerung, 14% waren es 1950 und bei gleichbleibender Entwicklung dürften in 25 Jahren etwa 25% aller Einwohner über 60 Jahre alt sein.

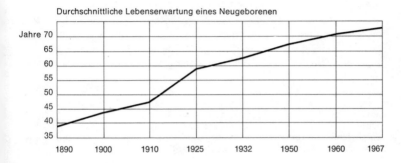

Durchschnittliche Lebenserwartung eines Neugeborenen

*Gesundheitshilfe für Alte und Kranke*

**4. Zum Ist-Zustand und zur künftigen Entwicklung:** Die Größe des auf uns zukommenden Problems wird deutlich, wenn man sich vergegenwärtigt, daß im Sinne der Makrobiotik HUFELANDs der Anteil der über 65jährigen nach der Vorausberechnung des Altersaufbaues der Bevölkerung in der Bundesrepublik von jetzt etwa 14% auf etwa 20% im Jahre 2000 ansteigen wird (1910 im Deutschen Reich 5%). Zur Zeit leben – um eine absolute Zahl zu nennen – etwa 6,5 Millionen Menschen, die über 65 Jahre sind, in der Bundesrepublik Deutschland (BRD).

In der Zeit seit 1900 ist der Vomhundertsatz der erwerbstätigen Bevölkerung im Verhältnis der Gesamtbevölkerung etwa um 50% konstant geblieben (47% bis 52%). Obwohl sich die Bevölkerung insgesamt erheblich vermehrt hat, ist die Zahl der über 60jährigen fast auf das Dreifache gestiegen.

Das Sozialprodukt wurde von einer etwa gleichgroßen Altersschicht der 20 bis 60 Jahre alten erarbeitet. Die Altersgruppe 0- bis 20jährige hat sich jedoch von 46% auf 28% verringert. Es läßt sich nicht leugnen, daß wirtschaftliche Sicherung des Lebensabends (die übrigens auch in Heimen der Altershilfe notwendig ist) größere wirtschaftliche Leistungen der arbeitenden Altersgruppe fordern.

Nach Voraussagen der Statistiker werden es im Jahre 1980 mehr als 8,5 Millionen alte Menschen von über 65 Jahren sein. In den letzten 35 Jahren hat sich der Anteil alter Leute an der Gesamtbevölkerung fast verdoppelt.

In allen zivilisierten Staaten erreichen mehr Menschen ein höheres Alter. Nur in diesem Sinne verschiebt sich der Altersaufbau der Bevölkerung. Die Meinung, daß sich die Menschheit im Sinne eines „Entwicklungssprunges der Menschheit" in Richtung auf eine größere Langlebigkeit verändere (STRANSKY), ist bisher nicht bewiesen.

**II. Über das sinnvolle Altern**

**1.** Die erreichte Verlängerung des menschlichen Lebens hat nur dann einen Sinn, wenn dieses Leben im Alter auch lebenswert in wirtschaftlicher und zumindest genauso in gesundheitlicher und soziologischer Hinsicht gestaltet werden kann. Für jeden alternden Menschen, der dieses höhere Lebensdurchschnittsalter erreicht oder gar überschreitet, jedoch auch für die Ärzte, die diese Menschen beraten oder behandeln sollen, ergeben sich neue gesundheitliche Probleme, die fast alle Fachdisziplinen der Medizin von der Psychologie, der Inneren Medizin über die Chirurgie und Orthopädie bis zur Neurologie und besonders die Psychiatrie berühren.

Das Phänomen des Alterns kann ohne Psychologie und Soziologie nicht erfaßt werden. In den letzten Jahrzehnten sind daher die ärztlichen Bemühungen um den alten Menschen so sehr in den Vordergrund getreten, daß als Gegenstück zum Sonderfach „Pädiatrie" das Wissen um diese Probleme des Alterns in der Altersheilkunde der „Geriatrie" zusammengefaßt wird.

## Altenhilfe – Alterskranke

In erstaunlicher geistiger Frische und Abgeklärtheit haben der Menschheit z. B. TIZIAN, LEONARDO, MICHELANGELO, MORGAGNI (1682–1771, „De sedibus, et causis morborum per anatomen indigatis"/1761), A. v. HUMBOLDT, BERNARD SHAW und GOETHE, um nur einige zu nennen, noch in hohem Alter geistige Impulse geben können.

**2.** Wenn die Mitte des Lebens überschritten ist und normalerweise eine gewisse Verinnerlichung eintreten sollte, können viele Menschen mit hohem „Vitalgefühl" im Essen, Trinken und in der Erotik nicht maßhalten. Hier liegt die große Gefahr für diese Menschen, denn wenn sie ihre beginnende Insuffizienz empfinden, geraten sie leicht in seelische Depressionszustände. Das Altern einzelner Organsysteme erfolgt meist nicht gleichmäßig, sondern verschieden schnell (Heterochronie des Alterns). Lebensüberdruß und Hypochrondrie gehören zu diesen Erscheinungen der sog. negativen biotonischen Phase. Diese Schwankungen im Biotonus sind eine der großen Gefahren des Alterns. Bei unvernünftiger Lebensweise können Biotonus und Vitalität plötzlich zusammenbrechen.

**Harmonisches Altwerden ist eine Aufgabe, mit der wir bereits auf der Höhe des Lebens beginnen müssen!** Schon beizeiten sollte sich jeder eine klare Meinung über Leben und Tod, Werden und Vergehen bilden, damit der Gedanke an Alter und Tod nicht belastet. Was in früheren Lebensphasen versäumt wurde, kann nicht nachgeholt werden. Im Ablauf des Lebens gibt es – wie SCHULTE es ausgedrückt hat – kein „Nachsitzen".

Auch die Zusammengehörigkeit der Generationen darf nicht abreißen. Schon früh muß sich der Mensch darauf besinnen, im alternden Menschen das Vorbild des eigenen Schicksals zu sehen. Man sollte sich in jüngeren Jahren in irgendeiner Form eine Aufgabe auch außerhalb des Berufes stellen, an deren Lösung man weiterarbeiten kann, wenn das eigentliche Berufsleben beendet ist. Nur so wird der sog. Pensionierungsbankrott älterer Menschen vermieden, die körperlich und seelisch zusammenbrechen, wenn sie aus dem Berufsleben ausscheiden.

Es lohnt sich, so zu leben, daß den Altersfehlentwicklungen vorgebeugt wird, denn höhere Lebenserwartung birgt neue Gesundheitsprobleme bei mehr Menschen als vordem. Jeder kann selbst dazu beitragen, sein Alter zu einem den vorausgegangenen Lebensabschnitten gleichberechtigten sinnvollen Teil des Lebensablaufes zu machen.

„Leben ist Ablauf zum Tode" hat M. BÜRGER gesagt. Da Leben höchstmögliche Entfaltung anstrebt, ist Alter nicht immer Abstieg, sondern Erfüllung des Sinns des Lebens. Zu Unrecht hat das Altern einen negativen Akzent bekommen, denn auch die höchste Ausprägung des Speziellen ist zuweilen erst im Alter möglich. Äußeren Reizen weniger zugänglich, beschränkt sich der Altersweise auf das letztlich Wesentliche und für ihn Wahre.

„Vitam impendere vero" – Das Leben auf das Wahre ausrichten – so hat es JUVENAL ausgedrückt. In vielen Kulturen wurde deshalb der reife und weise

Mensch besonders geehrt. In einer Zeit jedoch, in der Geld, Leistung und soziales Prestige die höchsten Werte darzustellen scheinen, wird diese Weisheit des Alters zuweilen belächelt.

3. Zur Sozialhygiene bzw. Sozialmedizin gehört – gleichberechtigt der Hygiene des Kindes – die Hygiene des Alters. Hier sind nicht primär die körperlichen Veränderungen gemeint, sondern die Lehre von der Ausgeglichenheit und von den Voraussetzungen des harmonischen Altwerdens.

Der Tod als seelisches Phänomen, der „psychogene Tod", der Tod „im Gefängnis des eigenen Ichs", in der Hoffnungslosigkeit, wirft die gleichen Probleme unserer Kultur auf wie die Probleme der soziologisch bedingten Krankheiten.

Glaube, Liebe, Hoffnung – also Wertungen – ermöglichen besonders im Alter die volle Entfaltung der potentiellen Lebensmöglichkeit. Hier bezieht die Sozialmedizin ihre Kenntnisse aus der Lehre von der Alterspsychologie. Ein Zustand der Leere kann zum Altersbankrott, ja zum Freitod führen. Die fundamentale Hoffnung ist ein anthropologisches Faktum.

Unter harmonischem Altwerden ist der Alterungsprozeß zu verstehen, in dem bei zunehmender Einengung des Interessenkreises der somatische Abbau erfolgt. Mit dem langsam verlöschenden „Lebenslicht" ist das wohl treffend gekennzeichnet.

Die existentielle Todesangst vieler Menschen ist dagegen etwas ganz anderes. Sie entsteht durch das unbestimmte Empfinden ständiger Bedrohung durch die Außenwelt und das Gefühl, die gegebenen Möglichkeiten der Lebensentfaltung nicht genutzt, ja sich selbst verfehlt zu haben. Ein erfülltes Leben kann „sich selbst sterben lassen", sagt JORES. Es fehlt dann auch jede Todesangst.

Der Wert langjähriger Lebenserfahrung liegt in der mit Weisheit gepaarten Konstanz des Handelns. Es ist das natürliche Gegengewicht zur stürmenden, immer ändern wollenden Jugend. **Alt ist ein Mensch erst dann, wenn schwere Krankheit und soziale Vereinsamung ihn zu der Überzeugung kommen lassen, daß er zu nichts mehr nütze sei, weil ihn niemand mehr brauche.** Sehr häufig steht daher die Anteilnahme an den Umweltereignissen in direktem Verhältnis zur Abhängigkeit von der Umwelt.

Die Frage, ob die zuweilen auftretende **Depression alter Menschen** und ihre häufige Vereinsamung **Ursache oder Folge** gesellschaftlicher Diskriminierung ist, wird für die Sozialmedizin durch die ständig sich vergrößernde Gruppe der Alten zu einem neuen Forschungsgebiet von zunehmender Bedeutung.

Hier sind nicht die alten Menschen einzubeziehen, die auf Grund ihres somatischen Altersabbaues auch seelisch absterben. Ihr Altersschicksal ist häufig von großer menschlicher Tragik umgeben und hält dem jungen Menschen sein mögliches eigenes Schicksal vor Augen.

Lebensalter und Leistungsfähigkeit sind ganz verschiedene Erscheinungen. Sie verlaufen nicht in Korrelation. Die Problematik der Pensionierung und des Eintretens in den sogenannten „wohlverdienten Ruhestand" unserer Altersrentner wird hier offenbar.

**Die Betreuung unserer Alten ist eine sozial- und gesundheitsfürsorgerische Verpflichtung,** denn öffentliche Belange sind berührt. Die Altersverschiebung in der Bevölkerung ist in so kurzer Zeit erfolgt, daß viele Menschen die sozialen und soziologischen Probleme noch nicht erfaßt haben. **Altern ist nicht nur Privatangelegenheit!**
Die Pension oder Rente ist nicht das Entscheidende, sondern die **Möglichkeit des Aktivbleibens** in unserer Gesellschaft. Diese dynamische Funktion der Anpassung ist das Ziel sozialmedizinischer Bemühungen um den alten Menschen.

Der sog. Streß – das Empfinden, einer Pflichtaufgabe nicht mehr ganz gewachsen zu sein, kann ein Streß sein – ist etwa vom 60. Lebensjahr an zu vermeiden. Altersbeschwerden dürfen auch nicht mit der Meinung: „Das ist eben das Alter" abgetan werden. Mit der Altersverschiebung in der Zusammensetzung der Bevölkerung sollte und wird die Sozialmedizin sich erfolgreich und wissenschaftlich begründet auseinandersetzen.

4. Mit Rücksicht auf unsere Alten muß die Aufmerksamkeit der Öffentlichkeit auf den **familiengerechten Wohnungsbau** gelenkt werden. Es muß vermieden werden, daß die Generationsfolge abreißt und die alten Menschen mangels Funktion in unserer Gesellschaft vereinsamen.
Im Alter besteht ein vergrößertes Mißverhältnis zwischen Anpassungserfordernis (Wechsel in Familie, Wohngemeinschaft, Wohnung) und den alterseingeschränkten Anpassungsmöglichkeiten. Die daraus entstehenden Konfliktsituationen führen vermehrt zum Freitod. Die Resignation ist die Hauptursache.
Der Suizid alter Menschen aus Gründen unzureichender sozialer Hilfe dokumentiert das zunehmende Versagen unserer Leistungsgesellschaft.

Nicht zufällig beträgt die Selbstmordzahl der Personen über 55 Jahre in den USA 20,1 auf 100 000, in dem altersfreundlicheren Frankreich 6,6 auf 100 000 (ACKERKNECHT).

Nicht die hygienisch auf das feinste versorgte „Altensiedlung" oder gar „Altenstädte" lösen die Probleme. In solchen Einrichtungen wären die Alten nur unter sich und in Wirklichkeit aus der Gesellschaft ausgestoßen.
Wie mit Hilfe der Alterspyramide unseres Volkes nachzuweisen ist, überleben viele Frauen ihre Ehemänner. Es sollte deshalb mit Hilfe des Arbeitsamtes ein Vermittlungsschnelldienst für Frauen zwischen 55 und 60 Jahren eingerichtet werden, damit diese Frauen für Stunden oder Tage noch geeignete Tätigkeiten finden.
Die Versorgung mit Hilfsgeräten – um den Kontakt mit der Außenwelt

aufrechterhalten zu können – wie Brillen, Hörgeräte, Rundfunkanlagen mit Verstärkern, kombinierte Hörbrillen usw. darf nicht nur „zur Wiederherstellung der Arbeitsfähigkeit" sichergestellt sein.

Leseräume für alte Menschen mit entsprechenden technischen Einrichtungen, Vermittlung von gegenseitigen Besuchen, Wäsche-, Küchen- und Heizungsdienst müssen eingerichtet und gefördert werden. Die hierfür zu zahlenden Unterstützungsgelder müssen den jeweiligen Lebenshaltungskosten laufend angepaßt werden.

## III. Altenhilfe

**1. Vorbeugung vor Alterskrankheiten:** Ursächlich im Vordergrund der meisten Altersbeschwerden steht die mangelhafte sog. „Ökonomie des Kreislaufs".

Das Herzkreislaufsystem arbeitet nicht mehr rationell, die Gefäßwände sind durch Kalkablagerungen starr geworden, höherer Blutdruck und schlechte Durchblutung des Herzmuskels treten auf und erzwingen ein höheres Schlag- und Minutenvolumen. Durch Krankheit (z. B. einen leichten Erkältungsinfekt) gestörte Ausgeglichenheit des Kreislaufs kann vom Organismus nicht mehr so gut wie bisher kompensiert werden. Kopfschmerzen, Müdigkeit, Schwäche, Störung der Merkfähigkeit und Kälteempfindlichkeit sind Folgen ungenügender Blutversorgung, insbesondere des Gehirns. Die Krankheit, die all diese Erscheinungen hervorrufen kann, die Arteriosklerose, ist kein gewöhnlicher Altersvorgang. Obwohl Vererbung und Geschlecht, Rasse, körperliche Arbeit, Blutdruck und Konstitution eine Rolle spielen, kann dieser Krankheit des Alters vorgebeugt werden. Der Ernährung kommt eine wesentliche Bedeutung zu. Die Vitamine A (in allen grünen Pflanzenteilen, Karotten, Lebertran, Milchfett und Eidotter besonders enthalten), B 6 (in Gemüse und Milch) und C (in frischem Obst, Zitronen, Apfelsinen, Frischgemüse und Kartoffeln) sind es, die arteriosklerotische Gefäßveränderungen verhindern oder wenigstens aufschieben können.

Der alte Mensch braucht zur besseren Versorgung seiner Körperzellen etwa 40% mehr Eiweiß als der jüngere, denn sein Kalorienbedarf ist wegen seiner geringeren körperlichen Aktivität kleiner, und wenn er nun die noch benötigten etwa 2000–2200 Kalorien (bei einem Durchschnittsgewicht von etwa (60 kg) zu sich nimmt, dann kommt der Organismus in seinem Eiweißbedarf u. U. zu kurz. Es sollte also eine Verschiebung in der vorwiegenden Nahrungszusammenstellung stattfinden, wobei natürlich Einseitigkeiten vermieden werden müssen (Bd. 1 S. 150, Bd. 2 S. 153).

Bei geringerer körperlicher Leistungsfähigkeit werden die in jüngeren Jahren besonders benötigten „Kalorienspender" Zucker, Stärke und Fett nicht mehr so sehr benötigt, dafür aber die „Eiweißlieferanten" Milch, Fleisch, Fisch und Ei. Diese tierischen Eiweißspender ergänzen den Wert des pflanzlichen Eiweißes, und so sollte besonders darauf geachtet werden, daß z. B. Hülsenfrüchte, Getreide und Fleisch, Kartoffeln und Milch gemeinsam in einer Mahlzeit gegeben werden.

Überschüssige Nahrungsaufnahme bürden dem gealterten Organismus unnütze Mehrleistungen auf, denen er in immer geringerem Maß gewachsen ist.

Im höheren Lebensalter kommt es mehr denn je darauf an, das harmonische Wechselspiel zwischen Arbeit und Erholung, Leistung, Ruhe und entsprechender Ernährung zu erhalten. Um das zu erzielen, wird die tägliche körperliche Betätigung in Form z. B. leichter Gartenarbeit und Spaziergängen nach Leistungsvermögen, kleinen Bergtouren usw. genauso wichtig für den Kreislauf wie die Ruhe und Ausgeglichenheit des Feierabends.

Der morgendliche Besuch des Freibades im Sommer dient der Abhärtung und dem Gefäßtraining ebenso wie kalte Waschungen und Bürstenmassagen der Haut.

Geistige Anregung durch Lesen eines Buches, Besuch eines Theaters, Vortrages oder Konzertes wird der inneren Harmonie ebenso förderlich sein wie die Überreizung der Nerven im Großstadtgetriebe, Straßenlärm und überreichlicher Genuß von Nikotin, Coffein und Alkohol ihr schaden.

Auch andere Organveränderungen werden im Alter durch Ernährungsfehler wesentlich gefördert. Die Leberverfettung z. B. gehört, wie auch die Ablagerung von Cholesterin in den Gefäßen, dazu. Hier gilt es besonders, den Organismus nicht mit zu fettreicher Nahrung zu belasten, Mäßigung in Gewürzen und Alkohol, Trinkkuren mit Mergentheimer oder Karlsbader Salz sind notwendig.

Alle Stoffwechselvorgänge sind beim alternden Organismus verlangsamt. Schlackstoffe werden nicht mehr so gut ausgeschieden. Die Muskulatur des Darmes wird atonisch, Darmträgheit ist die Folge. Es kommt darauf an, neben der leichteren Verdaulichkeit der Nahrung auch einer geregelten Verdauung Beachtung zu schenken.

Wenn auch in jedem Lebensabschnitt die Zufuhr von Vitaminen von großer Bedeutung ist, so ist es doch interessant und wichtig zu wissen, daß der Bedarf an Vitamin C z. B. in der Jugend und im Alter in höherer Tagesmenge nötig ist als in der Lebensmitte.

Vitamin C wirkt der natürlichen Energieabnahme des Protoplasmas der Körperzellen entgegen wie das Vitamin D derjenigen des Zellkerns. Lästiges Ohrenklingen, ebenfalls eine mit höherem Lebensalter auftretende Erscheinung, wird oft erfolgreich mit Vitamin-A-haltigen Nahrungsmitteln, zu denen, wie schon erwähnt, Möhren, grüner Salat, Kohlrabi, Leber, Lebertran, Milchfett, Butter, Eidotter gehören, gemindert. Das Vitamin E – enthalten in Butter und Pflanzenölen (Keimöl), Getreide –, das auch bei den Beschwerden der alternden Frau eine besondere Rolle spielt, ist in unserer Zivilisationskost meist zu wenig enthalten. Der Rückgang wird auf die Verdrängung des Getreides durch die Kartoffeln zurückgeführt und auch auf das zu weite Ausmahlen des Getreides zur Broterstellung. Auch aus der Sicht der Alterserkrankungen gesehen, ist die immer wieder erhobene Forderung nach Vollkornbrot mit Verwertung der vitaminreichen Kleie demnach begründet.

Daß eine einwandfreie Funktion des Kauorgans, also eine rechtzeitige prothetische Versorgung des Gebisses bei größerem Zahnverlust eine

## Gesundheitshilfe für Alte und Kranke

Voraussetzung richtiger Ernährung mit Vollkornbrot und vitaminreicher Obst- und Gemüsenahrung ist, sei vermerkt.

2. a) **Die Unterbringung Alterskranker:** In allen Krankenhäusern spiegelt sich in der Altersgruppierung der Patienten der Altersaufbau unseres Volkes wider. Besonders in den Abteilungen für Innere Medizin vergrößert sich der Anteil der Patienten, die das 65. Lebensjahr bereits vollendet haben.

Geriatrische Fachkliniken sind erforderlich. Sie dienen weder als „Abstellgleis", noch sind sie ein Ersatz bisheriger Einrichtungen. Sie dienen zu deren Ergänzung.

Akut-Krankenhäuser dürfen nicht durch alte Menschen, deren Heilungsvorgänge längere Zeit brauchen, blockiert werden. Viele solcher Kliniken können als Tages- oder Nachthospitäler eingerichtet werden, also als Einrichtungen zwischen Klinik und Altenheimen der Offenen Tür und sog. Alten- oder Langzeitkrankenhäusern im Anschluß an vorhandene Kliniken (z. B. Rehabilitationsabteilungen für chronisch Kranke). Die Verpflichtung der Familie, die Alten, wenn irgend möglich, in häuslicher Geborgenheit leben zu lassen, läßt sich jedoch durch solche Institutionen nicht ersetzen.

Wichtig ist, daß für diesen Personenkreis ein Fächer von Einrichtungen vor den Krankenhäusern am Ort ihres Lebens und ihrer Angehörigen geschaffen wird.

Sollte sich die Einweisung in ein Krankenhaus nicht vermeiden lassen, muß die Rückverlegung nach erfolgter Genesung in eine geeignete Einrichtung gesichert sein. Abteilungen für chronisch Kranke – Geriatrische Kliniken – Langzeitkrankenhäuser – Altenkrankenheime – ermöglichen eine ausreichende Differenzierung.

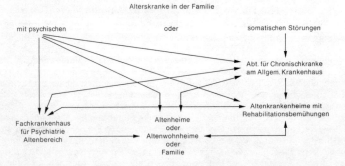

Abb. Versorgung Alterskranker mit entsprechenden Einrichtungen [1]

1 Schema nach GEDICKE.

Die Verlängerung des Lebens verpflichtet uns, für die Kranken dieses Lebensabschnittes jenseits des 65. Lebensjahres vermehrt und gezielter zu sorgen als bisher, zum Beispiel müssen die Altersrenten und die Kosten der Unterbringung aufeinander abgestimmt werden.

Die genannten Einrichtungen – die es bisher nicht in ausreichender Anzahl gibt – haben den Vorteil, den engen Kontakt mit den am selben Ort wohnenden Angehörigen der Alterskranken zu ermöglichen und aufrechtzuerhalten. Der Ausgliederung der Altengeneration aus dem Familienverband kann auf diese Weise vorgebeugt werden.

Sinn dieser Bemühungen ist es, das Altwerden menschlich lohnend zu machen, auch wenn durch das Altsein die Erfüllung des Alters erschwert wird.

Alt wird man von selbst, doch Hygieia, die Göttin der Gesundheit, erwartet, daß nicht nur die Krankheit und deren Heilung, sondern auch das sinnvolle harmonische Altern in Anpassung an somatische, psychische und soziale Bedingungen – und somit in Gesundheit – lehrbar und erlernbar gemacht wird!

**b) Gesetzlicher Schutz für Alte in Einrichtungen der Altenhilfe:** Für Altenheime und Altenpflegeheime gibt es keine verbindlichen Richtlinien, wie sie zu betreiben sind. Wiederholt wurde Kritik laut, wenn das Lebensschicksal alter Menschen von „Geschäftemachern" ausgenutzt wurde, um sich zu bereichern.

Das Gesetz zur Änderung der Gewerbeordnung vom 24. August 1967 (Bundesgesetzbl. I S. 933) mit der Änderung der Vorschriften des § 38 war ein erster Schritt, eine gesetzliche Regelung herbeizuführen. Die Landesregierungen wurden ermächtigt, durch Rechtsverordnung **Mindestforderungen** für gewerbliche Altenheime, Altenwohnheime und Pflegeheime zu bestimmen. Hiervon unberührt ist die gesundheitspolizeiliche Aufsicht durch das zuständige Gesundheitsamt nach § 47 der Dritten Durchführungsverordnung zum Gesetz über die Vereinheitlichung des Gesundheitswesens vom 30. März 1935 (Bundesgesetzbl. III 2120 – 1 – 3; RMBl. S. 327, 435).

Der gewerbsmäßige Betrieb von Altenheimen, Altenwohnheimen und Pflegeheimen ist **leider noch nicht erlaubnispflichtig**! Die Qualifikation der verantwortlichen Heimleiter unterliegt z. Z. (1973) **keiner präventiven Kontrolle**!

Weil es sich um einen Personenkreis handelt, der in geistiger und körperlicher Weise oft behindert, ja zuweilen hilflos ist, kann dieser Zustand der gesetzlichen Schutzlosigkeit nur sehr bedauert werden. Eine Heimaufsicht, wie bei der Unterbringung Minderjähriger nach §§ 78, 79 des Gesetzes für Jugendwohlfahrt (JWG) in der Fassung vom 6. August 1970 (BGBl. I S. 1197) muß gefordert werden. Ein entsprechender Gesetzentwurf (Heimgesetz) liegt dem Deutschen Bundestag vor.

## IV. Zusammenfassung (Stichworte)

SENECA hielt das Altern für eine Krankheit, GALENUS schrieb eine Diätetik für den alten Menschen. Vorstellungen über „Jungmühle" und „Jungbrunnen" sind bekannt. Die Spekulation wurde durch HUFELANDs „Makrobiotik oder die Kunst, das menschliche Leben zu verlängern" (1796) beendet. Der Begriff der „potentiellen Lebensdauer" wurde von ihm herausgestellt. Er hat darauf hingewiesen, daß der Mensch länger leben könnte, wenn nicht die verschiedensten sozialen, soziologischen und sonstigen Einflüsse dem Leben ein zu frühes Ende setzen würden. Der biologische Alterstod findet bisher meist nicht statt. HUFELAND (1762–1836) ist als Wegbereiter für die Geriatrie anzusehen.

Die Begriffe „Alter" und „Altern" sind relative Bezüge. Alter ist ein Zustand, Altern ein Vorgang. Leben ist Ablauf bis zum Tode. Altersveränderungen laufen nicht bei allen Menschen und nicht in allen Organen gleichmäßig ab. Das Kalenderalter ist nicht immer das richtige Maß für das biologische Alter im Sinne der Biomorphose MAX BÜRGERs.

Die Lebenserwartung war in der Bronzezeit durchschnittlich etwa 18 Jahre, um Christi Geburt 22 Jahre, im Mittelalter 35 Jahre. Heute kann ein Mensch begründet hoffen, 70 bis 75 Jahre alt zu werden. Im Sinne der Makrobiotik HUFELANDs steigt der Anteil der über 65jährigen nach der Vorausberechnung des Altersaufbaues der Bevölkerung der Bundesrepublik von jetzt etwa 14% auf etwa 20% im Jahre 2000. (Vergleichszahl: 1910 = 5%). Im Jahre 1980 wird es in der Bundesrepublik Deutschland mehr als 8,5 Millionen Menschen in einem Alter von über 65 Jahren geben. Der Anteil alter Menschen hat sich in den letzten 35 Jahren verdoppelt. Die Betreuung alter Menschen wird zu einem sozialen Problem mit zunehmender Bedeutung. Neben der Versorgung mit ambulanten geriatrischen Diensten wird auch die Zahl der Altersheimplätze und der Betten in Altenpflegeheimen weiter erhöht werden müssen, damit Krankenhausbetten nicht unzweckmäßig belegt werden.

Geriatrische Fachkliniken sind erforderlich. Viele solcher Kliniken können als Tages- oder Nachtkliniken eingerichtet werden. – Die Verpflichtung der Familie, die Alten – wenn irgend möglich – in häuslicher Geborgenheit leben zu lassen, läßt sich durch Institutionen nicht ersetzen. Sollte sich die Einweisung in ein Krankenhaus oder Altenpflegeheim nicht vermeiden lassen, muß die Rückverlegung nach erfolgter Genesung oder Rehabilitation gesichert sein.

Altenpflegeheime sind auch zur zeitweiligen Entlastung der Familie erforderlich (Urlaub – Ferien mit den Kindern). Abteilungen für chronisch Kranke an allgem. Krankenhäusern, Langzeitkrankenhäusern, Altenkrankenheimen usw. ermöglichen eine ausreichende Differenzierung.

Neben diesen Einrichtungen sind ambulante geriatrische Dienste wie z. B. Wäschedienst, Verpflegungsdienst, Fußpflege (Schweden), Altenklubs, „Kummerkästen" usw. notwendig (vgl. Übersicht S. 234).

## V. Schrifttum

1. Ackerknecht, E. H. — Zur Geschichte der Geriatrie Schweiz. Med. Wochenzeitschrift 91 (1961) 20
2. Brückel, K. W. — Gesundheitsfürsorge und Altenhilfe, Der Öffentliche Gesundheitsdienst 26 (1964) 590
3. Bürger, M. — Altern und Krankheit
   Verlag Thieme, Leipzig (1947)
4. Euromed — „Old man out" 4 (1964) 34
5. Gedicke, K. —
   a: Das Alter aus der Sicht der Sozialhygiene
   Gesundheitsfürsorge 14 (1964) 88
   b: Folgerungen aus dem Wandel des Altersaufbaues der Bevölkerung und der Behandlungsmöglichkeiten psychisch Kranker für die Struktur der Landeskrankenhäuser und ambulanter psycho-geriatrischer Dienste.
   in: Wandlungen der Psychiatrie in fünfzig Jahren
   Schriftenreihe des Landschaftsverbandes Westf.-Lippe Nr. 3
   Ardey Verlag Dortmund (1969)
   c: Gesundheits- und Sozialhilfe für Alterskranke unter Gesichtspunkten der Sozialmedizin
   Westf. Ärzteblatt 22 (1968) 199
6. Gerfeldt, E. — Kulturbiologie
   Verlag H. H. Nölke, Hamburg (1950)
7. Hagen, W. — Diskussionsbemerkungen
   Der Öffentliche Gesundheitsdienst 26 (1964) 602
8. Hallermann — Vortrag am 8. 6. 1963 in Goslar
   Tagung der Medizinalbeamten
9. Harlfinger, H. — Probleme des Alterns
   Der Öffentliche Gesundheitsdienst 26 (1964) 562
10. Harmsen, H. — Der alternde Mensch in sozial-hygienischer Sicht.
    Der Öffentliche Gesundheitsdienst 20 (1959) 404
11. Junk, F. und
12. Seemann, H. — Die Lebenserwartung der Geschlechter in europäischen und außereuropäischen Ländern.
    Bundesgesundheitsblatt Nr. 19 (1969) 301
13. Jores, A. — Der Mensch und seine Krankheit
    Verlag Ernst Klett, Stuttgart 1959
14. Plügge, H. — Über suizidale Kranke, Psyche 5, 433, 1951/52
15. Schulz, F. H. und
16. Heinrich, H. G. — Über die Makrobiotik von Hufeland
    Das Deutsche Gesundheitswesen 18 (1963) 705
17. Symanski, H. — Einfluß des Berufs auf das Altern
    Der Öffentliche Gesundheitsdienst 26 (1964) 573
18. Thieding, F. — Der alte Mensch und die Gesellschaft,
    Georg-Thieme-Verlag, Stuttgart (1965)
19. Wiendieck, G. — Alters-Suizid
    Dt. Ärzteblatt H 10 (1971) 708

*Gesundheitshilfe für Alte und Kranke*

## VI. Anlagen

1. **Richtlinien und Richtzahlen für den Bau von Altenkrankenheimen und Pflegeabteilungen bei Altenheimen** [2]

   **1.–Heimtypen**
   1.1 Altenkrankenheim
   1.2 Altenpflegeheim
   
   Zweckbestimmung: Betreuung und Versorgung nicht krankenhausbedürftiger chronisch kranker und pflegebedürftiger alter Menschen.
   
   Größe der Heime: Zu 1.1: Einrichtungen mit weniger als 80 Betten wegen der hohen Anforderungen, Ausstattung etc. unrentabel.
   Über 160 Betten nicht erwünscht.
   Kombination Altenkrankenheim mit anderen Einrichtungen (Krankenhäusern, Altenheimen, Altenwohnheimen) zweckmäßig.
   Vorteil: Personalaustausch und Wirtschaftlichkeit bei weniger als 80 Betten.
   Zu 1.2: Pflegeabteilung bei einem Altenheim mindest. 30 Betten. Anteil Pflegebetten an der Gesamtbettenzahl muß über 30% liegen.
   
   Ärztl. Versorgung
   (Mindestforderung): 1 Vertragsarzt

2. **Raumbedarf**
   2.1 Funktionsteil:
   1 Arztzimmer mit anschl. Untersuchungs- u. Behandlungsraum (nicht unter 26 m²), dazu Warteraum/-Bereich mit Sitzgelegenheit
   1 kl. Röntgenraum (Röntgenkugel/Filmentwickler)
   1 kl. Laborraum f. Routineuntersuchungen
   1 Abstellraum für Apparate und Geräte
   1 Raum für med. Bäder mit Warteraum u. Ruhemöglichkeit
   1 Bestrahlungsraum (ohne Röntgen)
   1 Gymnastikraum ⎫
   1 Massageraum  ⎭ evtl. Kombination
   1 Beschäftigungstherapieraum (mind. 60 m²)
   1 Lagerraum für Material
   1 Leichenraum
   Größe und Anzahl der Räume richtet sich nach Bedarf. Sie können teilweise entfallen, wenn der Träger in unmittelbarer Nachbarschaft über entsprechende Räume verfügt.
   
   2.2 Bettenzimmer:
   Mindestgröße bei Einzelzimmern  12 m²
   Zweibettzimmern  18 m²
   Vierbettzimmern  30 m²
   In einem angemessenen Verhältnis zueinander sind Ein- bis höchstens Vierbettzimmer vorgesehen.
   Ausstattung: Zwei- u. Vierbettzimmer
   zusätzlich 1 Waschnische
   in angemessener Zahl mit Balkonen, Loggien/Freisitz oder Bettenbalkone

2 Aus dem nordrh.-westf. RdErl. vom 8. 8. 1969.

## Altenhilfe — Alterskranke

Balkone über Fenster höchstens 1,50 m vorragen
Loggien höchstens 1,50 m zurückspringen
Höhe der Bettenzimmer mind. 2,60 m
Fensterfläche mindest. 1/7 der Grundfläche (Rohbaumaße)
Betten und Wandabstand mindest. 70 cm
Jedes Bett muß frei beweglich sein
lichte Türenbreite mind. 1,20 m
Schiebetüren müssen vor den Wänden liegen und dicht schließen
jedes Stockwerk der Bettenzimmer 1 Fernsprechanschluß

2.3 Pflegebereich:     1 Schwesternzimmer
   Je Pflegebereich:    1 Pflegearbeitsraum
                             1 Abstellraum
für 2 Pflegebereiche: 1 Teeküche
Außerdem Aufenthaltsräume getrennt von Speiseräumen. Die Pflegebereiche sollen nicht mehr als 20 Betten umfassen.

2.4 Flure:
nutzbare Breite 2 m
keine Stufen,
mit Handläufen versehen,
Zu- und Ausgänge, Aufzüge müssen mit Selbstfahrern und fahrbaren Betten benutzt werden können

2.5 Treppen/Rampen:
Treppenräume müssen rauchdicht abgeschlossen sein
Stufenhöhe bis 16 cm,
Auftrittsbreite mind. 30 cm
Laufbreite der Stufen und
Treppenabsätze 1,50 m
Treppenläufe müssen an einer Seite
unmittelbar an der Wand liegen
Handläufe an beiden Seiten ohne freie Enden.

2.6 Aufzüge:
mindestens 2 Personenaufzüge bei mehrgesch. Gebäuden, die auch für Bettentransporte geeignet sind
Haltevorrichtungen, Klappsitze
Rampe für Rollstuhlbenutzer zur Straße erwünscht.

2.7 Bäder und Aborte
Je Bettenzimmer mindestens 1 Waschbecken für Kalt- und Warmwasser
Bei Vierbettzimmern 2 Waschbecken u. möglichst Ausgußraum
Badewannen müssen in den Pflegebereichen dreiseitig frei sein, Kopfseite an der Wand, Haltevorrichtungen
Für die Geschlechter getrennte Aborte
Wenn Naßzellen nicht vorhanden
je 7 Betten mind. 1 Abortbecken
je Abortraum: höchstens 4 Abortbecken
getrennt durch 2 m hohe Wände
Aborte müssen Lüftungsanlagen mit Ventilatoren haben
Vorräume: Waschbecken ohne Verschluß
Für Besucher und Personal zusätzliche Aborte
Abortplätze:     seitlich Haltegriffe
je Station:        2 Abortplätze zugänglich
                    für Selbstfahrer

2.8 Abfallschächte unzulässig

### 3. Pflegeabteilung bei einem Altenheim

Anforderungen gemessen an der Wirtschaftlichkeit entsprechend herabsetzen. Für den Bettentrakt gilt 2.2 bis 2.7 entsprechend.

Außerdem: 1 Arztzimmer mit Untersuchungs- und Behandlungsraum
1 Bestrahlungs- und Massageraum (ohne Röntgen)
1 Raum für Bewegungs- und Beschäftigungstherapie

Richtwerte:
Über 65 Jahre: 12% der Bevölkerung
Im Altersheim: 3% der über 65jährigen
Im Pflegeheim: 1,5% der über 65jährigen

### Richtzahlen für Plätze zur Altenpflege
(In Anlehnung an Empfehlungen des Deutschen Städtetages)

Für 1000 Alte über 65 Jahre [3].
| | |
|---|---|
| Altenheimplätze | 38–40 : 1000 |
| Altenpflegeplätze | 15–20 : 1000 |
| (einschl. psychisch Alterskranke) | |
| Altenwohnungen | 15 : 1000 |

### 2. Zahlen zur Lebenserwartung

#### a) Lebenserwartung der Geschlechter [4]

Die Lebenserwartung aller Altersgruppen zeigt im Durchschnitt der Bevölkerung der 25 Staaten des europäischen Raumes eine immer noch steigende Tendenz, wobei die Erhöhung zugunsten der weiblichen Lebenserwartung besonders für den Gynäkologen interessant ist. Die durchschnittliche Lebenserwartung beträgt bei:

| | |
|---|---|
| männlichen Neugeborenen | 67,30 Jahre |
| weiblichen Neugeborenen | 72,48 Jahre |
| Geschlechtsdifferenz | 5,18 Jahre |
| 20jährigen Männern | 51,01 Jahre |
| 20jährigen Frauen | 52,62 Jahre |
| Geschlechtsdifferenz | 4,60 Jahre |
| 50jährigen Männern | 23,73 Jahre |
| 50jährigen Frauen | 27,44 Jahre |
| Geschlechtsdifferenz | 3,71 Jahre |
| 85jährigen Männern | 4,07 Jahre |
| 85jährigen Frauen | 5,44 Jahre |
| Geschlechtsdifferenz | 0,48 Jahre |

In allen Altersgruppen nimmt die Bevölkerung der Bundesrepublik einen Mittelwert ein.

---

3 Nicht bezogen auf die Wohnbevölkerung, weil der Anteil der über 65jährigen ständig ansteigt.
4 Auszug aus Der Frauenarzt Nr. 1, Jan 1970, 11. Jahrgang, S. 36.

## Altenhilfe – Alterskranke

Anteil ausgewählter Todesursachen an sämtlichen Todesursachen nach Altersgruppen 1927 und 1967 in Prozent

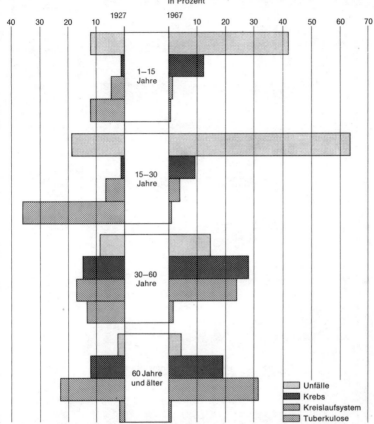

1) ohne Gefäßstörungen des Zentralnervensystems  Quelle: Statistisches Bundesamt

## Gesundheitshilfe für Alte und Kranke

### Voraussichtliche Bevölkerungsentwicklung bis 2000 nach Altersgruppen*)

| Alter von ... bis unter ... Jahren | 1. Januar 1969[1]) | | 1. Januar 1975 | | 1. Januar 1980 | | 1. Januar 1985 | | 1. Januar 1990 | | 1. Januar 2000 | |
|---|---|---|---|---|---|---|---|---|---|---|---|---|
| | 1000 | % | 1000 | % | 1000 | % | 1000 | % | 1000 | % | 1000 | % |
| **Männlich** | | | | | | | | | | | | |
| unter 15 | 7 207 | 25,1 | 7 522 | 25,6 | 7 461 | 24,8 | 7 602 | 24,7 | 8 017 | 26,2 | 8 785 | 25,8 |
| 15 bis 20 | 2 444 | 8,5 | 2 654 | 9,0 | 3 070 | 10,3 | 3 096 | 10,0 | 2 975 | 9,3 | 2 695 | 7,9 |
| 20 bis 30 | 3 967 | 13,8 | 3 518 | 12,0 | 3 851 | 12,8 | 4 341 | 14,1 | 4 698 | 14,7 | 5 057 | 14,9 |
| 30 bis 40 | 4 375 | 15,2 | 4 690 | 16,0 | 4 059 | 13,5 | 3 818 | 12,4 | 4 213 | 13,2 | 5 057 | 17,9 |
| 40 bis 50 | 3 412 | 11,9 | 3 747 | 12,8 | 4 194 | 14,0 | 4 437 | 14,4 | 3 824 | 12,0 | 3 977 | 11,7 |
| 50 bis 60 | 2 729 | 9,5 | 2 511 | 8,5 | 3 211 | 10,7 | 3 426 | 11,1 | 3 847 | 12,1 | 3 485 | 10,2 |
| 60 bis 65 | 1 592 | 5,5 | 1 422 | 4,8 | 864 | 2,9 | 1 300 | 4,2 | 1 487 | 4,7 | 1 845 | 5,4 |
| 65 und mehr | 2 990 | 10,4 | 3 320 | 11,3 | 3 343 | 11,1 | 2 848 | 9,2 | 2 810 | 8,8 | 3 149 | 9,2 |
| zusammen | 28 716 | 100,0 | 29 383 | 100,0 | 30 054 | 100,0 | 30 868 | 100,0 | 31 870 | 100,0 | 34 051 | 100,0 |
| 1969 = 100 | 100 | x | 102 | x | 105 | x | 107 | x | 111 | x | 119 | x |
| **Weiblich** | | | | | | | | | | | | |
| unter 15 | 6 864 | 21,6 | 7 131 | 22,1 | 7 051 | 21,7 | 7 177 | 21,8 | 7 572 | 22,6 | 8 303 | 23,8 |
| 15 bis 20 | 2 331 | 7,3 | 2 511 | 7,8 | 2 906 | 8,9 | 2 917 | 8,9 | 2 791 | 8,3 | 2 530 | 7,3 |
| 20 bis 30 | 3 678 | 11,6 | 3 325 | 10,3 | 3 628 | 11,1 | 4 087 | 12,4 | 4 421 | 13,2 | 4 728 | 13,5 |
| 30 bis 40 | 4 049 | 12,8 | 4 406 | 13,7 | 3 860 | 11,8 | 3 661 | 11,1 | 4 022 | 12,0 | 4 817 | 13,8 |
| 40 bis 50 | 4 216 | 13,3 | 3 790 | 11,8 | 4 048 | 12,4 | 4 309 | 13,1 | 3 772 | 11,5 | 3 935 | 11,3 |
| 50 bis 60 | 3 755 | 11,8 | 3 565 | 11,1 | 4 020 | 12,4 | 3 615 | 11,0 | 3 869 | 11,5 | 3 598 | 10,3 |
| 60 bis 65 | 2 094 | 6,6 | 2 083 | 6,5 | 1 321 | 4,1 | 1 990 | 6,0 | 1 762 | 5,3 | 1 993 | 5,7 |
| 65 und mehr | 4 760 | 15,0 | 5 423 | 16,8 | 5 749 | 17,6 | 5 227 | 15,8 | 5 313 | 15,8 | 4 992 | 14,3 |
| zusammen | 31 747 | 100,0 | 32 234 | 100,0 | 32 584 | 100,0 | 32 984 | 100,0 | 33 522 | 100,0 | 43 896 | 100,0 |
| 1969 = 100 | 100 | x | 102 | x | 103 | x | 104 | x | 106 | x | 110 | x |
| **Insgesamt** | | | | | | | | | | | | |
| unter 15 | 14 072 | 100,0 | 14 652 | 104,0 | 14 512 | 103,0 | 14 779 | 105,0 | 15 590 | 111,0 | 17 088 | 121,0 |
| 15 bis 65 | 33 641 | 100,0 | 38 222 | 99,0 | 39 034 | 101,0 | 40 998 | 106,0 | 41 679 | 108,0 | 43 717 | 113,0 |
| 65 und mehr | 7 751 | 100,0 | 8 743 | 113,0 | 9 092 | 117,0 | 8 075 | 104,0 | 8 123 | 105,0 | 8 142 | 105,0 |
| insgesamt | 60 463 | 100,0 | 61 617 | 102,0 | 62 638 | 104,0 | 63 852 | 106,0 | 65 393 | 108,0 | 68 947 | 117,0 |

*) ohne Wanderungen
[1]) Fortschreibungsergebnis

Quelle: Statistisches Bundesamt

b) Durchschnittliche Lebenserwartung in Jahren

| Alters-jahr | Männliche Personen ||||| Weibliche Personen |||||
|---|---|---|---|---|---|---|---|---|---|---|
| | Sterbetafel ||||||||||
| | 1871/80 | 1910/11 | 1949/51 | 1960/62 | 1966/68 | 1871/80 | 1910/11 | 1949/51 | 1960/62 | 1966/68 |
| 0 | 35,58 | 47,41 | 64,56 | 66,86 | 67,55 | 38,45 | 50,68 | 68,48 | 72,39 | 73,58 |
| 5 | 49,39 | 56,21 | 64,47 | 64,68 | 64,64 | 51,01 | 58,10 | 67,61 | 69,78 | 70,33 |
| 10 | 46,51 | 52,08 | 59,76 | 59,88 | 59,84 | 48,18 | 53,99 | 62,84 | 64,93 | 65,47 |
| 15 | 42,38 | 47,60 | 54,98 | 55,02 | 54,98 | 44,15 | 49,58 | 57,99 | 60,02 | 60,56 |
| 20 | 38,45 | 43,43 | 50,34 | 50,34 | 50,32 | 40,19 | 43,35 | 53,24 | 55,17 | 55,71 |
| 25 | 34,96 | 39,39 | 45,83 | 45,78 | 45,71 | 36,53 | 41,28 | 48,55 | 50,33 | 50,87 |
| 30 | 31,41 | 35,29 | 41,32 | 41,14 | 41,04 | 33,07 | 37,30 | 43,89 | 45,53 | 46,04 |
| 35 | 27,88 | 31,18 | 36,80 | 36,50 | 36,37 | 29,68 | 33,32 | 39,26 | 40,78 | 41,24 |
| 40 | 24,46 | 27,18 | 32,32 | 31,91 | 31,79 | 26,32 | 29,38 | 34,67 | 36,09 | 36,52 |
| 45 | 21,16 | 23,35 | 27,93 | 27,41 | 27,30 | 22,84 | 25,39 | 30,14 | 31,48 | 31,90 |
| 50 | 17,98 | 19,71 | 23,75 | 23,10 | 23,01 | 19,29 | 21,45 | 25,75 | 27,00 | 27,41 |
| 55 | 14,96 | 16,30 | 19,85 | 19,08 | 18,96 | 15,88 | 17,68 | 21,50 | 22,65 | 23,06 |
| 60 | 12,11 | 13,18 | 16,20 | 15,49 | 15,29 | 12,71 | 14,17 | 17,46 | 18,48 | 18,88 |
| 65 | 9,55 | 10,38 | 12,84 | 12,36 | 12,10 | 9,96 | 11,03 | 13,72 | 14,60 | 14,98 |
| 70 | 7,34 | 7,90 | 9,84 | 9,60 | 9,45 | 7,60 | 8,35 | 10,42 | 11,12 | 11,46 |
| 75 | 5,51 | 5,84 | 7,28 | 7,20 | 7,19 | 5,66 | 6,19 | 7,68 | 8,16 | 8,45 |
| 80 | 4,10 | 4,25 | 5,24 | 5,24 | 5,28 | 4,22 | 4,52 | 5,57 | 5,85 | 6,05 |
| 85 | 3,06 | 3,13 | 3,72 | 3,78 | 3,84 | 3,14 | 3,36 | 4,02 | 4,17 | 4,33 |
| 90 | 2,34 | 2,30 | 2,66 | 2,69 | 2,77 | 2,37 | 2,49 | 2,89 | 3,03 | 3,16 |

Quelle: Statistisches Bundesamt

## Gesundheitshilfe für Alte und Kranke

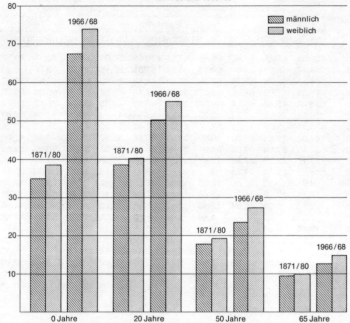

Durchschnittliche Lebenserwartung in Jahren der 0-, 20-, 50- und 65jährigen 1871/80 und 1966/68

Quelle: Statistisches Bundesamt

# Anhang

## A) Namenverzeichnis

Ackerknecht, E. H. (1906) 233 (Bd. 1, S. 1)

Banting und Best 43, 47
Bauer, K. H. (1890) 96
Blumenthal, W. 1, 104
Bobath, Ehepaar – London
Bodelschwingh, F. von (1831–1910) 133
Braille, L. (1809–1852) 178, 180
Bürger, M. (1885–1966) 229, 231, 238

Calmette, A. (1863–1933) 221
Cohn, H. 173 (Bd. 2, S. 70)
Cyran, W. 162

De Rudder, H. (1930) 114
Diderot 39
Didymus v. Alexandria (geb. 308) 173

Eichhardt, B. (1949) 39

Finzen, A. 116
Frank, J. P. (1745–1821) 190 (Bd. 1, S. 26, Bd. 2, S. 69)
Freerksen, E. (1910) 221 (Bd. 2, S. 126, 129)
Freud, S. (1856–1939) 115, 132 (Bd. 2, S. 108)

Gärtner, H. (1911) 72 (Bd. 1, S. 75, 81, 152)
Gaheis, F. 173
Galenus (132–199) 167, 171, 227 (Bd. 1, S. 42, 48)
Garbe, H. 177

Gardanus, H. (1501–1576) 39, 79
Gerfeldt, E. (1891) 75 (Bd. 1, S. 1, 7, 97, 132)
Gläss 55
Grimm, H. (1910) 55
Grotjahn, A. (1869–1931) 72 (Bd. 1, S. 27, 42, 75, 110, Bd. 2, S. 45)

Hartels, L. 39
Hauss, W. (1907) 74
Herbig, L. (1911–1971) 6, 36
Herzel, M. 133, 134
Herzog, H. 173
Hippokrates (460–377 v. Chr.) 39
Hochrein, M. (1897) 75
Hünnekens, H. (1917) 131, 202
Hufeland, Chr. W. (1762–1836) 190, 227, 228, 238 (Bd. 1, S. 6, 10, 110)

Itard, J. M. (1774–1838) 79

Jacobs, V. 83
Jahn, E. (1911) 160
Jellinek, E. M. (1890–1963) 158
Jores, A. (1901) 232 (Bd. 2, S. 104)
Juvenal (60–140) 231

Katsch 45, 47
Klosterkötter, W. (1919) 49
Koch, R. (1843–1910) 212
Koller, S. 156, 164
Kolping, A. (1813–1865) 133

Laux, W. 29, 30
Lavoisier, A. L. (1743–1794) 189

*Anhang*

Lickint, F. 156, 163
Luther, M. (1483–1546) 190
(Bd. 1, S. 13, 30)

Machetanz, E. (1924)
Maier, E. (1921) 174 (Bd. 1,
S. 168, 169, Bd. 2, S. 46 ff., 77)
Maneke, M. (1909) 84, 175 (Bd. 2,
S. 117, 119, 125, 181)
Meinecke, F. W. 107
Müller, H. W. (1916) 112

Neseker, H. (1929) 8, 9, 16
Newton, J. (1642–1727) 173
Nüssel, E. 162

Oesterreich, H. (1909) 57 (Bd. 2,
S. 106)
Ostgathe, Ch. (1948) 39
Ostertag, H. (1911) 72

Panse, F. (1899) 119, 182 (Bd. 1,
S. 55)
Paun, D. 163
Pawlow (1849–1936) 132 (Bd. 1,
S. 67, 105)
Perthes, C. Th. (1809–1867) 133
Pflanz, M. (1925) 72, 74 (Bd. 1,
S. 8, 95)
Pinel, Ph. (1745–1826) 115
Plänitz, H. (1930) 27, 29
Poche, R. (1922) 161

Raether, H. R. (1912) 121
Reichenbach, M. 40
Reploh, H. (1906) 72 (Bd. 1, S. 75,
81)
Revers, W. J. 54 (Bn. 2, S. 109)
Riesser, H. 107
Rommeney, G. (1907) 55

Saunderson, N. (geb. 1682) 173
Schelsky, H. (1912) 53 (Bd. 1,
S. 92)
Scherr, J. Th. 79
Schmidt, L. 156, 158
Schröder, E. 72, 212, 222, 224
(Bd. 1, S. 28, Bd. 2, S. 119)
Schulte 231
Seneka, L. A. (4 v. Chr. – 65 n.
Chr.) 227, 238
Simon, H. (1866–1947) 117, 118
Sponer, H. W. (1921) 192, 193
Stoll, P. (1916) 96, 101
Switzer, M. E. 2
Sydenham, Th. 39

Trüb, P. (1894) 170

Urbantschitsch, V. (1847–1921) 79

Winkler, W. Th. (1914) 115, 125
Winter, H. (1923) 154

Xenophon (430–355 v. Chr.) 39

## B) Stichwortverzeichnis

Acid (Halluzinogene) 208
Affektanfälle, respiratorisch 28
Agrargesellschaft 213 (Bd. 1,
  S. 127)
Akinetische Anfälle 28
Aktion psychisch Kranke 111
Alkoholismus 182, 190 (Bd. 1,
  S. 55)
Alkoholkranke 182 ff., **189**
Alkoholkranke – Sozialversicherung 195
Alte – Unterbringung 236
Altenheime 237, 240
Altenkrankenheim 240
Altenhilfe – Plätze 234, **242**
Altenpflegefälle – Heime 113, 120
Altenstädte 233
Alter – Altern 227, 230, 238
Alter und Rheumatismus
Altersdepressionen 232
Alterskranke 227 ff.
Alterskrankheiten 234
Amphetamin 208
Anfallskranke 27 ff., 37
Anfallskranke – Familie 31
Anfallskranke – Schule 31
Anfallsleiden – Einteilung 27, 37
Anlernwerkstatt 10
  (Bd. 2, S. 204)
Anpassung 1 (Bd. 1, S. 91, 153, 155)
Anti-Psychiatrie 115
Arbeitsförderungsgesetz
  (AFG) 6, 9
Arbeitsförderungsgesetz – Spastiker 36
Arbeitsprämien (Behinderte) 11
Arbeitstherapie – Beurteilung 117, 147
Arteriosklerose und Kreislauf 74
  Audiologisches Zentrum 87

Audiometrie 81
Außenfürsorge – Psychiatrie 121
Auszehrung 212

BCG-Impfung 221
Bedingt gesund – Diabetiker 47
Beeinträchtigung 4
Begleitperson – Kosten 24
Behinderte 1 (Bd. 1, S. 197;
  Bd. 2, S. 192, 200, 215)
Behindertengruppen – Statistik 3, 17 (Bd. 1, S. 78, 190 ff., 224)
Behinderung – Bedrohte 3, 21
Behinderungen – Ursachen – Art 5
Beschäftigungstherapie 117
Beschützende Werkstatt 10
  (Bd. 2, S. 204)
Besuchskommission, staatl. 126
Bethel – Anstalten 31, 133, 152
Bettenbedarf – Psychiatrie 113
Beurteilungsbogen – Arbeitstherapie 147
Bevölkerungsentwicklung 244
  (Bd. 1, S. 124, 127)
Biomorphose 229
Blinde – Sehbehinderte 173 ff.
Blindenhilfe – BSHG 177
Blindenpädagogik 178
Blindenschrift 178
Blindenschule 176 (Bd. 2, S. 179 ff.)
Blindenverein 178
Blitz-Nick-Saalam-Krämpfe 28
Brown stuff (Rohopium) 208
Brüder der Landstraße 133
BTM-Bücher 185
BTM-Verschreibung 185
Bundessozialhilfegesetz – Spastiker 36
Bundeszentralregister 140

249

## Anhang

Calmette-Impfung 221
Capreomycin 213
Captas (Weckmittel) 208
Cerebralparetiker, C. P. 27, 30, 32, 37
Charley (Kokain) 208
Chemotherapie – Tbc 213
CP = Cerebral Palsy 32
CP-Kinder, ambulante Betreuung 35

Delirium 188
Delta-Alkoholismus 190
Depression – Alter 232
Deutsche Krebsgesellschaft 98
Deutsche MS-Gesellschaft 106
Deutsches Diabetes-Komitee 44
Deutsches Zentralkomitee (Tbc) 220
Diabetiker 43 ff. (Bd. 1, S. 139)
Diabetiker – Beruf 46
Diabetikerfürsorge – produktive 47
Diabetes – Früherkennung 43, 47
Diagnosenschlüssel 114, 143
Drogenabhängige 182
Drogenabhängige – Zuständigkeit 200
Drogenbehandlungsstation 201
Drogen – Gefahrenskala 208
Drogenkonsum – Motivation

Eingliederung 1
Eingliederungshilfe 20
Eingliederungshilfe-Verordnung 20, 142, 181 (Bd. 1, S. 165)
Enquete zur Lage der Psychiatrie 111
Entwicklungsgestörte Kinder pro Jahr 17
Entwöhnungsbehandlung 199
Entziehungsbehandlung 192, 199
Epidemiologie – Tbc 213
Epileptiker 27 ff., 30, 37

Epsilon – Alkoholismus 190
Erlanger System – Außenfürsorge 121
Ernährung alter Menschen 234 ff. (Bd. 1 S. 150; Bd. 2 S. 153)
Ethambutol 213
Ethionamid 213

Fachkrankenhaus f. Psychiatrie 112, 123, 137, 148
Fieberkrämpfe 28
Fokale Anfälle 28
Früherkennung – Diabetes 44
Früherkennung – Krebs 94, 101
Frühinvalide – Zahlen 5, 16
Frühkriminelle 127

Gamma-Alkoholismus 190
GBK 97
Geisteskrankenabkommen 121
Gelegenheitsraucher 158
Gelsenkirchener System – Außenfürsorge 121
Gesamtplan für Behinderte 3 (Bd. 2, S. 193, 202, 213)
Geschlechtskranke 49 ff. (Bd. 1, S. 53)
Geschlechtskrankheiten – Soziologie 53
Geschlechtskrankheiten – Statistik 64 ff.
Gesetz zur Bekämpfung der Geschlechtskrankheiten 58
Gespaltener Pflegesatz (Psychiatrie) 121
Gewohnheitsraucher 156
Grand mal 28
Grass 208
Grundhaltungen n. Jacobs 83
Grundrecht, soziales 1 (Bd. 4)
Gruppentherapie – Alkoholkranke 193

Habilitation 1 (Bd. 1, S. 157)
Halbierungserlaß 121

## Stichwortverzeichnis

Halluzinogene 208
Hammer Modell 209
Handicap 3
Hangtäter 127
Hard stuff 208
Haschisch – Hasch 208
Haschisch – Mißbrauch 183, 208
Heil- und Hilfsmittel 6, 21
Heilstätte für Trinker 191
Heilstätte – Tuberkulose 220
Heimunterbringung – Spastiker 35
Hemmnisfaktoren – Selbstmord 131
Herz- und Kreislaufkranke 72 ff.
Herz- und Kreislaufkranke – Vorbeugung 75
Hilfsmittel – orthop. 6, 21, 22
Hirnleistung – Alkoholiker 193
Hör- und Sprechbehinderte 20, 79 ff.
Hörgeräte – Problematik 86
Hörprüfung – Technik 85
Hörprüfung – Zweck 81
Hörtraining 87
Homosexualität und Geschlechtskrankheiten 56

Joint 208
Jugendpsychiatrie 116
Jugendwohlfahrtsgesetz – Spastiker 36

ICD = International Classification of Diseases 114, **143**
Industriegesellschaft 213 (Bd. 1, S. 85, 127)
Insulin 43

Klassifikation – Psychiatrie 114, 143
Kokain 208
Kolposkopie 95
Konsiliarstellen – Krebs 97
Kostenträger – Sozialleistungen 9

Krankenfahrzeug 21
Krankenhauspsychiatrie 111
Krebsberatungsstelle 97, 102
Krebserkrankungen – Heilung 96
Krebserkrankungen – Verteilung 94
Krebs – Früherkennung 94, 101
Krebsgesellschaft – Deutsche 98
Krebskranke 93 ff.
Krebskranke – Nachsorge 98, 100 (Bd. 1, S. 96)
Krebskranke – Sozialhilfe 99
Krebs – Raucher 161
Krebsregister 95
Kreislaufkranke 72 ff.
Kuren 21 (Bd. 2, S. 131)
Kurzsichtige 174

Lärmschwerhörigkeit 81
Landeskrankenhäuser 114, **122 ff.**, 140
Landesunterbringungsgesetz 123
Lebenserwartung 229, 242, 245 (Bd. 1, S. 132, 135)
Leibesübungen 21
Leitsätze – Alkoholiker 191
Lispeln 82
Lobelin – Dragees – Trinker 164
Logopädisches Zentrum 88
LUG = Landesunterbringungsgesetz 123
Lungenkrebs 93, 101, 161
LSD-Mißbrauch 183, **208**

Makrobiotik 190, 238
Manisch-Depressiver Formenkreis 112
Mannheimer System 80
Marihuana 208
Meldepflicht, chiffriert 49, 60 (Bd. 1, S. 168, Bd. 2, S. 192, 194)
Merkblatt für Behinderte 18 (Bd. 2, S. 193, 222)
Metabasiszentrum 33 (Bd. 2, S. 36, 39, 197)

## Anhang

Morbus Boeck  223
Morphiumsucht  182
MS-Gesellschaft  106
Multiple Sklerose  **104** ff., 108
Myktonische Anfälle  28

Nachsorge für Krebskranke  98
Näseln  82
Neurosen  114
Neurotiker – Hilfe für  110 ff., 137, 154
Nichtseßhafte  133 ff.
Nikotin  158

Ohlstadtkur  76, 78, 115 (Bd. 1, S. 98)
Opium  208
Opiumsucht  182
Orthopädisches Hilfsmittel  21

Palpation – Krebs  95
Pep pills – purple hearts  208
Petit mal  28
Phtise  212
Poltern – Sprachfehler  82
Pot  208
Prelus (Weckmittel)  208
Psychisch Kranke  110 ff., 137
PsychKG – NW  124
Psychohygiene – Neurosen  115
Psychomotorische Anfälle  28
Psychopharmaka  110, 113
Punktwert-Errechnung  13

Quartalssäufer  190
Querschnittsgelähmte  104 ff., **106**, 109

Rauchen als Risikofaktor  75
Raucher – Beratungsstelle  159, **163**
Raucher – Herzinfarkt  161
Raucher – Krebs  161
Raucher – Motivation  156 ff.
Rauschmittelproblem  197

Rauschmittel – Risiken  205
Rechtsbrecher, exkulpiert  127
Rechtsgrundlagen – Unterbringung  140
Redestörungen  82
Regelsätze (BSHG)  107 (Bd. 1, S. 157)
Rehabilitation  1 ff.
Rehabilitation – beruflich  6, 9
Rehabilitation – Diabetiker  45
Rehabilitation und Sozialhilfe  8 (Bd. 1, S. 157 ff.)
Rehabilitation – Träger  2
Reittherapie – Spastiker  39
Resistenzbestimmung  212
Rheuma-Beratungsstelle  170
Rheumakranke  167 ff.
Rifampicin  213
Risikofaktor  74
Röntgen-Reihenuntersuchung  98, **216**

Sarkoidose  223
„Schädigung"  3
Schielende Kinder  175 (Bd. 2, S. 46)
Schizophrenie  112
Schnee (Kokain)  208
Schnüffeln  209
Schrittmacherfaktoren – Selbstmord  131 (Bd. 1, S. 147)
Schulbildung, Hilfe zur  22 (Bd. 1, S. 165)
Schutzimpfung (Tbc)  221
Schwerhörigenschule  80
„Schwerhörigkeit"  80
Schwindsucht  212
Seelisch Behinderte  21, 111
Sehbehinderte  20, **173** ff., 181
Sehbehindertenschule  175
Selbstmordprophylaxe  110, 129 ff., 138
Seßhaftmachung – Nichtseßhafte  136
Sniffing  209

## Stichwortverzeichnis

Sonderschule für Blinde 176 (Bd. 2, S. 179 ff.)
Sonderschule für Hörbehinderte 80 (Bd. 2, S. 181)
Sonderschule für Sehbehinderte 175 (Bd. 2, S. 179 ff.)
– Psychiatrie 119, **127**
Sozialhilfe – Krebskranke 99
Sozialtherap. Anstalt 123, **126**
Soziologie der Geschlechtskrankheiten 53, 57 (Bd. 1, S. 53)
Spastikerzentrum 33 (Bd. 2, S. 36, 39, 197)
Spastische Lähmung 32
Sprachanbildung 88
Sprachfehler 82
Sprachheilpädagogik 88, 90
Sprachstörungen 82
Sprechbehinderte 79 ff.
Sprechstörungen 82
Speed (Weckmittel) 208
Stammeln 82
Stimmstörungen 82
Stottern 83
Streß 75
Struktur eines Fachkrankenhauses f. Psychiatrie 148
Sucht – Süchtig 182
Suchtbekämpfung 184 ff.
Suchtkranke 182 ff.
Suchtkrankenhilfe 186
Suchtraucher 158, 159
Suizid Prevention Center 131, 138

Verhaltensgestörte Kinder, Abt. 154
Vitalgefühl 231
Volkskrankheit – Tuberkulose 212
Vorsorgeuntersuchungen 7 (Bd. 2, S. 1, 24, 28, 47)

Übergangsgesellschaft 214 (Bd. 1, S. 127)

Umschulung – Hilfe zur 23
Unterbringung – Psychiatrie 123, 140
Urbanisierungstrauma 114

Tablettenmißbrauch 209
Tätergruppen – Psychiatrie 127
Tagesbildungsstätte 10 (Bd. 2, S. 55 ff., 205 ff.)
Tag-Nacht-Klinik 151
Taubheit 81
Taubstummenanstalt 79
Telefonseelsorge 131, 138
Terry-Report (Raucher) 158
Tetanie-Krämpfe 28
Todesursachen und Alter 18 (Bd. 2, S. 43)
Triebtäter 114, 127
Trinkerheilstätte 191
Trinker – Motivation 182 ff., 184
Trunksucht 182
Trunksucht – Arten 190
Trunksucht als Krankheit 195
Tuberkulinkataster 224
Tuberkulosefürsorge, -hilfe 214, 219
Tuberkulosekranke 212 ff.
Tuberkulostatika 213
Tuberkulose-Statistik 214

Warnzeichen – Krebs 96
Weckmittel 208
Werkstatt für Behinderte 8, 10, 35 (Bd. 2, S. 55, 204)
Werktherapie 118
White stuff (Kokain) 208
Wohnheim für Behinderte 8, 14
Würzberger Schema 114

Zentralkomitee (Tbc) 220
Zigarettenrauchen 156
Zyklothymie 112
Zytologie 95